Checkliste Sonographie in Gynäkologie und Geburtshilfe

W0346076

Checklisten der aktuellen Medizin

Begründet von Felix Largiadèr, Alexander Sturm, Otto Wicki

Georg Thieme Verlag
Stuttgart · New York

Checkliste Sonographie in Gynäkologie und Geburtshilfe

Ch. Sohn, A.-S. Krapfl-Gast, M. Schiesser
Unter Mitarbeit von Ch. Wüster

343 Abbildungen in 423 Einzeldarstellungen, teilweise 4farbig

1998
Georg Thieme Verlag
Stuttgart · New York

Zeichnungen: Melanie Waigand-Brauner, Freiburg
Stefanie Gay, Bremen

Umschlaggrafik: Cyclus DTP Loenicker, Stuttgart

Die Deutsche Bibliothek – CIP-Einheitsaufnahme

Sohn, Christian:
Checkliste Sonographie in Gynäkologie und Geburtshilfe / Ch. Sohn ; A.-S. Krapfl-Gast ; M. Schiesser. – Stuttgart ; New York : Thieme, 1998
(Checklisten der aktuellen Medizin)

Wichtiger Hinweis:

Wie jede Wissenschaft ist die Medizin ständigen Entwicklungen unterworfen. Forschung und klinische Erfahrung erweitern unsere Erkenntnisse, insbesondere was Behandlung und medikamentöse Therapie anbelangt. Soweit in diesem Werk eine Dosierung oder eine Applikation erwähnt wird, darf der Leser zwar darauf vertrauen, daß Autoren, Herausgeber und Verlag große Sorgfalt darauf verwandt haben, daß diese Angabe dem **Wissensstand bei Fertigstellung des Werkes** entspricht.

Für Angaben über Dosierungsanweisungen und Applikationsformen kann vom Verlag jedoch keine Gewähr übernommen werden. **Jeder Benutzer ist angehalten,** durch sorgfältige Prüfung der Beipackzettel der verwendeten Präparate und gegebenenfalls nach Konsultation eines Spezialisten festzustellen, ob die dort gegebene Empfehlung für Dosierungen oder die Beachtung von Kontraindikationen gegenüber der Angabe in diesem Buch abweicht. Eine solche Prüfung ist besonders wichtig bei selten verwendeten Präparaten oder solchen, die neu auf den Markt gebracht worden sind. **Jede Dosierung oder Applikation erfolgt auf eigene Gefahr des Benutzers.** Autoren und Verlag appellieren an jeden Benutzer, ihm etwa auffallende Ungenauigkeiten dem Verlag mitzuteilen.

Geschützte Warennamen (Warenzeichen) werden **nicht** besonders kenntlich gemacht. Aus dem Fehlen eines solchen Hinweises kann also nicht geschlossen werden, daß es sich um einen freien Warennamen handele.

Das Werk, einschließlich aller seiner Teile, ist urheberrechtlich geschützt. Jede Verwertung außerhalb der engen Grenzen des Urhebergesetzes ist ohne Zustimmung des Verlages unzulässig und strafbar. Das gilt insbesondere für Vervielfältigungen, Übersetzungen, Mikroverfilmungen und die Einspeicherung und Verarbeitung in elektronischen Systemen.

© 1998 Georg Thieme Verlag, Rüdigerstraße 14, D-70469 Stuttgart
Printed in Germany

Satz und Druck: Druckhaus Götz GmbH, Ludwigsburg
Gesetzt auf CCS Textline (Linotronic 630)

ISBN 3-13-108811-7 1 2 3 4 5 6

„Sehr geehrte Kolleginnen,
sehr geehrte Kollegen,

das vorliegende Buch soll eine Lücke in der täglichen Praxis schließen, die als bedeutend empfunden wird: die knappe, aber trotzdem umfassende Darstellung der Sonographie in Gynäkologie und Geburtshilfe. Dabei erhebt diese Checkliste natürlich nicht den Anspruch, ein Lehrwerk zu ersetzen. Vielmehr wird damit das Ziel verfolgt, Ihnen ein wertvolles Hilfsmittel zur Verfügung zu stellen, von dem sowohl erfahrene, wie auch weniger erfahrene KollegenInnen profitieren können. Die einen werden besonders die Systematik der Organsysteme als wichtig erachten, für die anderen wird es eher ein Nachschlagewerk sein. Unabhängig vom Gebrauchsmodus wird es sich hoffentlich in jedem Fall als nützliches Werk bewähren."

Frankfurt/Heidelberg, im November 1997 Die Verfasser

Anschriften

Prof. Dr. med. Ch. Sohn
Zentrum der Frauenheilkunde
Geburtshilfe und Pränatalmedizin
Theodor-Stern-Kai 7
60590 Frankfurt

Dr. med. A.-S. Krapfl-Gast
Universitäts-Frauenklinik
Voßstr. 5
69115 Heidelberg

Dr. med. M. Schiesser
Universitäts-Frauenklinik
Voßstr. 5
69115 Heidelberg

PD Dr. Ch. Wüster
Medizinische Klinik und Poliklinik
Luisenstr. 5
69115 Heidelberg

Grauer Teil

Blauer Teil

Definitionen und Begriffe

- **Ultraschallimpulse:** Sie sind mechanische Schwingungen, die entstehen, wenn man eine elektrische Wechselspannung an piezoelektrische Kristalle anlegt. Dieser piezoelektronische Effekt wurde erstmals 1880 von dem Ehepaar Curie beschrieben. Da dieser Effekt auch umkehrbar ist, können die Kristalle sowohl zum Senden als auch zum Empfangen genutzt werden. Die Frequenzen des in der Medizin benutzten Ultraschalls liegen zwischen 3,5 MHz und 15 MHz.
- **Ausbreitungsgeschwindigkeit:** Die Ausbreitungsgeschwindigkeit des Ultraschalls ist von der Dichte des Gewebes abhängig, sie nimmt mit zunehmender Gewebsdichte zu. Für menschliches Gewebe wird eine mittlere Schalleitungsgeschwindigkeit von 1540 m/s angenommen.
- **Modulation des Ultraschalls:** Die in das Gewebe eingesandte Ultraschallenergie wird an den verschiedenen Geweben unterschiedlich moduliert und damit

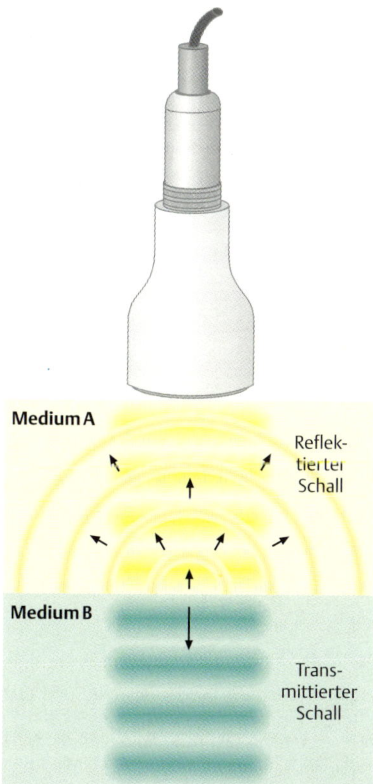

Abb. 1 Partielle Reflexion beim Übergang der Schallwelle von einem Medium in ein anderes mit abweichender akustischer Impedanz

verschiedene Ultraschallenergien reflektiert. Einige physikalische Grundprinzipien, die für das Verständnis wichtig sind, sollen im folgenden kurz erläutert werden.

- *Akustische Impedanz:* Die akustische Impedanz bezeichnet das Verhältnis aus Schalldruck und daraus resultierender Molekülbewegung. So benötigen Moleküle eines Gewebes mit hoher Dichte geringere Beschleunigungswerte als z. B. Gase, um in Schwingung zu geraten.
- *Impedanzsprung:* Der Impedanzsprung tritt auf beim Übergang von Ultraschallwellen durch Medien unterschiedlicher Kompressibilität. Im menschlichen Gewebe sind die akustischen Impedanzen relativ ähnlich, so daß der größte Teil der Ultraschallenergie (99%) transmittiert wird. Am Übergang Gewebe – Luft ist der Impedanzsprung sehr hoch, es findet hier eine fast ausschließliche Reflexion der Wellen statt (Abb. 1 u. 2)
- *Dämpfung/Absorption:* Die Schallwellen werden beim Durchlaufen verschiedener Medien durch innere Reibungsverluste schwächer. Die Abschwächung ist frequenzabhängig, das heißt die Eindringtiefe nimmt mit zunehmender Frequenz ab.
- *Reflexion:* Trifft ein Ultraschallimpuls im nahezu rechten Winkel auf eine Grenzfläche unterschiedlicher akustischer Impedanz, so wird an dieser Grenze ein Großteil der Ultraschallenergie reflektiert (Abb. 3).
- *Beugung:* Geht ein Schallstrahl durch eine kleine Öffnung oder Blende oder verläuft am Rand einer Struktur mit großem Impedanzunterschied, so kommt es zu einer Auffächerung des Strahls. Es entsteht abhängig von Form und Größe des Hindernisses ein Nebenschallfeld. Da aber beim Bildaufbau von der Idealvorstellung der geradlinigen Ausbreitung des Schallstrahls ausgegangen wird, kann es so zu einer, wenn auch meist geringen, Verzerrung kommen (Abb. 4).

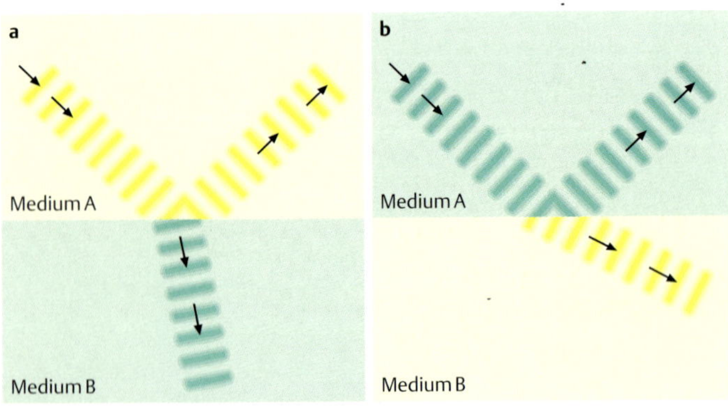

Abb. 2 a) Änderung der Schallausbreitungsrichtung infolge des Brechungsphänomens an einer akustischen Grenzfläche. Die Brechung erfolgt zum Lot hin, da die Schallgeschwindigkeit im Medium B niedriger ist als im Medium A; b) Brechung des Schallstrahls zur Grenzfläche hin, da die Schallgeschwindigkeit im Medium B höher ist als im Medium A

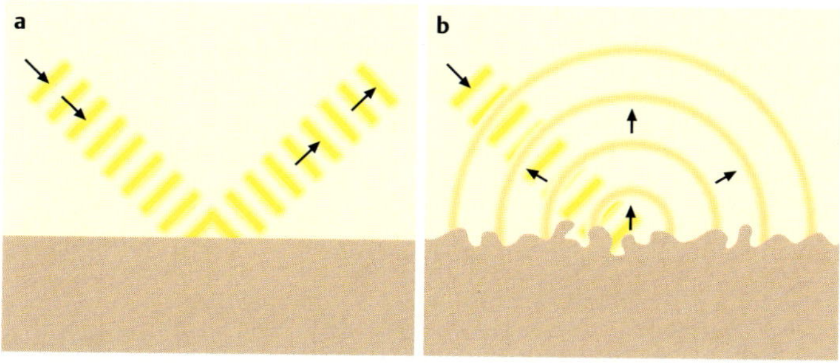

Abb. 3 a, b Unterschiedliche Reflexionseigenschaften von „akustisch glatten" und „akustisch rauhen" Grenzflächen

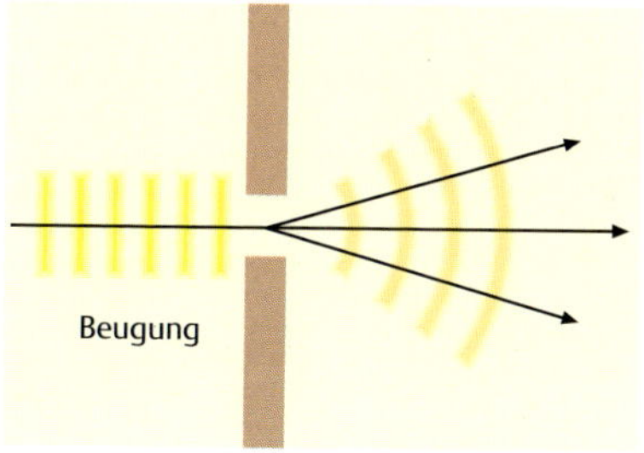

Abb. 4 Das Phänomen der Beugung

A-MODE-Verfahren

- **Prinzip:** Periodisch von einem Ultraschallwandler ausgesandte Ultraschallenergie wird an einer Grenzfläche reflektiert und in den Sendepausen wieder empfangen. Auf dem Bildschirm wird die Zeitdauer als x-Achse und die Intensität des rücklaufenden Ultraschallstrahls in Form einer Amplitude auf der y-Achse dargestellt. Da vereinfachend davon ausgegangen wird, daß die Schalleitungsgeschwindigkeit im menschlichen Gewebe 1540 m/s beträgt, zeigt damit die x-Achse auch die Entfernung der reflektierenden Grenzfläche an.
- **Anwendung:** Diese Methode wird heute noch in der Ophtalmologie zur Dickenmessung der Hornhaut (Abb. 5) angewandt.

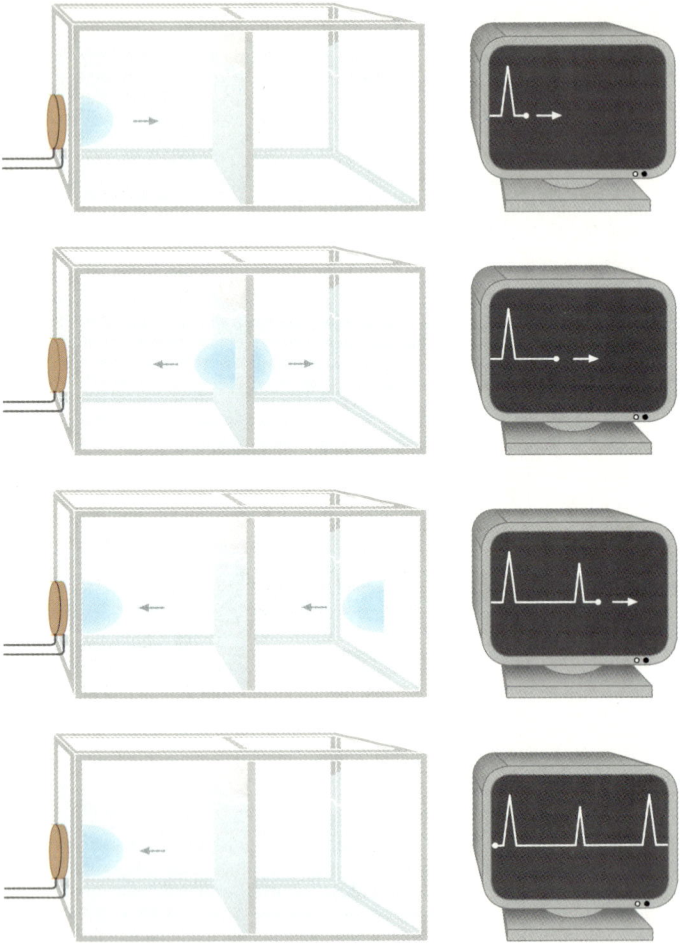

Abb. 5 Zur Verdeutlichung des A-Mode Verfahrens: Das Echo eines Reflektors kommt entsprechend seinem zeitlichen Eintreffen auf dem Bildschirm in Form einer Zacke zur Darstellung

M-MODE-(time motion) Verfahren

- **Prinzip:** Bei diesem Verfahren werden zeitlich abhängige Positionsänderungen der einzelnen reflektierenden Strukturen aufgezeichnet. Im Gegensatz zum A-Mode werden die reflektierten Impulse nicht als Amplitude, sondern entsprechend ihrer Intensität als unterschiedlich helle Bildpunkte auf der y-Achse dargestellt. Auf der x-Achse ist die Änderung der Lageposition der Bildpunkte zu sehen.
- **Anwendung:** Praktische Anwendung findet das M-Mode-Verfahren in der Echokardiographie zur Darstellung von Bewegungsabläufen z.B. an den Herzklappen (Abb. 6).

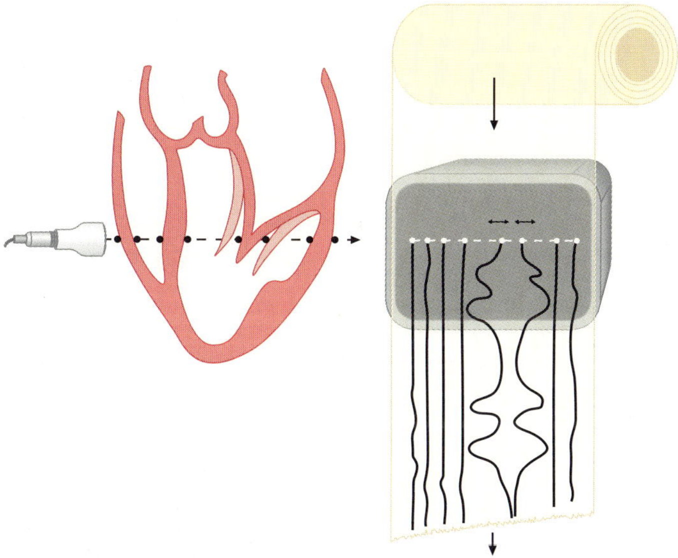

Abb. 6 M-Mode Verfahren: Aufzeichnung von Bewegungshub und Bewegungsgeschwindigkeit reflektierender Grenzflächen

B-MODE-Verfahren

- **Prinzip:** Der Name dieser Methode leitet sich von „Brightness" ab, da die reflektierten Ultraschallimpulse entsprechend ihrer Intensität in unterschiedlich hellen Bildpunkten auf dem Bildschirm dargestellt werden. Die Schallwellen werden fächerförmig oder parallel in das Gewebe eingestrahlt und nach ihrer Reflexion im Gewebe entsprechend in derselben Position wieder empfangen. Die reflektierten Echos werden entsprechend ihrem zeitlichen Eintreffen und somit der Entfernung vom Schallkopf Zeile für Zeile aneinandergereiht (Abb. 7).

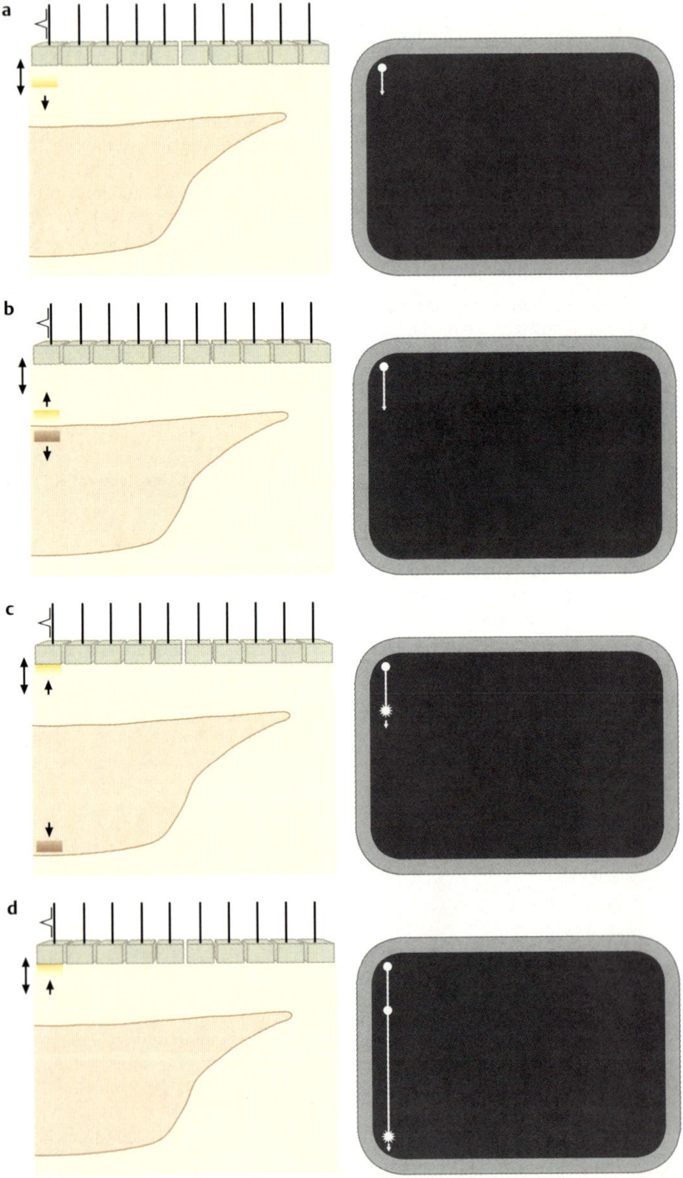
a
b
c
d

e

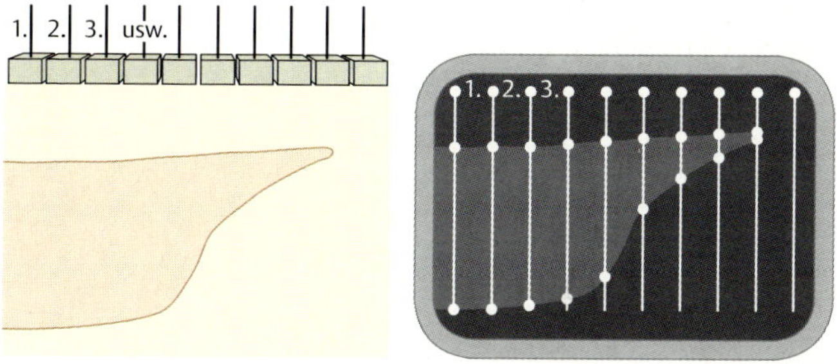

Abb. 7 a – e: Aufbau eines zweidimensionalen Echobilds durch serielles Aktivieren nebeneinanderliegender Piezowandler. Die aus dem Körper zurückkehrenden Echos kommen entsprechend ihrem zeitlichen Eintreffen in Form weißer Punkte auf dem Bildschirm zur Darstellung

➤ **Auflösungsvermögen:** Insbesondere beim B-Bild-Verfahren wirkt sich die Tatsache aus, daß die von einem Kristall abgestrahlte Ultraschallenergie nicht punktförmig ist, sondern einen Durchmesser von wenigen Millimetern annimmt, also eine Kegelform besitzt. Daraus resultiert, daß die einzelnen Zeilen, die zum Gesamtbild zusammengesetzt werden, eine gewisse räumliche Ausdehnung aufweisen, die das Auflösungsvermögen bestimmt. Das Auflösungsvermögen ist definiert als der Mindestabstand, an dem zwei benachbarte Strukturen gerade noch getrennt zu erkennen sind. Es werden laterales und axiales Auflösungsvermögen unterschieden. Das laterale Auflösungsvermögen charakterisiert die Unterscheidungsmöglichkeit nebeneinander liegender Strukturen senkrecht zur Schallrichtung. Es verhält sich umgekehrt proportional zum Querschnitt des Schallbündels und liegt bei modernen höherfrequenten Arrays unter 0,5 mm. Das axiale Auflösungsvermögen unterscheidet in Schallrichtung hintereinander liegende Strukturen und ist damit von der Schallfrequenz abhängig (Abb. 8 a, b).

a

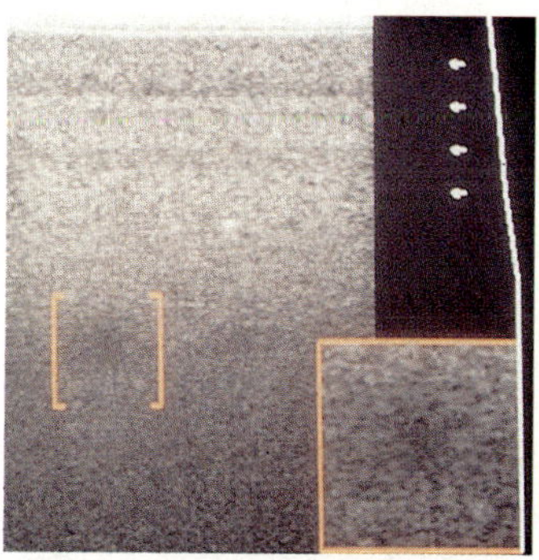

b

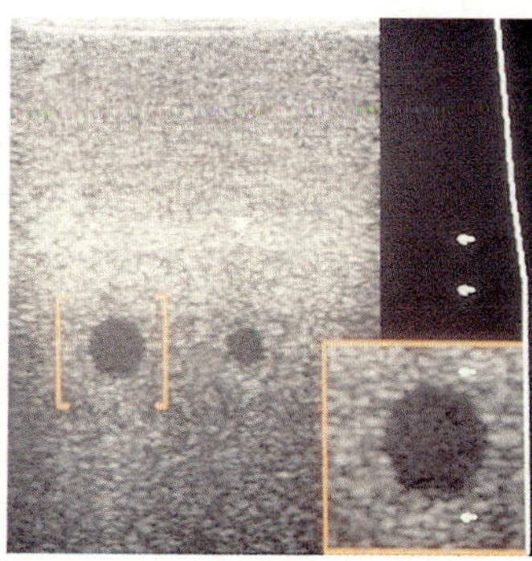

Abb. 8 a) Fokuszonen falsch, d. h. zu weit oben plaziert, Befund ist nicht sichtbar b) Fokuszonen richtig plaziert, Befund sichtbar

- **Fokussierung:** Einzelne Kristalle werden zu Gruppen zusammengeschaltet und zeitlich versetzt angesteuert. Dieses Bündeln des Schallstrahls zieht eine bessere Auflösung nach sich. Die Fokuszonen können in Zahl und Abstand zum Schallkopf variiert werden (Abb. 9).

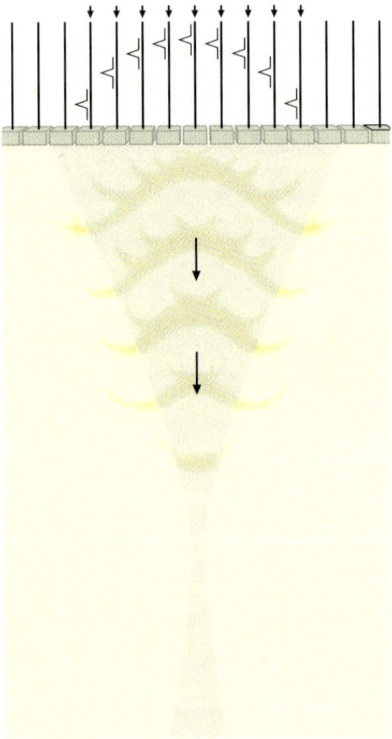

Abb. 9 Elektronische Fokussierung: Die Elemente einer Gruppe werden zu leicht unterschiedlichen Zeitpunkten angesteuert, so daß sich die einzelnen Kugelschaltfelder zu einer konkav gekrümmten Wellenfront formieren

Abtastmodi

- **Parallel-Scan (Linear-Array):** Die Abstrahlung des Ultraschalls erfolgt in parallelen Zeilen und ergibt damit ein rechteckiges Schnittbild. In Gruppen zusammengefaßt, wechseln sich die Kristalle im Senden und Empfangen ab. Diese Form zeichnet sich durch ein gleichmäßiges Auflösungsvermögen über die gesamte Darstellungstiefe aus. Bereits im Nahbereich steht die volle Abtastbreite zur Verfügung. Im Bereich der Gynäkologie findet dieses Verfahren in der Mammasonographie Anwendung.
- **Convex-Scan:** Die Kristalle sind auf einer Krümmung angeordnet, die einen Radius von mehr als 20 mm hat. Die dadurch erreichte Divergenz der Schallwellen beträgt zwischen 60 und 90°. Die Vorteile dieses Applikators liegen in dessen guten Abbildungseigenschaften im Nah- und Fernbereich.

- **Sector-Scan:** Hier ist der Radius der Schallkopfkrümmung kleiner als 20 mm, entsprechend der Abstrahlwinkel größer als 90°. Im Nahbereich steht somit nur eine geringe Abbildungsbreite zur Verfügung. Von Vorteil ist, daß auch kleinste Schallfenster, z. B. Interkostalräume, genutzt werden können. In der Vaginalsonographie spielt der Sector-Scanner eine überragende Rolle. Nachteil des Verfahrens ist die mit der Tiefe abnehmende Darstellungsqualität.
- **Bauweise von Array-Schallköpfen:** Aufbau aus quaderförmigen, eng nebeneinander liegenden Piezowandlern (Abb. 10). Für das Parallel- und Convex-Scan-Verfahren dominiert diese Bauweise.
- **Bauweise von Sektor-Schallköpfen:** Sie kann sowohl mechanisch als auch elektronisch sein:
  - *Mechanischer Sektor-Schallkopf:* Diese Form ist entweder als „Wobbler"- oder als Rotationssystem aufgebaut. Beim Wobbler schwingt ein Einzelkristall auf einer Kreisbahn hin und her und überstreicht dabei das Untersuchungsgebiet in einem Winkel zwischen 80 und 100°. Beim Rotationssystem sind 3 bis 5 Kristalle auf der Oberfläche einer rotierenden Trommel angeordnet, jeweils der dem Patienten zugewandte Kristall wird aktiviert. Durch die mechanische Bewegung kommt es zu Abnutzungserscheinungen, zudem ist die Qualität an eine exakte Fertigung und Justierung gebunden.
  - *Phased-Array-Schallkopf:* Die elektronische Bauart des Sektor-Schallkopfes besteht aus einer Vielzahl einzelner nebeneinander angeordneter Kristalle, ähnlich wie ein sehr kurzer Linear-Array-Schallkopf. Im Gegensatz dazu sind jedoch immer alle Kristalle am Bildaufbau einer Zeile beteiligt. Durch eine unterschiedliche zeitliche Ansteuerung kann eine beliebige Auslenkung des Schallstrahls erreicht werden.

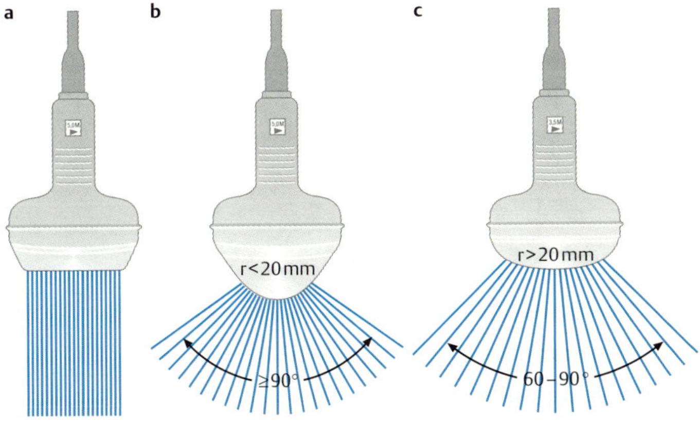

Abb. 10 a) Parallel-scan-Verfahren b) Sector-scan-Verfahren c) Konvex-scan-Verfahren

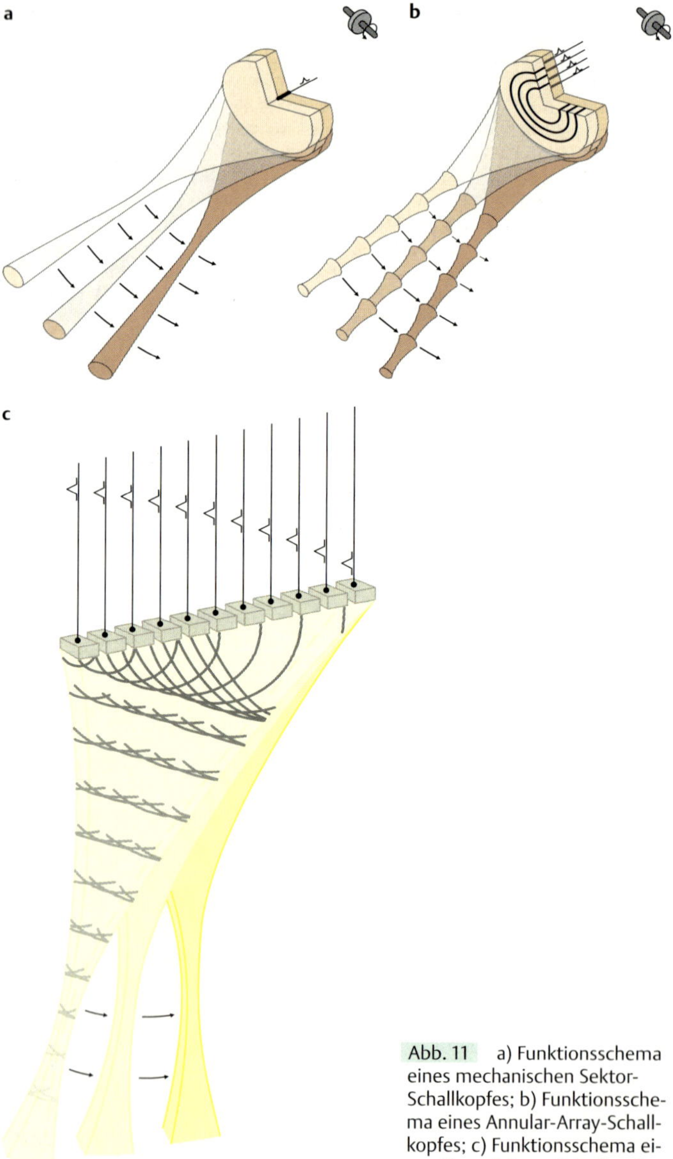

Abb. 11 a) Funktionsschema eines mechanischen Sektor-Schallkopfes; b) Funktionsschema eines Annular-Array-Schallkopfes; c) Funktionsschema eines Phased-Array-Schallkopfes

- *Annular-Array-Schallkopf:* Diese Form stellt eine Kombination aus mechanischer und elektronischer Technologie dar. Der oszillierende Piezowandler besteht aus mehreren konzentrisch ineinanderliegenden Ringkristallen. Durch die selektive Ansteuerung der einzelnen Ringe sowohl beim Senden als auch beim Empfangen kann der Fokus über die gesamte Darstellungstiefe verschoben werden. Diese rotationssymmetrische Fokussierung sowie die sehr gering ausgeprägten Schichtdickenartefakte stellen die großen Vorteile dieses Verfahrens dar (Abb. 11).

➤ **Tiefenausgleich – Time Gain Control:** Diese Geräteeinrichtung dient der Kompensation des tiefenabhängigen Intensitätsabfalls. Tiefliegende Strukturen würden aufgrund der längeren Laufzeit eine geringere Intensität beim Bildaufbau aufweisen als vergleichbare Strukturen aus dem Nahbereich. Um jedoch alle Reflexe in ihrer korrekten Helligkeit darzustellen, werden die aus größeren Tiefen stammenden Echos verstärkt (Abb. 12).

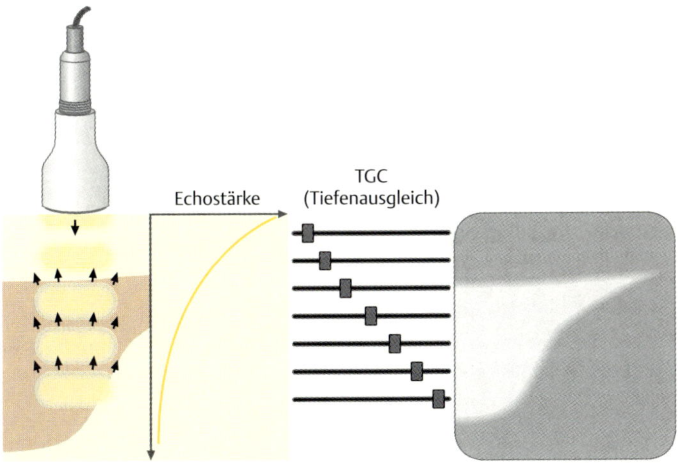

Abb. 12 TGC-Einrichtung: Kompensation der von der Laufzeit des Ultraschalls abhängigen Dämpfung

Artefakte

➤ **Vorbemerkung:** Eine Voraussetzung für die korrekte Ultraschalldiagnostik ist das Erkennen und die Deutung von Artefakten.

➤ **Geometrische Verzeichnung:** Beim Bildaufbau wird idealerweise von einer konstanten Ausbreitungsgeschwindigkeit des Ultraschalls von 1540 m/s ausgegangen. Tatsächlich wird der Schallstrahl jedoch durch Beugung und Brechung sowie die unterschiedlichen Schalleitungsgeschwindigkeiten der einzelnen Medien verändert. So können minimale Fehler in der Darstellung entstehen.

Physikalische Grundlagen

- **Nebenkeulenartefakt (Sidelobeartefakt):** Vom Kristall werden nicht nur gerichtete Schallstrahlen ausgesendet, sondern auch sog. Sidelobes, die kreisförmig um den Zentralstrahl angeordnet sind. Treffen diese nun auf ein stark reflektierendes Gewebe, so kommt es zur Reflexion und damit auch Darstellung entfernt vom ursprünglichen abstrahlenden Kristall. In modernen Geräten wird dieses Phänomen unterdrückt. Aufgrund von Laufzeitberechnungen kann zwischen realen und artifiziellen Echos unterschieden werden (Abb. 13).

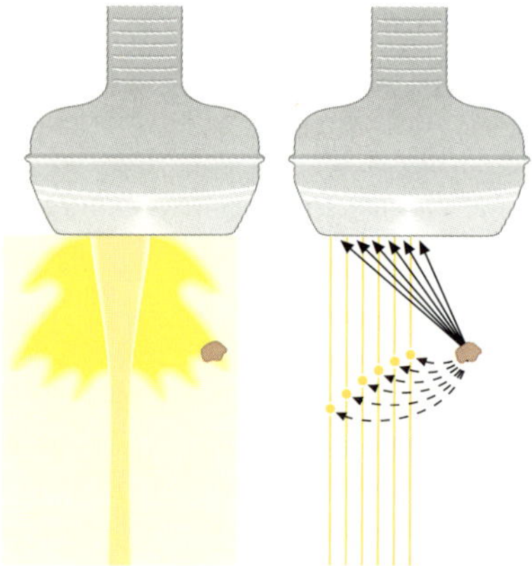

Abb. 13 Zur Entstehung des Nebenkeulenartefakts: Ein starker Reflektor wird von den Nebenkeulen eines Schallstrahls getroffen, so daß seine Echosignale fälschlicherweise auch auf den benachbarten Strukturen zur Geltung kommen

- **Randschatten:** Rundliche glattbegrenzte Strukturen zeigen an beiden lateralen Rändern eine Schattenbildung. Die Entstehung dieses Phänomens ist nicht endgültig geklärt. Wahrscheinlich entsteht der Schatten aufgrund einer hohen Wandreflektivität beim tangentialen Auftreffen sowie zusätzlich als Folge einer hohen inneren Dämpfung des Wandmaterials (Abb. 14).

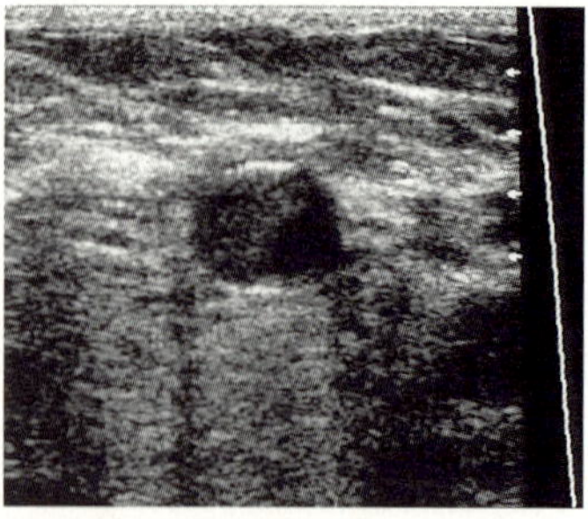

Abb. 14 Randschatten bei Fibroadenom

- **Rauschen:** Jedes elektronische Gerät produziert multiple eigene Signale, das sogenannte Rauschen. Bei bildgebenden Verfahren ist dieses Rauschen in Form von kleinen Bildpunkten, die gleichmäßig über den Bildschirm verteilt sind, zu beobachten. Durch den oben beschriebenen Tiefenausgleich werden nicht nur die realen aus der Tiefe kommenden Echos, sondern auch das Hintergrundrauschen verstärkt. Die maximale Eindringtiefe beschreibt die Grenze, ab der keine Differenzierung zwischen Rauschen und den tatsächlichen Signalen mehr möglich ist.
- **Relative distale Schallverstärkung:** Dringen Schallwellen durch flüssigkeitsgefüllte Hohlräume, tritt kein Intensitätsverlust durch Absorption oder Reflexion auf und das Echosignal hat vor und hinter der Flüssigkeit dieselbe Intensität. Aufgrund der längeren Laufzeit wird jedoch das Signal aus dem Gewebe hinter der Flüssigkeit verstärkt (TGC) und erscheint somit echoreicher (Abb. 15).

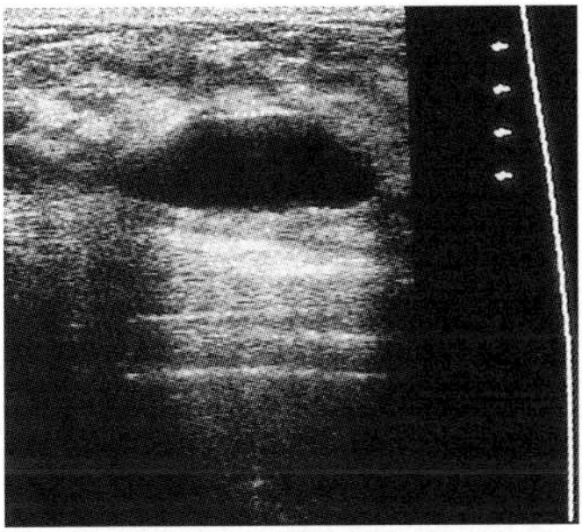

Abb. 15 Dorsale Schallverstärkung bei Mamma-Zyste

- **Reverberation (Wiederholungsecho):** Dieses Phänomen tritt an großen, stark reflektierenden Strukturen, die dem Schallkopf naheliegen, auf. Durch solche Strukturen wird ein Großteil der Schallstrahlen reflektiert und läuft mehrmals zwischen Schallkopf und Reflektor hin und her. Dadurch kommt die reflektierende Struktur mehrmals in gleichen Abständen zur Darstellung (Abb. 16).
- **Schallschatten distal von Knochen und Luft:** Knöcherne Strukturen und gasgefüllte Räume stellen durch ihre hohe innere Dämpfung sowie durch den hohen Impedanzsprung eine Barriere für den Ultraschall dar. Die echoleere Region distal solcher Barrieren wird als Schallschatten bezeichnet.

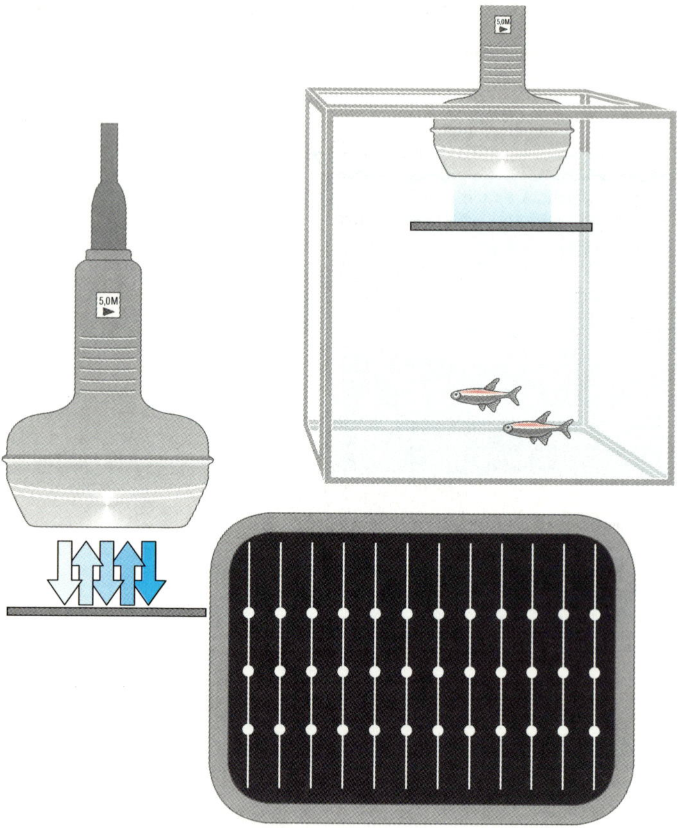

Abb. 16 Reverberationsartefakt: Das Echosignal wird mehrfach zwischen dem großflächigen Reflektor und der Schallkopfoberfläche hin- und hergeworfen und kommt deshalb auch mehrfach zur Darstellung

- **Schichtdickenartefakte:** Für die Abbildungsqualität von großer Bedeutung ist die Tiefenausdehnung, d.h. die Dicke des Ultraschallfeldes. Sie beträgt aber mindestens 1 Millimeter (frequenzabhängig). Dadurch werden Reflektoren, die sich außerhalb der Schnittebene befinden, in das Ultraschallbild hineinprojiziert (Abb. 17).
- **Spiegelartefakte:** Dieses Phänomen tritt auf, wenn eine Struktur in einem Winkel von 40 – 50° durch das Schnittbild läuft. An dem Reflektor werden die Schallwellen derart umgelenkt, daß sie von weiter entfernt liegenden Kristallen wieder empfangen werden. Sie kommen dann nochmals zur Darstellung, aber entsprechend der längeren Laufzeit, distal der realen Struktur.

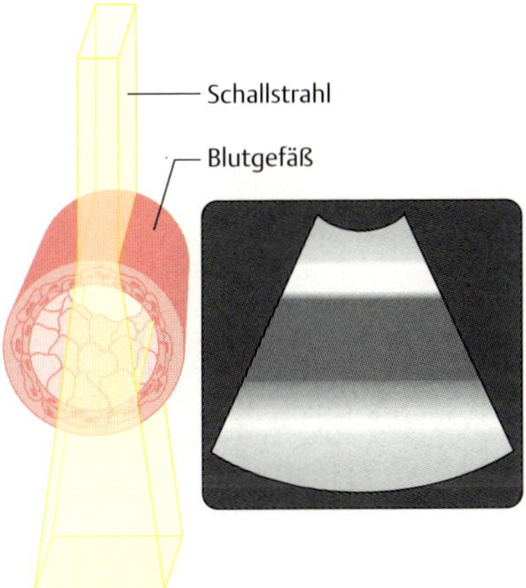

Abb. 17 Schichtdickenartefakt: Unschärfe durch unzulängliche Strahlbündelung quer zur Schnittebene

Grundlagen

- Das Dopplerprinzip – 1842 von Chr. Doppler formuliert – besagt, daß sich die Frequenz von Wellen, die an einem bewegten Reflektor reflektiert werden, ändert. Ebenso ändert sich die Frequenz, wenn der Reflektor stationär bleibt und sich der Sender bewegt.
- Für die medizinische Anwendung bedeutet dies, daß eine vom Ultraschallkopf ausgesandte Frequenz durch die Reflexion am fließenden Blut verändert wird. Diese Frequenzverschiebung korreliert zur Blutflußgeschwindigkeit.
- Diese Frequenzverschiebung wird nach folgender Formel berechnet:
  - **$f = fo \times v / c$**

    fo: ursprüngliche Frequenz
    v: Geschwindigkeit des Reflektors
    c: Schallgeschwindigkeit

Continuous-wave-Doppler

- **Prinzip:** Senden und Empfangen von Ultraschallwellen laufen kontinuierlich in zwei verschiedenen Kristallen parallel ab. Durch die sog. *Spektralanalyse* können die unterschiedlichen Blutflußgeschwindigkeiten innerhalb des Gefäßquerschnitts dargestellt werden. Die Häufigkeit der vorkommenden Geschwindigkeiten wird gezählt und in Form unterschiedlicher Intensitäten innerhalb der Dopplerkurve dargestellt. Die Kurvenamplitude der Spektraldarstellung steht in einem exakten Verhältnis zur tatsächlichen Strömungsgeschwindigkeit, so daß die Kurvenhülle zur quantitativen Auswertung benutzt werden kann (Abb. 18).

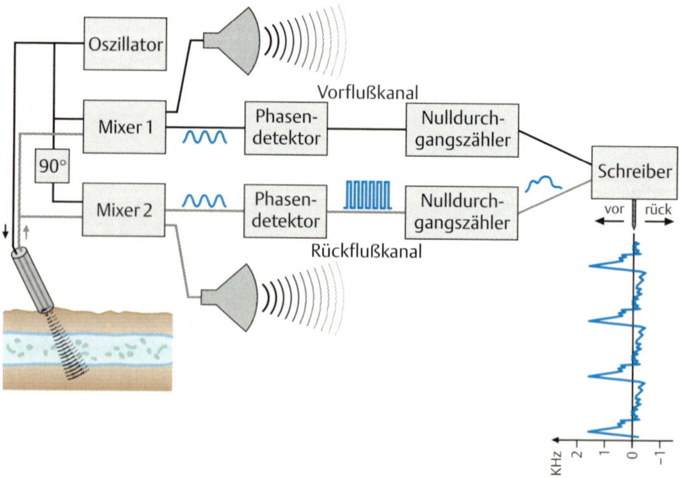

Abb. 18 Funktionsschema eines richtungsanzeigenden Dopplergerätes für die Gefäßdiagnostik. Der Ausschlag des Schreibzeigers ist geschwindigkeitsproportional und liefert zusätzliche Informationen über die Strömungsrichtung

- **Formen:** Es werden direktionale und nicht-direktionale Continuous-wave-Doppler unterschieden:
  - Beim *direktionalen, d. h. richtungsangebenden* Doppler wird durch Analyse der Frequenzverschiebung die Flußrichtung ermittelt. Üblicherweise wird die orthograde, d. h. auf den Schallkopf hin gerichtete Strömung oberhalb, die retrograde Strömung unterhalb der Nullinie angezeigt.
  - Der *nicht-direktionale* Doppler gibt keine Information über die Flußrichtung.
- **Einschränkung:** Da der Continuous-wave-Doppler nicht tiefenselektiv arbeitet, können mehrere Gefäße gleichzeitig erfaßt werden, ohne daß eine Differenzierung der einzelnen Gefäße erfolgen kann.
- **Anwendung:** Mit dem Cw-Doppler können besonders oberflächennahe Gefäße untersucht werden. In der Regel wird der Continuous-wave-Doppler nicht im Duplexverfahren benutzt.

Gepulster Doppler – pulsed-wave-Doppler

- **Prinzip:** Der pw-Doppler arbeitet nur mit einem Piezowandler, der abwechselnd sendet und empfängt. Beim Senden werden kurze Ultraschallimpulse abgegeben und in den Sendepausen wird das reflektierte Signal wieder empfangen. Aufgrund der bekannten Schallgeschwindigkeit im Gewebe kann das Signal nun einer bestimmten Gewebetiefe zugeordnet werden. Zeitlich davor oder danach eintreffende Signale werden ignoriert, d. h. eine tiefenselektive Darstellung ist möglich. Dieses „Zeitfenster" – sample volume – kann in seiner Breite variiert werden, um es den unterschiedlichen Gefäßquerschnitten anzupassen.

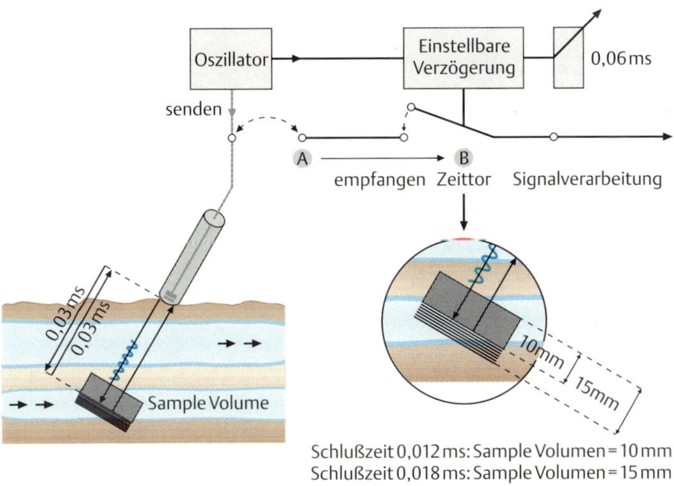

Abb. 19 Funktionsschema eines gepulsten Dopplers: Ein verstellbares Zeittor ermöglicht den selektiven Empfang von Dopplersignalen aus einer vorwählbaren Tiefe

Dopplersonographie

➤ **Duplexverfahren:** Zur exakten Ortung des zu untersuchenden Gefäßes muß der pw-Doppler mit dem B-Bild im sog. *Duplexverfahren* kombiniert werden. Für beide Methoden werden dieselben Kristalle verwendet. Der Dopplerstrahl kann in beliebigem Winkel im B-Bild eingestellt und gleichzeitig die Dopplerkurve abgeleitet werden.

➤ **Pulswiederholungsfrequenz:** Die Pulswiederholungsfrequenz – PRF – ist die Frequenz, mit der die Ultraschallimpulse abgestrahlt werden. Sie ist abhängig von der Meßtiefe: je tiefer das zu messende Gefäß liegt, um so länger ist die Laufzeit im Gewebe und um so niedriger muß die PRF gewählt werden.

- *Aliasing Phänomen:* Zum „Aliasing Phänomen" kommt es, wenn die Pulsrepetitionsfrequenz nicht mindestens doppelt so hoch ist wie die maximal zu messende Dopplerfrequenz. In der Dopplerkurve werden dann die Geschwindigkeiten oberhalb dieser Grenze – auch *„Nyquist-Grenze"* genannt – als retrograde Strömung unterhalb der Nullinie dargestellt (Abb. 19, 20).

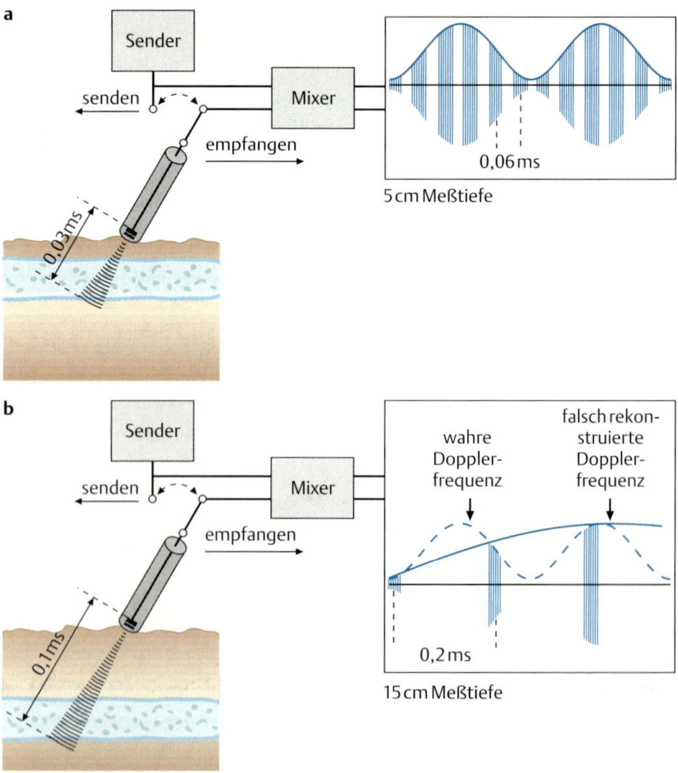

Abb. 20 a, b Rekonstruktion der Dopplerkurve auf Basis der empfangenen Einzelimpulse. Bei zu großer Untersuchungstiefe reicht die Pulsrate unter Umständen nicht aus, es kommt zu Falschanzeigen

Farbkodierte Dopplersonographie:

➤ **Prinzip:** Im Prinzip stellt der Farbdoppler einen gepulsten Doppler mit einer Vielzahl von Meßorten dar. Die Frequenzverschiebung wird je nach Geschwindigkeit und Richtung in verschiedenen Farben kodiert. So wird die orthograde, d. h. auf den Schallkopf hin gerichtete Strömung rot, die vom Schallkopf wegführende Strömung blau dargestellt. Die Strömungsgeschwindigkeit wird durch die Helligkeit und Intensität der Farbpunkte angezeigt. Unterschiedliche Geschwindigkeiten und Richtungen wie in Verwirbelungen werden grün kodiert (Abb. 21).

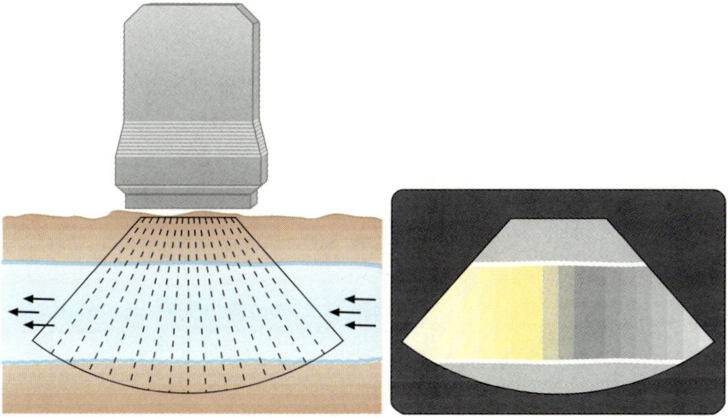

Abb. 21 Color-flow-imaging Verfahren: Die in den einzelnen sample volumes ermittelten Geschwindigkeitsinformationen werden auf einem Bildschirm positionsgerecht als Farbpunkte dargestellt

➤ **Grenzen des Verfahrens:**
- Wird ein Gefäß im 90° Winkel getroffen, kann der Dopplereffekt nicht entstehen und das Gefäß wird schwarz, also vermeintlich ohne Blutfluß, dargestellt.
- Die Farbkodierung hat nur qualitativen Charakter, d. h. eine Berechnung der Blutflußgeschwindigkeit gelingt nicht.
- Das Aliasing-Phänomen tritt bei relativ geringen Geschwindigkeiten in Form eines Farbumschlages auf.
- Weitere Probleme stellen das relativ schlechte zeitliche Auflösungsvermögen und die Verlangsamung des Bildaufbaus durch den Farbdoppler dar.

➤ **Anwendung:** Diese Limitationen führen dazu, daß das Verfahren in erster Linie zur Orientierung und Lokalisation von Gefäßen, nicht aber zur qualitativen Beurteilung genutzt wird.

Neue Farbtechniken

- Oben beschriebene Probleme des Farbdopplers sowie das Unvermögen der Darstellung sehr langsamer Flußgeschwindigkeiten führten zur Suche nach Alternativen.
- Prinzipiell ist es möglich, die Bewegung der korpuskulären Blutbestandteile direkt, also ohne den „Umweg" über das Dopplerprinzip, darzustellen. Dies ist an eine extrem gute Auflösung gebunden. Ähnlich wie bei der Radarüberwachung wird die Bewegung eines Körpers erfaßt, der zu unterschiedlichen Zeitpunkten an unterschiedlichen Orten angetroffen wird. Als neue Verfahren seien das „Time-domain"-Verfahren und die „Maximum-Entropy-Method" genannt.
- Die Ultraschall-Angiographie als weitere neue Farbtechnik greift zwar auf das Doppler-Prinzip zurück, jedoch werden grundsätzlich andere physikalische Parameter aus dem reflektierten Ultraschallstrahl ausgewertet. Statt der Frequenzverschiebung wird die Amplitude des Signals analysiert. Die Amplitude wird durch die Menge der korpuskulären Blutbestandteile bestimmt und ist unabhängig von der Flußrichtung sowie dem Winkel Zwischen Ultraschallstrahl und Gefäß. Der Blutfluß wird somit in einer einheitlichen Farbe dargestellt, auch wenn er senkrecht zur Schallrichtung verläuft. Ein Vorteil liegt darin, daß das Amplitudensignal rauschärmer als Frequenzverschiebung ist. Die darstellbaren Flußgeschwindigkeiten liegen bei in vitro Untersuchungen bei ca. 0,3 mm/s (Abb. 22).

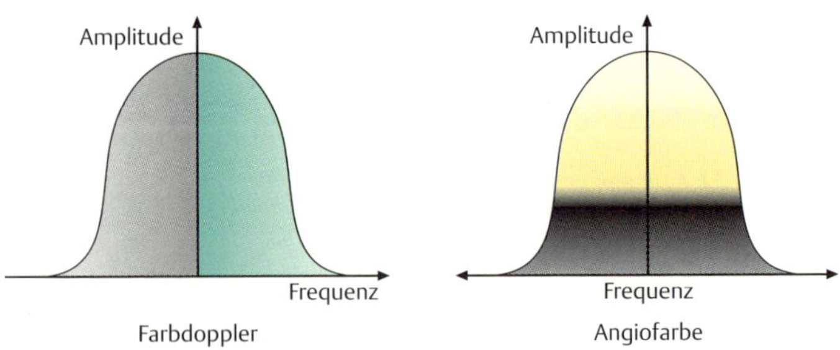

Abb. 22 Prinzip der Angio-Farbtechnik

Auswertung von Dopplerkurven

- Die komplexen Informationen, die eine Dopplerkurve beinhaltet, machen eine objektive Auswertung relativ schwer. Man behilft sich, indem man bestimmte Größen aus dem Kurvenverlauf herausgreift und durch deren Vermessung eine Charakterisierung der Kurve versucht. Zur Berechnung der Dopplerparameter werden die maximale Systolenhöhe (A) und die maximale Höhe der Enddiastole (B) gemessen. Andere Kurvenmerkmale, wie Verteilung und Häufigkeiten der Geschwindigkeiten, bleiben unberücksichtigt.

- Mit den Dopplerparametern stehen Größen zur Verfügung, die im klinischen Gebrauch zuverlässig eine Aussage über die Widerstandsverhältnisse im gemessenen Gefäßstrombett erlauben und zum klinischen Zustand korrelieren.
- Die folgenden drei Parameter stellen die für den klinischen Gebrauch wichtigsten und gängigsten dar.
  - A/B-Ratio – Q : A/B
  - Resistance-Index - RI: A-B/A
  - Pulsatilitäts-Index – PI: A-B/Q

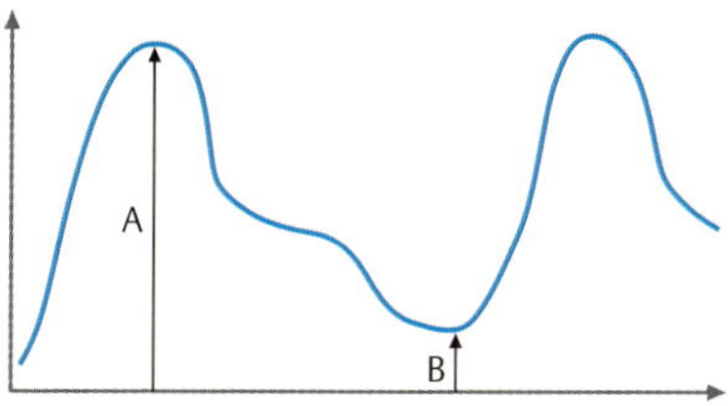

Abb. 23 Vereinfachtes Strömungsprofil. Darstellung der systolischen Maximalgeschwindigkeit (A) sowie der enddiastolischen Maximalgeschwindigkeit (B)

3D-Sonographie

Grundlagen

- **Vorbemerkung:** Gewöhnlich versucht der Ultraschalluntersucher, sich aus der Vielzahl der zweidimensionalen Schnitte, die er während der konventionellen Ultraschalluntersuchung gewinnt, das räumliche Aussehen des untersuchten Gewebes vorzustellen. Besondere Bedeutung hat dies im geburtshilflichen Bereich, wenn bei der Untersuchung eines Feten nicht nur die einzelnen Organsysteme dargestellt werden sollen, sondern auch die Gestalt des Feten in die Diagnostik mit einzubeziehen ist. Eine räumliche Darstellbarkeit in der Ultraschalldiagnostik kann also eine sinnvolle Zusatzinformation bieten. Je breiter dieses neue Verfahren von uns angewendet wird, desto mehr neue Anwendungsgebiete dafür sehen wir.
- **Verschiedene Darstellung der Daten:** Für die Verarbeitung von Ultraschalldaten zum räumlichen Bild gibt es zwei Lösungsmöglichkeiten:
  - Die Darstellung der Oberfläche des rekonstruierten Organs (S. 26)
  - dessen transparente Darstellung (S. 27).
- **Vorteile des Verfahrens:**
  - Räumliche Darstellbarkeit von Organen oder Gewebsstrukturen mit objektiver Darstellung der tatsächlichen Lageverhältnisse verschiedener Gewebe
  - Systematik in der Datenaufnahme und Nachbearbeitung
  - Objektive Darstellung von körperlichen Defekten am Feten, exakte Volumenbestimmungen mit daraus resultierenden besseren Verlaufsbeobachtungen
  - Gute Lokalisationsmöglichkeiten, Darstellungsmöglichkeit aller denkbaren – und konventionell-sonographisch nicht realisierbaren – Ebenen wie Horizontalschnitte etc.
- **Wertung und Ausblick:**
  - Die Entwicklung der 3D-Sonographie ist derzeit sicher noch nicht abgeschlossen. Sie ist zwar mittlerweile routinemäßig anwendbar, da einige Hersteller bereits entsprechende Systeme vertreiben, doch sind entscheidende Verbesserungen und Änderungen an den verfügbaren Systemen notwendig und absehbar. Sie wird sicher nie die konventionelle 2D-Sonographie ersetzen.
  - Trotzdem liegen die Vorteile einer räumlichen Sonographie auf der Hand (s. o.).
  - Vorteile haben sowohl die Oberflächendarstellung (z. B. zur Darstellung der Herzbinnenstrukturen in der Herzchirurgie) als auch die transparente Darstellung (z. B. bei der Fehlbildungsdiagnostik). Beide Verfahren werden wahrscheinlich parallel zum Einsatz kommen.

Technische Voraussetzungen

- Konventionelles Ultraschallgerät mit einem speziellen 3D-Schallkopf für die Datenaufnahme
- Steuergerät zur Bedienung des 3D-Schallkopfs
- Computer mit entsprechend großen Speichermöglichkeiten und schneller Rechenkapazität zur Datenspeicherung und Verarbeitung zum 3D-Bild
- Eine spezielle Software zur Verarbeitung der Daten zum 3D-Bild
- Optical Disk mit 1000 Megabyte als Speichermedium, um die auch komprimiert noch sehr großen Datenmengen zu speichern.

Gewinnung der Ultraschallschnitte als Basis für die 3-D-Verarbeitung

- **Grundvoraussetzung:** Für die räumliche Rekonstruktion einzelner zweidimensionaler Ultraschallschnitte zum räumlichen Bild ist Voraussetzung, daß die räumliche Lageposition jedes einzelnen Schnitts – und jedes einzelne Bildpunktes jedes Schnitts – bekannt ist, oder die Vielzahl der gewonnenen Schnitte in einer bekannten Relation zueinander stehen. Um dies zu gewährleisten, gibt es verschiedene Möglichkeiten:
  - *Parallele Schnittbildfolge:* Der Abstand zwischen den einzelnen Schnitten muß für die Rekonstruktion bekannt sein.
  - *Um eine Achse gedrehte Schnitte:* (Drehung der Schallebene) Dann unterscheiden sich die Schnitte voneinander durch einen Winkel, der bekannt sein muß.
  - *Isolierte exakte räumliche Lageposition jedes Schnitts:* Bei freier Schallkopfführung wird jeder Schnitt für sich erfasst und nicht in Relation zu den anderen Schnitten gesetzt.
- **Parallele Schnittbildfolge:** Der Schallkopf bzw. das Kristallarray muß parallel über die Körperoberfläche geführt werden. Der Abstand zwischen den Ultraschallschnitten, die für die räumliche Rekonstruktion herangezogen werden, muß bekannt sein und sollte der Einfachheit halber zwischen jedem einzelnen Schnitt konstant gehalten werden. Technisch kann dies umgesetzt werden, indem der Schallkopf in einen Führungsapparat gesetzt wird, der eine Parallelverschiebung erlaubt, oder indem das Kristallarray in einem speziellen Gehäuse automatisch parallel verschoben wird. Die Unebenheit der Körperoberfläche macht die letztgenannte Lösung schwierig in der Durchsetzung. Ein weiteres Problem ist, daß eine Schnittbildfolge über relativ große Strecken gewonnen werden muß, um ein Organ als ganzes zu erfassen – um beispielsweise eine Niere von 10 cm Länge zu erfassen, muß diese Strecke mindestens 10 cm betragen!
- **Drehung der Schallebene***:* Hier gibt es zwei Möglichkeiten: zum einen die Drehung um eine Achse, die in Schallrichtung – eine vertikale Achse – steht und zum anderen um eine Drehachse, die senkrecht zur Schallrichtung – eine horizontale Achse – steht.
  - *Drehung um die vertikale Achse:* Um die Drehung der Schallebene um die vertikale Achse zu erreichen, muß der Schallkopf oder das Kristallarray um die Längsachse des Schallkopfes, also um eine Achse, die in Schallrichtung verläuft, gedreht werden. Technisch läßt sich dies am einfachsten realisieren, indem das Kristallarray in einem eigens konstruierten Gehäuse drehbar gelagert wird. Ein elektronischer Schrittmotor dreht das Kristallarray im 3D-Schallkopfgehäuse. Problematisch bei diesem Lösungsansatz ist, daß sich alle Ultraschallbilder im Kreismittelpunkt schneiden und die Ultraschallschnitte zum Kreismittelpunkt hin zunehmend enger aneinanderliegen, während sie mit zunehmendem Radius relativ weit voneinander entfernt liegen.
    - Vaginal- und Rektal-3-D-Sonden arbeiten nach diesem Prinzip.

- *Drehung um die horizontale Achse:* Die Schallebene pendelt sozusagen über dem zu untersuchenden Gewebe. Dabei wird das Kristallarray schwenkbar gelagert. Die Schallebene schwenkt über dem zu untersuchenden Organ, es wird „durchgeblättert". Man kann sich dieses Prinzip so vorstellen, als ob über dem zu untersuchenden Volumen ein nach unten offenes Buch gehalten wird und die auseinanderweichenden Buchseiten den Ultraschallschnitten entsprechen. Bei dieser Art der Schnittebenendrehung treten die Nachteile nicht auf, die oben für die Vertikaldrehung aufgeführt wurden.
  - Die Abdominal-3-D-Sonden arbeiten nach diesem Prinzip.

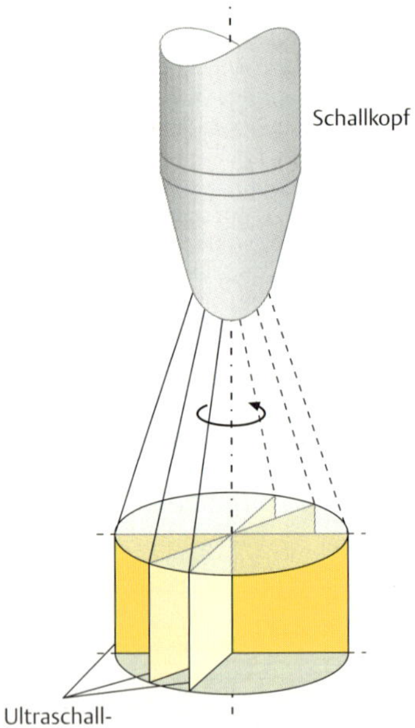

Abb. 24 Schematische Darstellung zum Prinzip der Schallebenendrehung um eine vertikale Achse

➤ **Freie Schallkopfführung:** Der Schallkopf kann völlig frei über die Körperoberfläche geführt werden wie bei der konventionellen Ultraschalluntersuchung. Dabei muß gewährleistet sein, daß die absolute Lageposition jedes einzelnen Ultraschallschnittes, der zur 3D-Rekonstruktion herangezogen werden soll, bekannt ist. Dies kann geschehen, indem ein kleiner Sender am Schallkopf angebracht ist, der jederzeit die momentane Lageposition erfaßt und an einen Empfänger zur Weitergabe an den Computer weiterleitet oder durch Ortung des Schallkopfes in einem Magnetfeld oder elektrischen Feld. Diese Lösung stellt die eleganteste für die 3D-Diagnostik dar.

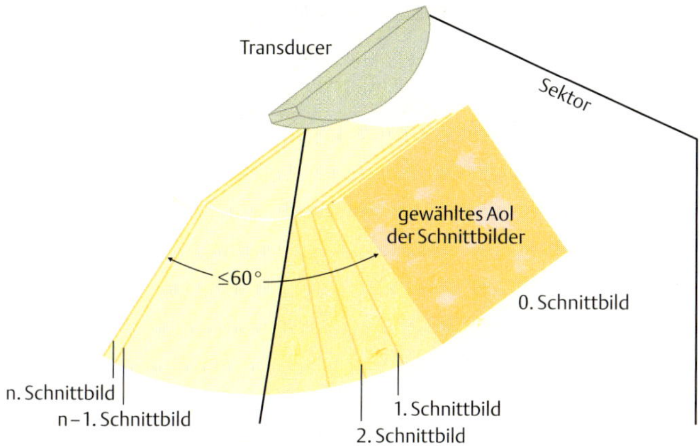

Abb. 25 Schematische Darstellung zum Prinzip der Schallebenendrehung um eine horizontale Achse

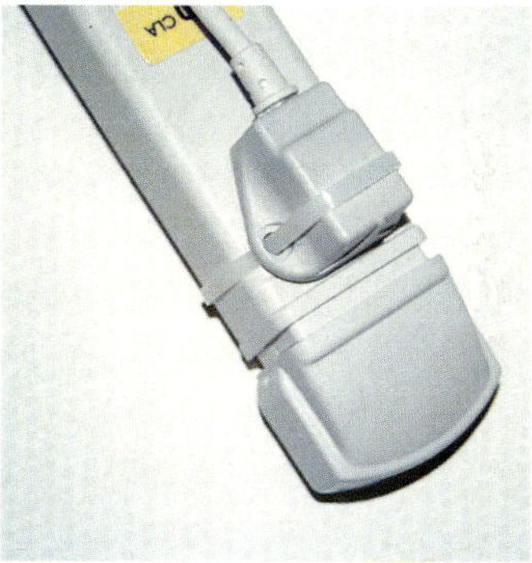

Abb. 26 Sensor zur Erfassung der Lageposition des Ultraschallkopfs in der 3-D-Sonographie

Verarbeitung der Ultraschalldaten zum 3D-Bild im Computer

- Nachdem die einzelnen Ultraschallschnitte aufgenommen wurden und zusammen mit deren Lagepositionen im Computer abgespeichert sind, können nun die einzelnen Ultraschallschnitte so angeordnet werden, wie sie relativ zueinander erhoben wurden.
- Dabei wird jeder einzelne Bildpunkt entsprechend seiner originalen Lageposition berechnet. Diese Tatsache ist für die weitere Verarbeitung des räumlich berechneten Volumens entscheidend, denn dies ermöglicht nun, das rekonstruierte Volumen in Ebenen zu schneiden, die konventionell-sonographisch nicht erreichbar sind. Das 3D-Bild wird also räumlich berechnet.

- Eine echte räumliche Darstellung ist auf dem zweidimensionalen Bildschirm des Computers jedoch nicht möglich. Daher ist es notwendig, mit Hilfe der Phänomene von Projektion und Perspektive das dreidimensional berechnete Bild zweidimensional auf dem Bildschirm abzubilden. Dies geschieht durch perspektivische Verzerrungen und durch Simulation von Beleuchtung mit entsprechender Schattenbildung sowie durch Bewegung des Objektes am Bildschirm, was – wie beim Fernsehen – eine Räumlichkeit vortäuscht.

Darstellung der Organoberfläche/Kontur

- In die räumliche Darstellung eines untersuchten Organs geht nur dessen Oberfläche ein. Das Gewebe um das Organ und der Organinhalt werden nicht dargestellt.
- Es ist schwierig, die Kontur eines Organs festzulegen. Die Festlegung muß in jedem einzelnen originalen Ultraschallschnitt erfolgen, aus der Vielzahl der Konturen wird dann das räumliche Bild zusammengesetzt.
- Die Erfassung der Organkontur sollte möglichst automatisch erfolgen und die Grenzen exakt darstellen. Im Gegensatz zur Kernspin- und Computertomographie kommen im Ultraschallbild jedoch sehr viele identische Graustufen in den unterschiedlichen Gewebestrukturen vor, so daß eine sichere Unterscheidung zwischen dem Organ und der Umgebung aufgrund einer Grauwertanalyse nicht gelingt. Die Kontur des Organs kann deshalb meist nur annäherungsweise ermittelt werden. Die Grenzschicht muß häufig mit Hilfe eines Cursors von Hand kenntlich gemacht werden.

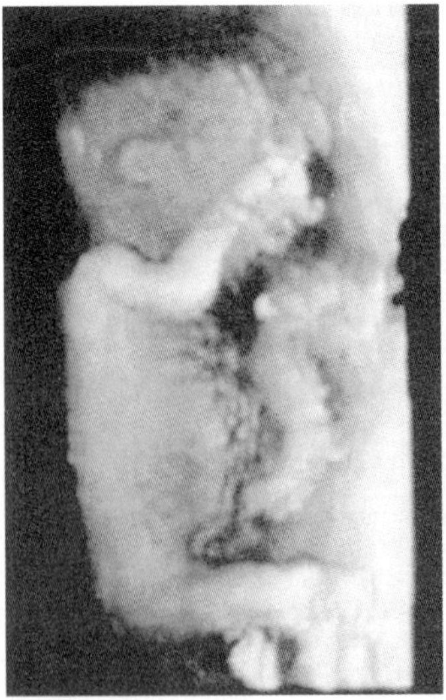

Abb. 27 Räumliche Darstellung eines Feten in der 20. SSW.

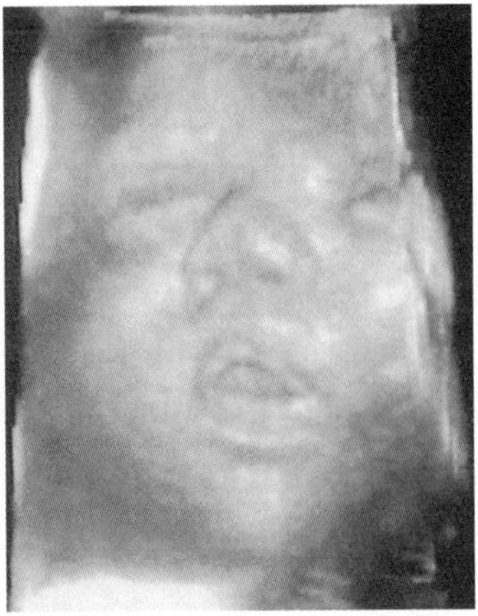

Abb. 28 Räumliche Darstellung eines fetalen Gesichts in der 34. SSW

- Die räumliche Darstellung ist also recht aufwendig und fehlerbehaftet. Ausnahmen bilden die Darstellung von Geweben, die sich durch unterschiedliche Gewebeeigenschaften der Organstrukturen stark voneinander abgrenzen.. Als Beispiel sei hier der Fetus im umliegenden Fruchtwasser oder das mit Blut gefüllte Herz genannt. Auch hier benötigen die Algorithmen zur Berechnung der Organoberfläche jedoch 15 bis 20 Minuten und Artefakte sind häufig anzunehmen.
- Eine routinemäßige Anwendung der räumlichen Darstellung der Organoberfläche ist derzeit also nicht möglich, Verbesserungen der Computertechnik versprechen dies allerdings für die Zukunft.

Transparente Darstellungsweise

- Grundlage dieser Darstellungsweise ist der Wunsch, daß, im Gegensatz zur alleinigen Darstellung der Organkontur, die gesamte Ultraschallinformation in unterschiedlicher Gewichtung in die räumliche Darstellung eingeht. Dabei wird jeder einzelne originale Ultraschallschnitt und Bildpunkt transparent, d.h. durchsichtig, berechnet und die Vielzahl der so berechneten Bildpunkte zum durchsichtigen, gläsernen Bild des Organs zusammengesetzt. Dabei ist es möglich, die Transparenz beliebig zu ändern. Durch entsprechende Wahl der Transparenzparameter kommen mehr echoreiche oder eher echoarme Strukturen zur Darstellung. Da keine Ultraschallinformation verloren geht, kann die Änderung der Parameter jederzeit neu erfolgen. So werden unterschiedliche Aspekte darstellbar. Auch können beliebig große Bildausschnitte des original aufgenommenen Volumens räumlich dargestellt werden.
- Problematisch bei der transparenten Rekonstruktion ist die Darstellungsweise auf dem Computerbildschirm, da das 3D-Bild sehr komplex ist. Sie gelingt durch die Bewegung des Volumens am Bildschirm. Durch die Rotation des rekonstruierten Gewebes am Bildschirm kann es sofort als räumlich identifiziert werden, lediglich die Darstellung beim stehenden Bild kann für das räumliche Erkennen problematisch sein.

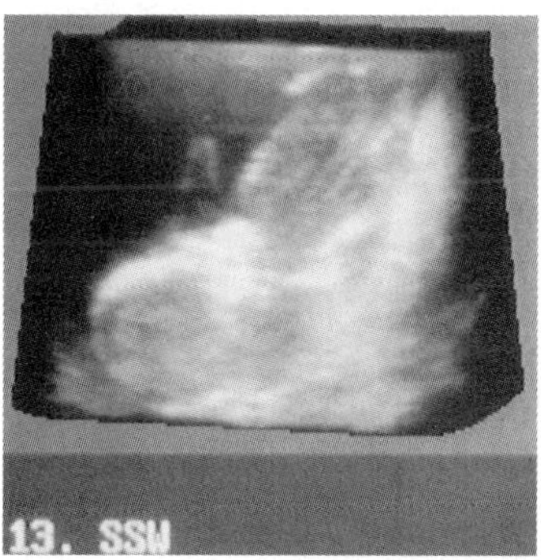

Abb 29 Transparente räumliche Darstellung eines Feten in der 13. SSW. Durch entsprechende Wahl der Transparenzparameter kommen mehr die echoreicheren (knöchernen) Strukturen zur Darstellung

Bearbeitungsmöglichkeiten des 3D-Bildes

- Ein entscheidender Vorteil der dreidimensionalen Sonographie ist in der Bearbeitungsmöglichkeit des Bildes zu sehen. Durch die 3D-Aufnahme ist eine bestimmte Körperregion als Volumen erfaßt und kann nun aufgearbeitet werden.
- Da jeder Bildpunkt im gescanten Volumen definiert und entsprechend seiner Graustufe abgespeichert ist, können durch das aufgenommene Volumen alle denkbaren Schnitte gelegt werden. Dabei lassen sich Schnittebenen erreichen, die konventionell-sonographisch nicht realisierbar sind, wie beispielsweise Horizontalschnitt oder Schrägschnitte. Technisch wird dies erreicht, indem alle Bildpunkte aus dem 3D-Speicher abgerufen werden, die auf der gewünschten darzustellenden Ebene liegen.
- Eine exakte Volumenberechnung scheint in Zukunft möglich, wobei sich hier dieselben Probleme auftun wie bei der Darstellung der Organoberfläche.
- Auch Möglichkeiten der Grauwertanalyse scheinen im 3D-Volumen erfolgversprechender zu lösen zu sein als aus den einzelnen 2d-Ultraschallschnitten,
- Viele neue Möglichkeiten der Bildanalyse und Bildnachverarbeitung werden sich wohl in Zukunft auftun, da erstmals eine koordinierte Schnittanzahl vom selben Gewebe für die Analyse zur Verfügung steht.
- Auch gelingt hier erstmals die objektive lückenlose Dokumentation eines Untersuchungsvorganges, da nicht nur die einzelnen Ultraschallschnitte, sondern auch die exakte Schallkopfführung bekannt und aufgezeichnet wird.

Klinische Standortbestimmung:

- Derzeit keine Erkennung zusätzlicher Fehlbildung mittels 3D- Sonographie in der Pränataldiagnostik „keine Änderung des klinischen Managements."
- Brust und Ovarialtumoren sind dreidimensional gut abgrenzbar. Differenzierung zwischen benigne und maligne ist durch die Unschärfe des malignen Tumors im 3D-Bild möglich.
- Die Darstellung von Uterusanomalien gelingt problemlos, es werden neue Informationen durch eine Darstellung in allen denkbaren Ebenen gewonnen.
- Aus der dreidimensionalen Darstellung im Zusatz zu der konventionellen Ultraschalldiagnostik leitet sich derzeit keine Änderung des klinischen Managements ab.
- In Zukunft sind Vorteile zu erwarten, da durch eine exakte Volumetrie Verlaufsuntersuchungen z. B. in der Tumortherapie (Therapieerfolg) möglich sind.

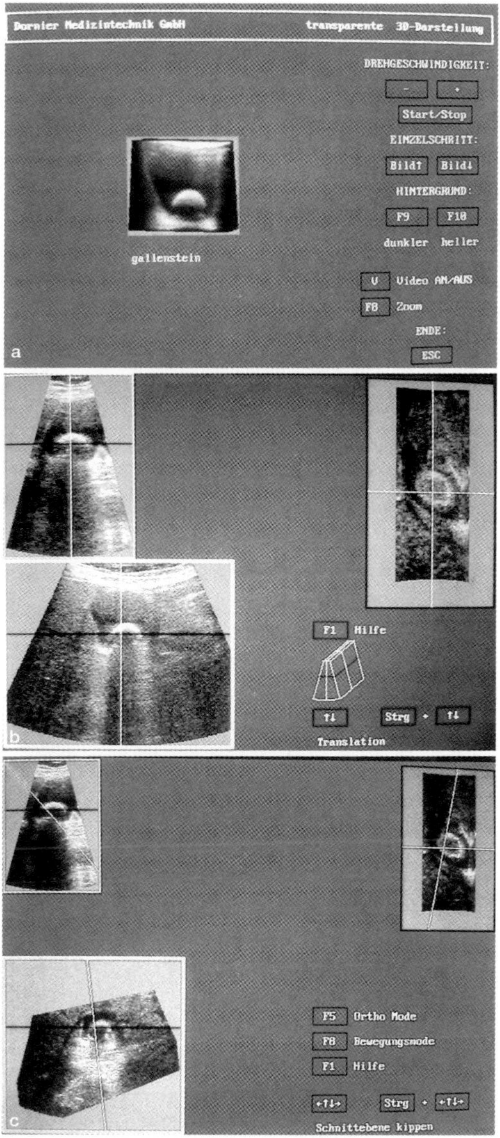

Abb. 30 a–c Räumliches Bild und Schnittbilddarstellung eines solitären Gallensteins. a) Transparentes räumliches Bild b) Längs-, Quer- und Horizontalschnitt durch das aufgenommene Volumen c) beliebige Schrägschnitte durch das aufgenommene Volumen

Biologische Wirkungen des Ultraschalls

- **Vorbemerkung:** Während der Ultraschalluntersuchung findet eine Energieübertragung durch mechanische Wellen statt. Je nach Frequenz, Intensität und Zeitdauer können sekundäre Veränderungen entstehen, die beim therapeutischen Einsatz sogar erwünscht sind. Die von den europäischen Ultraschallgesellschaften eingesetzte „watchdog group" hat bislang keine Warnhinweise erlassen, nach denen Ultraschall in bestimmten Situationen nicht zur Anwendung kommen sollte. Zwar konnten bei Tierversuchen oder in in-vitro Tests Zellveränderungen erzeugt werden, jedoch ließen sich diese nicht auf die Anwendung beim Menschen übertragen.
- **Wirkungen:**
  - *Mechanische Wirkungen:* Ultraschallwellen können durch die übertragene mechanische Energie Moleküle im Gewebe in Schwingungen versetzen, woraus Kavitationen entstehen können.
  - *Chemische Wirkungen:* Ebenso ist eine chemische Wirkung durch die kontinuierliche Anregung der Zellen denkbar, was man sich z.B. bei der Desinfektion durch Ultraschall zunutze macht.
  - *Thermische Veränderungen* hängen vom Absorptionskoeffizienten des betreffenden Gewebes ab. In nicht durchblutetem Gewebe und bei hohem Impedanzsprung kann die Temperaturerhöhung bis zu 5 °C betragen. Da die Beschallungszeit jedoch eine entscheidende Größe darstellt, sind diese Temperaturerhöhungen im Routinegebrauch nicht erreichbar.
- **Empfehlung:** Auf Empfehlung der amerikanischen Ultraschallgesellschaft wird die Intensität in den Geräten auf 100 mW/cm^2 beschränkt. Diese Größe wird nach neuesten experimentellen Erkenntnissen zugunsten einer Angabe von Druckverhältnissen als eher unwichtig eingestuft. Als relevante Größe wird nun ein negativer Spitzendruck von 1 MPa in der Sogphase des Ultraschalles angesehen.
- **Wirkungen der einzelnen Verfahren:**
  - *A-Mode und B-Bild-Verfahren:* bislang konnten keinerlei Veränderungen nachgewiesen werden.
  - *M-Mode:* Aufgrund der im Vergleich zum B-Bild höheren Energien sind Temperaturerhöhungen denkbar, wurden aber bislang nicht nachgewiesen. Sicherheitshalber sollte auf eine Dokumentation der fetalen Herzaktionen in der Frühgravidität verzichtet werden.
  - *Gepulster Doppler:* Beim Einsatz dieses Verfahrens kann es zum einen zu längeren Untersuchungszeiten kommen, zum anderen ist die applizierte Energie bis zu 100mal höher als im B-Bild-Verfahren. Beim zusätzlichen Einsatz des Farbdopplers muß dieser Effekt ebenfalls addiert werden. Die dadurch entstandenen Temperaturerhöhungen spielen jedoch offensichtlich aufgrund der raschen Wärmeabgabe an die Umgebung keine Rolle. Trotzdem sollte vor allem im ersten Trimenon, wenn der Embryo noch keinen großen Blutkreislauf besitzt, die Farbdopplersonographie sehr zurückhaltend eingesetzt werden.
- Grundsätzlich ist für jede Ultraschalluntersuchung, wie für andere diagnostische Methoden auch, eine Indikation zu fordern.

Dokumentation

- Im Gegensatz zu Untersuchungsverfahren wie z. B. der Kernspintomographie ist eine objektive und nachvollziehbare Dokumentation einer Ultraschalluntersuchung nicht möglich, da im Unterschied zu diesen Verfahren die Schnittführung nicht miterfaßt wird.
- Die wohl beste Dokumentation des dynamischen Untersuchungsvorganges ist die Videodokumentation. Nachteilig ist hier die aufwendige Archivierung, die nötig ist, um einen schnellen Zugriff auf frühere Befunde zu haben.
- Alternativ sollten alle Befunde mittels Videoprinter dokumentiert werden. Auf dem Ausdruck sollten neben den Patientendaten und Untersuchungsdatum alle Meßgrößen und ggf. Kommentare dargestellt sein. Ebenso sollten Angaben über die Untersuchungsregion und evtl. die gewählte Schnittführung eingeblendet sein. Dies kann durch im Ultraschallgerät vorgegebene Symbole geschehen. Der Vorteil dieses Systems liegt in der Schnelligkeit. Ein großer Nachteil ist jedoch in der Instabilität des Prints bei Lichtexposition zu sehen.
- Daher setzt sich zunehmend die digitale Speicherung von Ultraschallbefunden, z. B. auf optischen Platten, durch. Hierbei sollte eine Archivierungssicherheit über den erforderlichen Zeitraum gewährleistet sein, ebenso wie die Sicherung der Befunde gegenüber nachträglicher Veränderung.
- Die Auswahl einzelner Bilder zur Dokumentation stellt ein großes Problem dar. Nicht geklärt ist, ob nur pathologische Befunde oder auch Normalbefunde archiviert werden sollten.

Biometrie

Grundlagen

- Die Biometrie dient vor allem der Erkennung von intrauterinen Wachstumsstörungen. Die genaue Kenntnis von Referenzebenen (siehe Abb 31 für den Kopf, Abb. 32 für das Abdomen) ist wichtig, um die Ergebnisse reproduzierbar zu machen. Man sollte sich nie auf einen Diameter beschränken, da es dabei leicht zu Fehlinterpretationen kommen kann. Z.B. können bei der dolichocephalen Kopfform zu kleine biparietale Durchmesser verunsichern.
- Die Biometrie ist auch der Einstieg in die Fehlbildungsdiagnostik. Lassen sich die Meßebenen nicht darstellen oder werden auffallend abweichende Werte gemessen, muß durch eine eingehende Ultraschalluntersuchung die Ursache gesucht werden.
- In der Literatur finden sich unterschiedliche Angaben zur Meßmethodik, im folgenden soll nur auf die unserer Meinung nach gebräuchlichsten Messungen eingegangen werden.

Zephalometrie (Abb. 31)

- Am kindlichen Schädel werden der biparietale Durchmesser (BPD), der frontookzipitale Durchmesser (FOD) und der Kopfumfang (KU) bestimmt.
- Die Referenzebene ist eingestellt, wenn der kindliche Kopf oval mit durchgehenden knöchernen Strukturen zu sehen ist. Das Mittelecho sollte durch das im vorderen Schädeldrittel gelegene Cavum septi pellucidi unterbrochen sein.
- Sind das Zerebellum oder die Orbitae zu sehen, ist die Ebene zu weit nach okzipital bzw. kaudal verschoben.

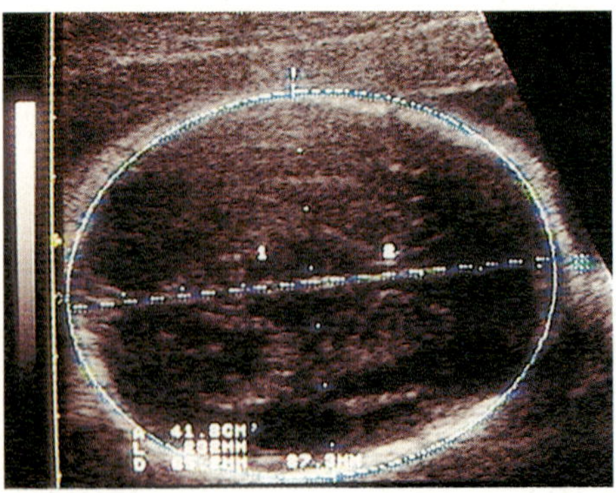

Abb. 31 Zephalometrie. 1 Thalamuskerne, 2 Cavum septu pellucidi. Dargestellt sind die Messungen des BPD, FOD und Kopfumfang

Abdominometrie (Abb. 32)

- Es werden der Abdomenquerdurchmesser, der a.-p. Durchmesser und der Abdomenumfang bestimmt.
- Die beiden Diameter (Durchmesser) sind bei der ideal runden Darstellung der Abdomens identisch.
- Die richtige Meßebene ist erreicht, wenn die V. umbilicalis in ihrem dorsalen Drittel zu sehen ist. Die Rippen müssen symmetrisch angeschnitten sein. Ebenso sollen die drei Ossifikationszentren der Wirbelsäule zu sehen sein.
- Auf Verformungen des Abdomens durch Kompression mit dem Scanner oder bei fetalen Atembewegungen ist zu achten.

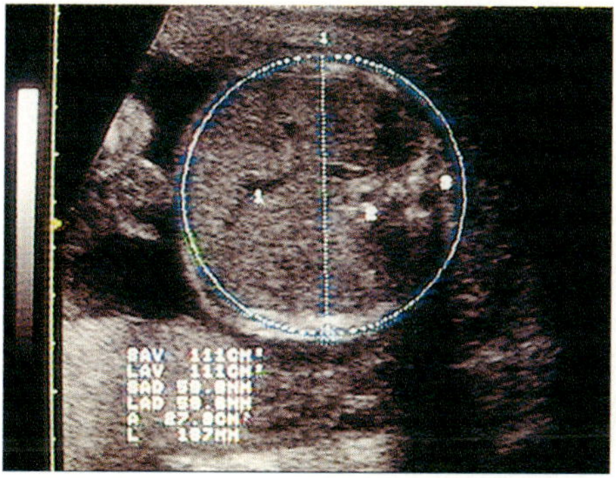

Abb. 32 Abdominometrie. 1 Vena umbilicalis 2 Aorta quer 3 Wirbelsäule. Dargestellt sind der Abdomendurchmesser und -umfang

Extremitätenmessung (Abb 33, 34)

- In der Routinediagnostik hat sich die Messung der Femurdiaphyse durchgesetzt. Die Messung der anderen Röhrenknochen wird erst bei deutlicher Längenabweichung oder auffälliger Form des Oberschenkels nötig.

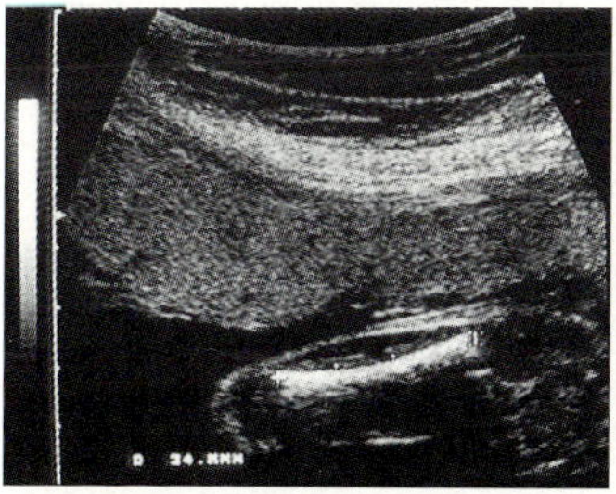

Abb. 33 Der Femur in der längsten Ausmessung in der 22. SSW.

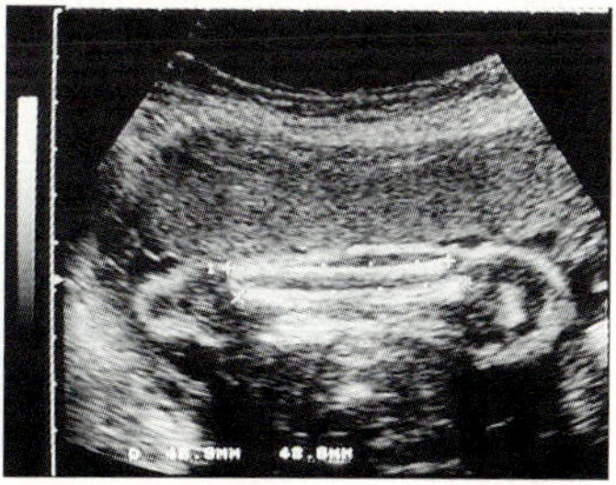

Abb. 34 Fetaler Unterschenkel mit Tibia und Femur

- Der Femur sollte quer zur Schallrichtung gemessen werden. Liegen beide Oberschenkel parallel, ist der schallkopfnahe zu bevorzugen, da der schallkopfferne Femur durch Schallschatten ggf. zu kurz gemessen wird. Die Meßstrecke ist identisch mit dem ossifizierten Knochenanteil ohne Berücksichtigung der evtl. Biegung des Knochens.

Zerebellum (Abb. 35)

- Die Darstellung des fetalen Kleinhirns ist nicht nur im Rahmen der Fehlbildungsdiagnostik als Hinweis auf eine spina bifida von Bedeutung. Da seine Größe durch Störungen des intrauterinen Wachstums weitgehend unbeeinflußt ist, eignet es sich auch zur Gestationsalterbestimmung . Der Längsdurchmesser entspricht im 2. Trimenon dem Gestationsalter in Wochen.
- Die Messung sollte in einem Horizontalschnitt durch die hintere Schädelgrube erfolgen. Gemessen wird der Bereich der größten Ausdehnung.

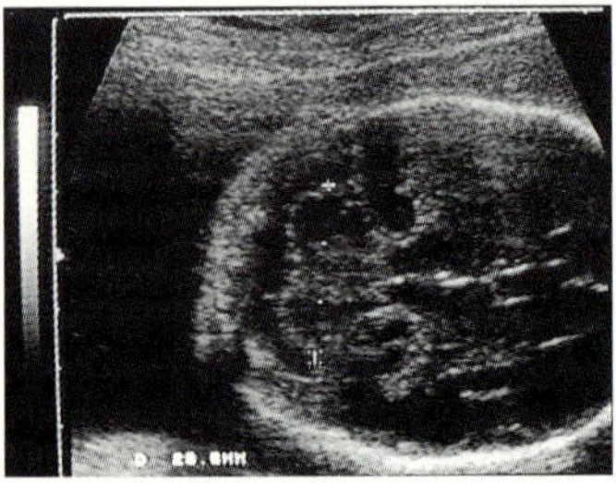

Abb. 35 Zerebellum mit typischer dorsaler Einkerbung in der 28. SSW

Vorgehen bei auffälligen Biometriemaßen

- **Genaue Überprüfung des Gestationsalters**: Vergleich des aus der letzten Periode errechneten Gestationsalters mit den sonographischen Befunden des ersten Trimenon.
- **Welche Biometriemaße sind auffällig?**
  - Das Ausmaß einer Retardierung zeigt sich an den Abdomenmaßen.
  - Ein isoliert kleiner Kopf ist kein Hinweis auf eine Retardierung.
  - Ein zu kurzer Femur kann u.a. Hinweis auf ein Down-Syndrom sein. Zum Ausschluß einer Skelettdysplasie sollten bei einem zu kurzen Femur auch die anderen langen Röhrenknochen (zweiter Femur, beide Humeri, beide Radii) überprüft werden.
- **Weiteres Procedere:** Bei nachgewiesener Retardierung kann die Dopplersonographie Aufschluß über die fetale Hämodynamik geben.

Retardierung

- **Definition:** Kinder mit Biometriewerten oder einem Geburtsgewicht unterhalb der 10. Perzentile.
- **Inzidenz:** ca. 5% aller Lebendgeburten.
- Gehäuftes Vorkommen in Risikoschwangerschaften, wie Z.n. retardiertem Kind, SIH, maternale Erkrankungen und bei Mehrlingsschwangerschaften.
- **Prognose:** Die perinatale Mortalität und Morbidität wachstumsretardierter Kinder ist deutlich erhöht. Während die somatischen Rückstände meist noch im ersten Lebensjahr ausgeglichen werden können, ist die neurologische Entwicklung noch bis zum zweiten Lebensjahr verzögert.
- **Formen:** Man unterscheidet die symmetrische von der asymmetrischen Retardierung, abhängig vom Beginn und Schweregrad der Wachstumsverzögerung kann es jedoch zu jedem möglichen „Mischtyp" kommen, dann kann eine Differenzierung schwierig sein.
  – *Symmetrische Retardierung:* ca. 20–30% aller Retardierungen. Beginn im 2. Trimenon. Es handelt sich hierbei vor allem um genetisch kleine Kinder sowie um Kinder mit einer geringen Wachstumspotenz aufgrund chromosomaler oder struktureller Störungen oder Schädigungen durch exogene Noxen oder Infektionen.

a

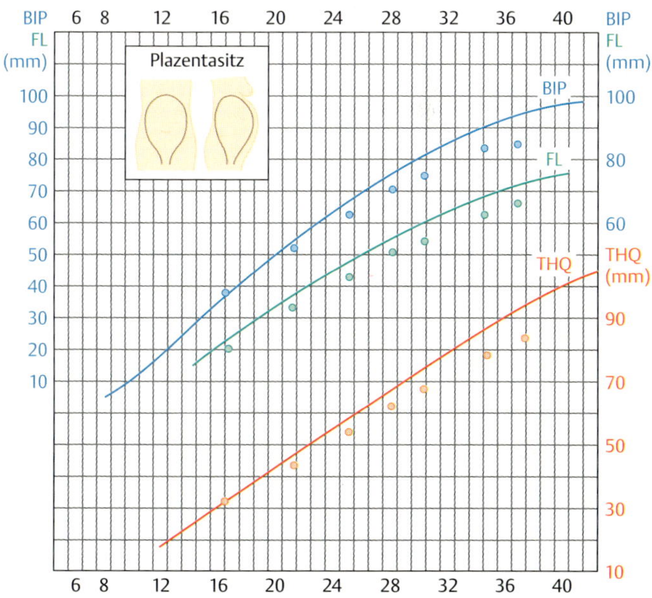

Abb. 36 a, b a) Typischer Kurvenverlauf bei symmetrischer Retardierung. b) Typischer Kurvenverlauf bei asymmetrischer Retardierung (Obere Linie BIP, mittlere Linie Femur, untere Linie Thorax)

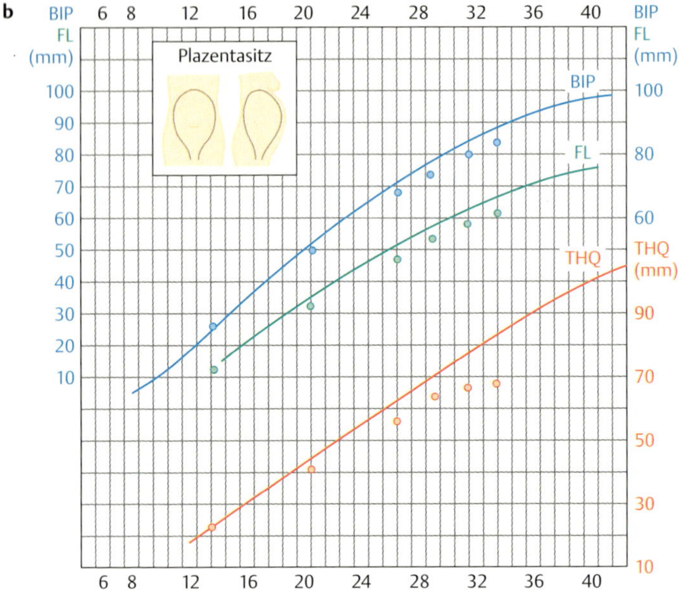

Abb. 36 b

- *Asymmetrische Retardierung:* ca. 70–80% der Retardierungen. Beginn im 2.–3. Trimenon. Die Hauptursache liegt in einer nutritiven Mangelversorgung bei einer Plazentainsuffizienz. Im Vordergrund steht ein Zurückbleiben der Rumpfentwicklung. Ein weiteres sonographisches Hinweiszeichen kann eine reduzierte Fruchtwassermenge sein.

➤ **Klinisches Vorgehen:** Bei erkannter Retardierung sollten regelmäßige Biometriekontrollen durchgeführt werden. Als zeitlicher Mindestabstand sind 10 Tage zu empfehlen. Bei kürzeren Intervallen kann der Meßfehler größer als das Wachstum sein. Auf den Stellenwert der Dopplersonographie zur weiteren Überwachung siehe S. 150. Vor allem bei der symmetrischen, frühen Retardierung ist eine ausführliche Fehlbildungsdiagnostik und ggf. eine Karyotypisierung zu empfehlen. Da auch virale Infektionen zu Wachstumsverzögerungen führen, kann die Infektionsserologie (TORCH) wertvolle Hinweise liefern.

Makrosomie

- **Definition:** Kinder mit Biometriewerten oder einem Geburtsgewicht über der 90. Perzentile.
- **Vorkommen**: Gehäuft bei Gestationsdiabetes und Diabetes Typ I sowie bei mütterlichem Übergewicht und Übertragung.
- **Prognose:** Die perinatale Mortalität und Morbidität sog. „big babies" ist erhöht. Geburtsmechanische Probleme, wie die Schulterdystokie, treten vermehrt auf. Die Kinder sind durch Unreife der Atmung und Hypoglykämien bedroht.
- **Sonographische Charakteristika:** Sonographisch fällt vor allem ein gesteigertes Rumpfwachstum auf, während der Kopf und die Extremitäten im Normbereich liegen. Ein Hydramnion liegt bei diabetischer Stoffwechsellage der Mutter häufig vor. Bei alleinigem Vorliegen einer Makrozephalie müssen andere Hinweiszeichen für eine Skelettdysplasie ausgeschlossen werden.
- **Klinisches Vorgehen:** Zum Ausschluß eines Gestationsdiabetes sollte ein Glukosetoleranztest durchgeführt werden. Bei bekanntem Diabetes der Mutter ist ein ausführlicher Fehlbildungsausschlußultraschall nach der 20. SSW zu empfehlen, da die Fehlbildungsrate gegenüber stoffwechselgesunden Müttern deutlich erhöht ist.

Erstes Trimenon: Normalbefunde

Grundlagen

- Hinweise auf chromosomale oder strukturelle Fehlentwicklungen sind bereits in der Frühgravidität zu erkennen.
- Profunde Kenntnisse in der Embryologie sind dabei von großer Bedeutung, um physiologische Entwicklungen von pathologischen Veränderungen zu unterscheiden. Die physiologische Entwicklung wird in Abb. 37 dargestellt.

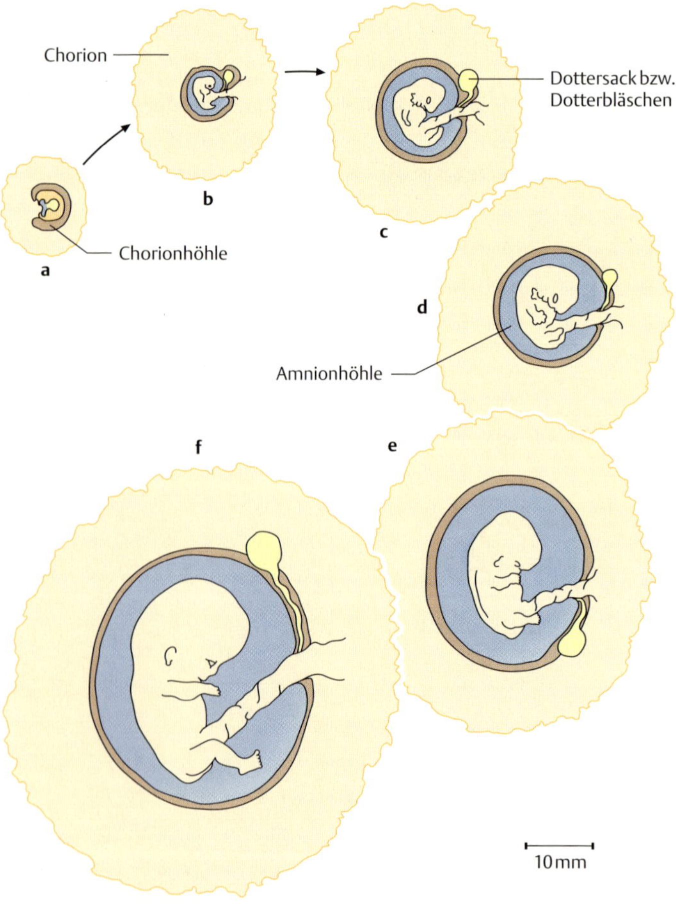

Abb. 37 Schematische Übersicht über die Entwicklung des gesamten Implantats mit Chorion (1), Chorionhöhle (2), Amnionhöhle (3), Dottersack bzw. Dotterbläschen (4). Umzeichnung nach O'Rahilly (1973)

- Durch Diagnostik im 1. Trimenon können folgende Fragen beantwortet werden:
  - Sitz der Schwangerschaft intra- oder extrauterin.
  - Intaktheit der Schwangerschaft.
  - Einlings- oder Mehrlingsgravidität und Eingruppierung der chorialen Verhältnisse.
  - Exaktes Schwangerschaftsalter, bis zur 12. SSW anhand der SSL, dann anhand des Kopfumfangs. Perzentilekurven siehe Abb. 38.
  - Vorliegen von Hinweiszeichen für chromosomale und/oder strukturelle Störungen (s. u.).

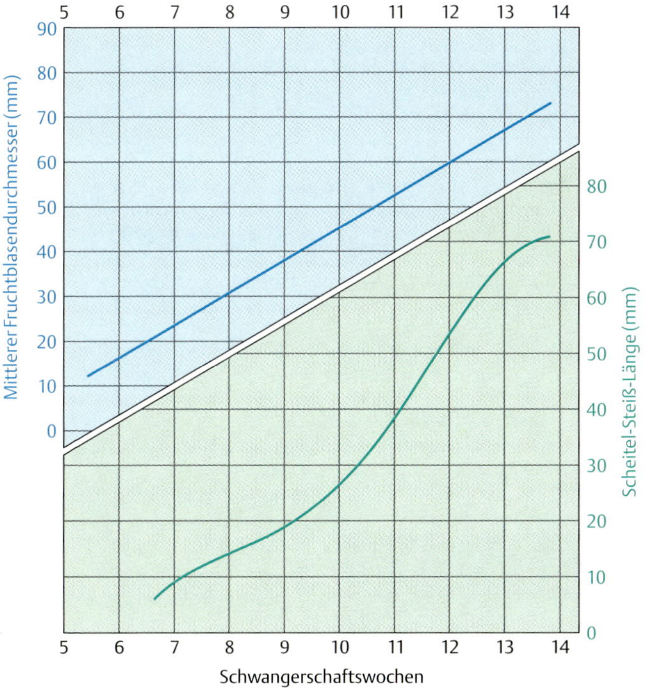

Abb. 38 Perzentilekurven für die Ultraschalldiagnostik bis zur 14. SSW mit Fruchtblasendurchmesser und Scheitel-Steiß-Länge

Sonographische Normalbefunde

- **Chorionhöhle:**
  - *Darstellbarkeit:*
    - Mit Hilfe der Vaginalsonographie ist die Darstellung einer intrauterinen Schwangerschaft frühestens jenseits des 14. Tages post conceptionem möglich. Der Chorionhöhlenquerschnitt beträgt zu diesem Zeitpunkt etwa 2–3 mm.
    - Der Nachweis gelingt regelmäßig bei HCG-Werten zwischen 700 und 800 U/l, dies ist vor allem für den Ausschluß einer Extrauteringravidität wichtig.
  - *Lage:*
    - Typisch ist der exzentrische Sitz. DD: Pseudogestationssack.
    - Die Lage ist in über 50% der Fälle im Bereich des Fundus uteri an der Hinterwand (spätere HW-Plazenta).
  - *Sonographische Kriterien:*
    - Die Chorionhöhle stellt sich echoleer dar und ist von einem echoreicheren Randsaum umgeben, der durch die Gestationsreaktion des Endometriums zustande kommt.
    - Die Größe der Chorionhöhle verdoppelt sich bis zur 8. SSW wöchentlich. Die Biometrie der Chorionhöhle hat nach unserer Ansicht jedoch nur solange Bedeutung, bis der Embryo selbst darstellbar ist.
- **Dottersack:**
  - Der sekundäre Dottersack ist als Ringstruktur ab der 5. SSW nachweisbar. Der Dottersack ist embryonalen Ursprungs, eine Extrauteringravidität kann damit ausgeschlossen werden.
  - Die Dottersackgröße nimmt bis zur 10. SSW kontinuierlich zu, der durchschnittliche Durchmesser beträgt etwa 5,5 mm. Signifikant kleinere (< 3 mm) oder größere (> 7 mm) Diameter gehen mit einer erhöhten Rate an Entwicklungsanomalien einher.
  - Bei vergrößertem Dottersack und intakter Gravidität ist eine Karyotypisierung zu diskutieren.

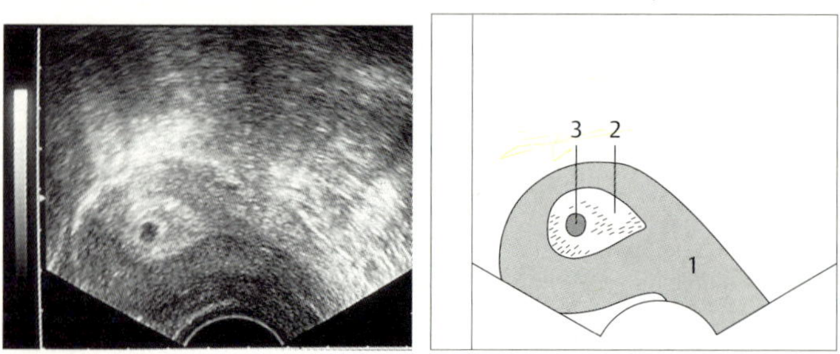

Abb. 39 a Längsschnitt durch den Uterus in der 5. SSW. Die Fruchthöhle liegt im Bereich der Vorderwand. 1) Vorderwand 2) Endometrium 3) Chorionhöhle

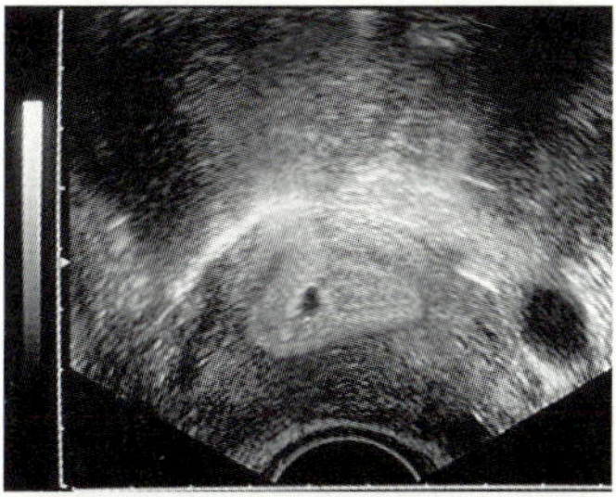

Abb. 39 b Querschnitt durch den Uterus in der 5. SSW.

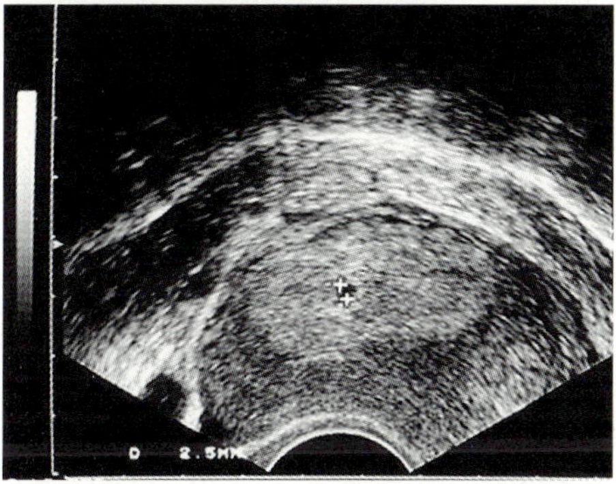

Abb. 39 c 5. SSW. Die Chorionhöhle mißt 2,5 mm

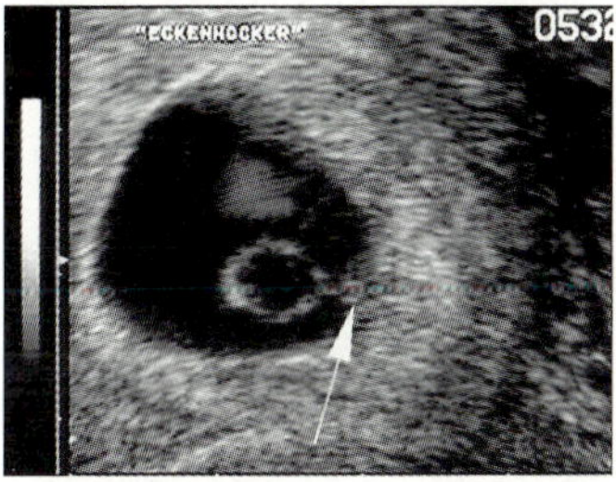

Abb. 40 6. SSW. Der Dottersack ist sichtbar, der Embryo liegt der Uteruswand an

- **Amnionhöhle:**
  - Der Nachweis gelingt am Ende der 6. SSW.
  - Zu diesem Zeitpunkt umgibt die Membran den Embryo noch eng.
  - Sie vergrößert sich schneller als der Embryo (auf etwa 3 cm in der 9. SSW) und verklebt zwischen der 12. und 14. SSW mit der Innenwand der Chorionhöhle.
  - *Cave:* Verwechslung der anliegenden Amnionmembran mit einem Nackenödem möglich!

Erstes Trimenon: Normalbefunde

- **Emryonalanlage/ Herzaktionen:**
  - Der Embryo mit Herzaktionen ist ab der 6. SSW nachweisbar. Die Frequenz des Embryos beträgt zu diesem Zeitpunkt ca. 100 spm, sie steigt auf 160 spm um die 12. SSW und fällt danach wieder auf etwa 140 spm ab.
  - *Cave:* Nachweis bzw. Dokumentation der Herzaktionen nicht mittels M-Mode, da die eingestrahlte Ultraschallenergie bis zu 10mal höher ist als im B-Bild.
- **Kopf**: Die Ossifikation des Schädels beginnt in der 8. SSW. Die ersten nachweisbaren Ossifikationszentren befinden sich im Ober- und Unterkiefer. Im Zerebrum ist ab der 8. SSW das Rhombenzephalon = Rautenhirn als hypodense Struktur nachzuweisen (Differentialdiagnose Nackenödem/Hygroma colli, siehe dort). Der Plexus choroideus als bilaterale echogene Struktur ist ab der 12. SSW darstellbar.
- **Thorax:** Als erstes Organ ist das Herz-Kreislaufsystem des Embryos funktionsfähig. Ab der 6. SSW liegt eine Unterteilung in Vorhöfe und Ventrikel vor.

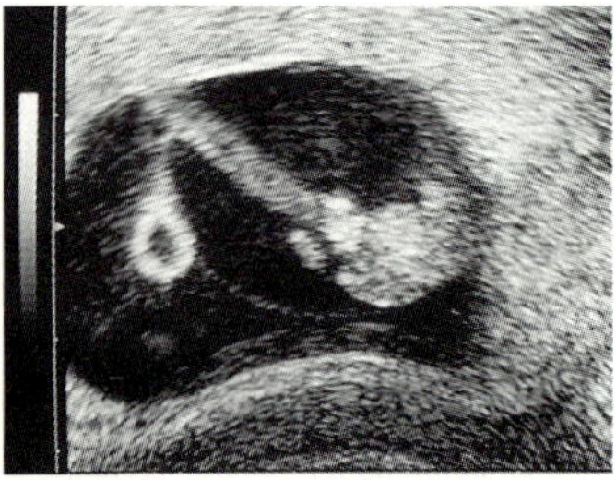

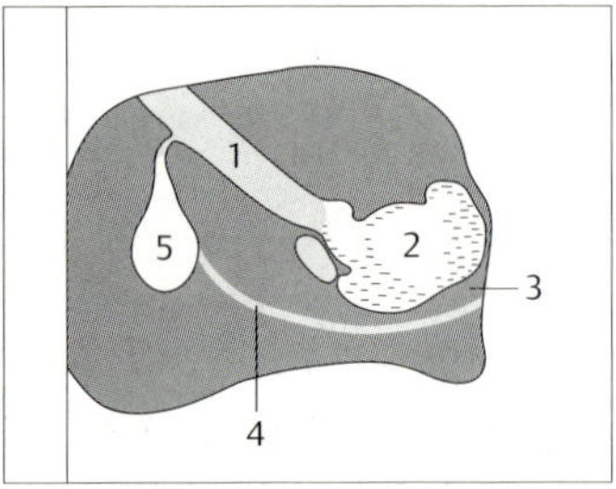

Abb. 41 8./9. SSW. Folgende Strukturen lassen sich erkennen: 1 Nabelschnur, 2 Teile des Embryos, 3 Amnionhöhle, 4 Amnion, 5 Dottersack mit Dottergang

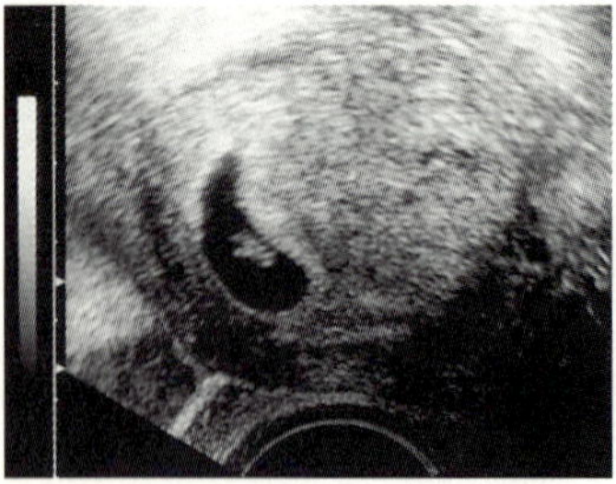

Abb. 42 6. SSW. Der Embryo ist bereits in axialer Ausrichtung zu erkennen

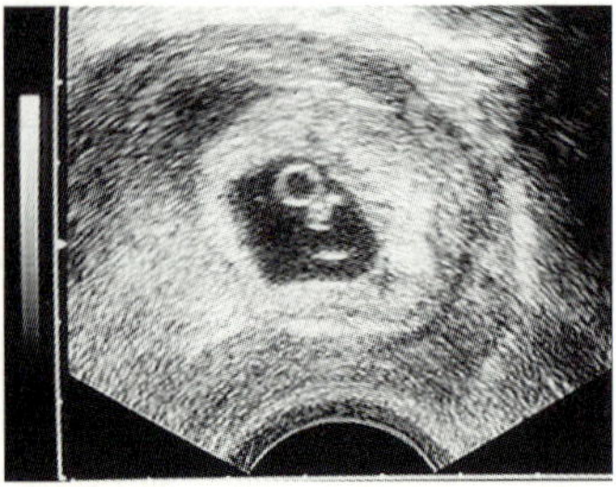

Abb. 43 6. SSW. Embryo, Amnion und Dottersack erkennbar

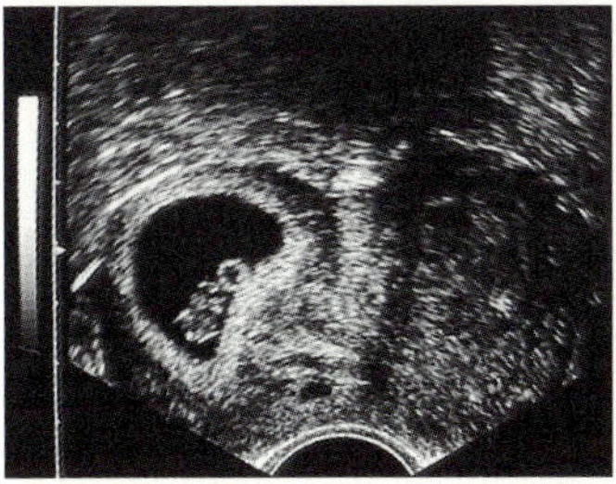

Abb. 44 7. SSW. Embryo und Dottersack im Uterus bicornis

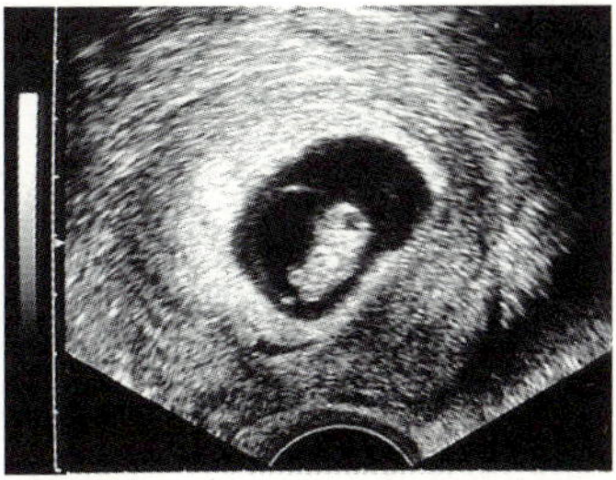

Abb. 45 9. SSW. Embryo mit zystischer Struktur im Bereich des Kopfes (Rhombenzephalon = Normalbefund)

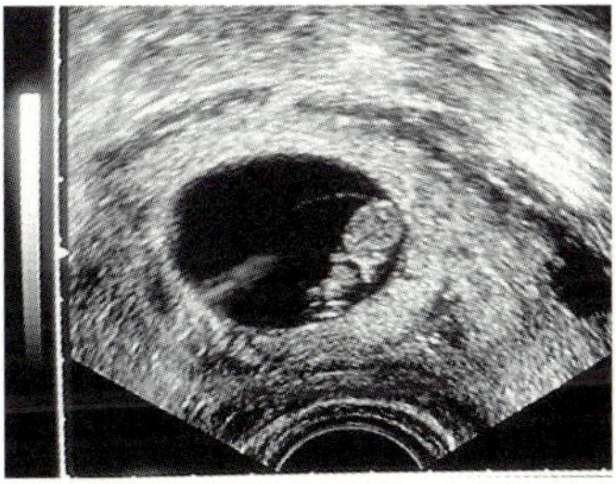

Abb. 46 Kopf und Extremitäten abgrenzbar

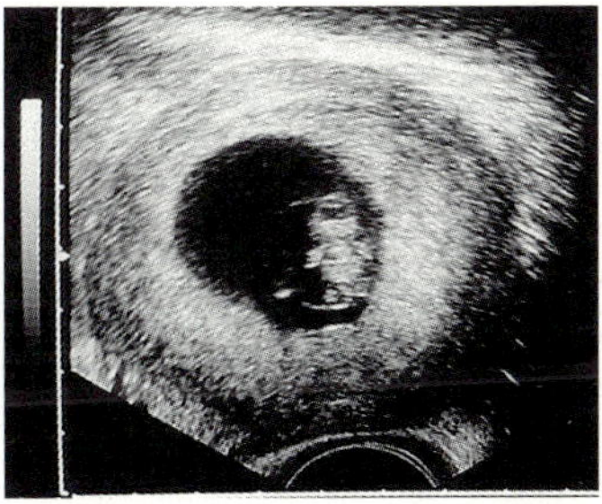

Abb. 47 Zystische Struktur im Kopfbereich (Rhombenzephalon = Normalbefund)

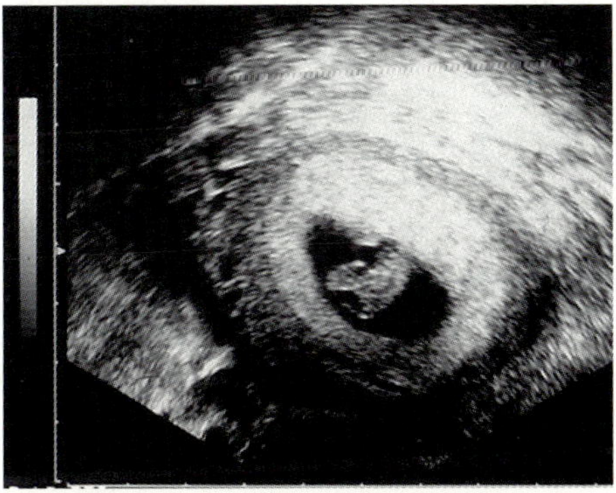

Abb. 48 Zystische Struktur im Nackenbereich (Normalbefund, kein Hygroma colli)

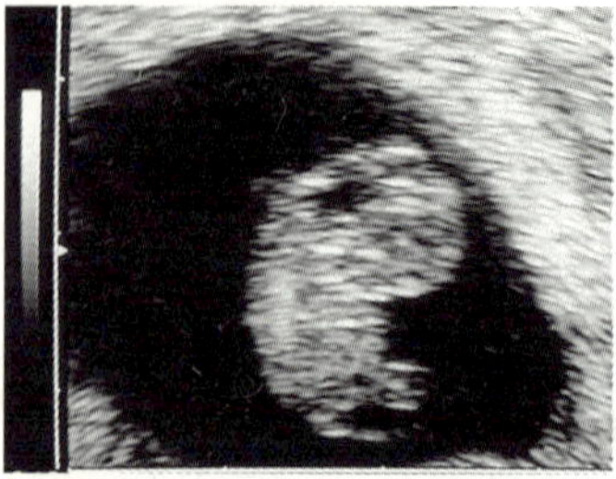

Abb. 49 Frühschwangerschaft 9. SSW. Normalbefund

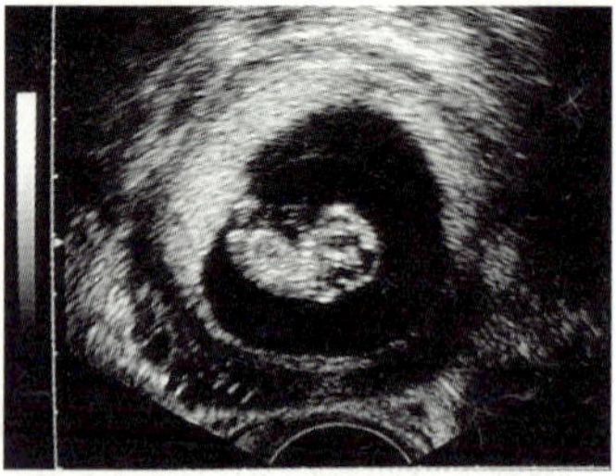

Abb. 50 Frühschwangerschaft in der 10. SSW mit physiologischer, zystischer Struktur im Kopfbereich (Rhombenzephalon)

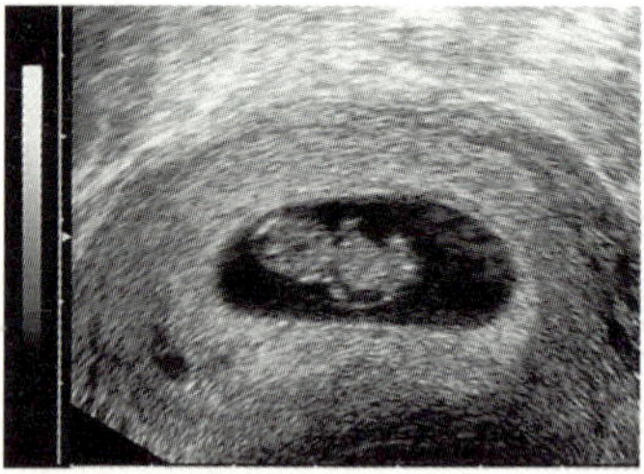

Abb. 51 9./10. SSW mit Darstellung der Extremitäten

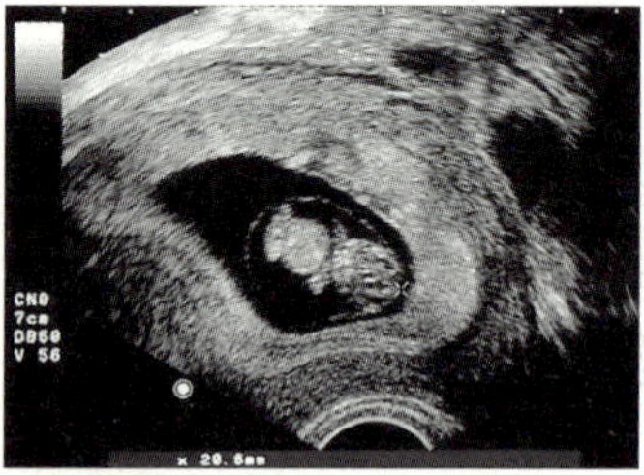

Abb. 52 10. SSW mit Darstellung der Extremitäten

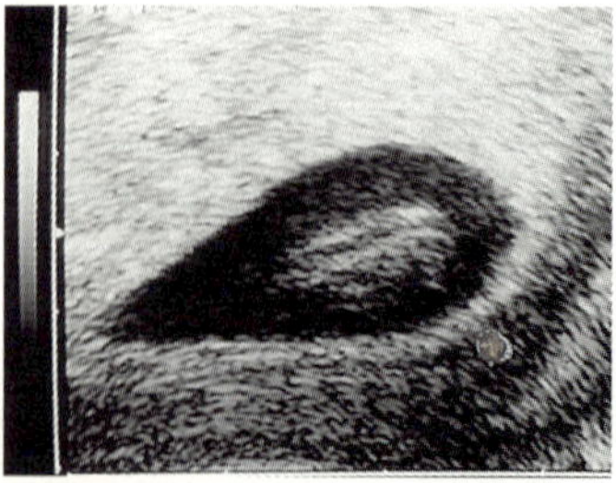

Abb. 53 a 9. SSW mit sichtbarer Doppelstruktur der Spina

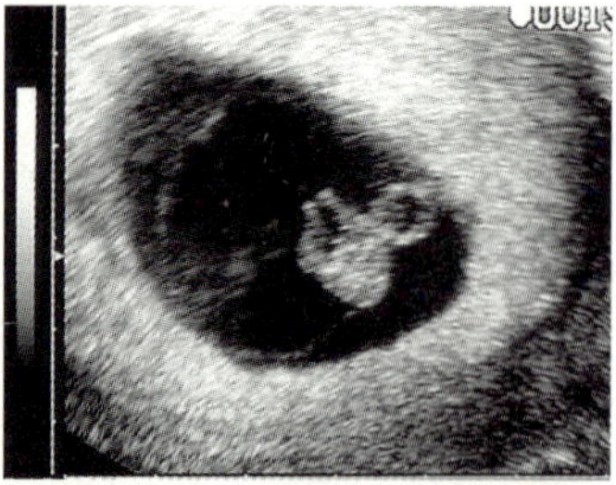

Abb. 53 b 10. SSW. Darstellung der unteren Extremitäten

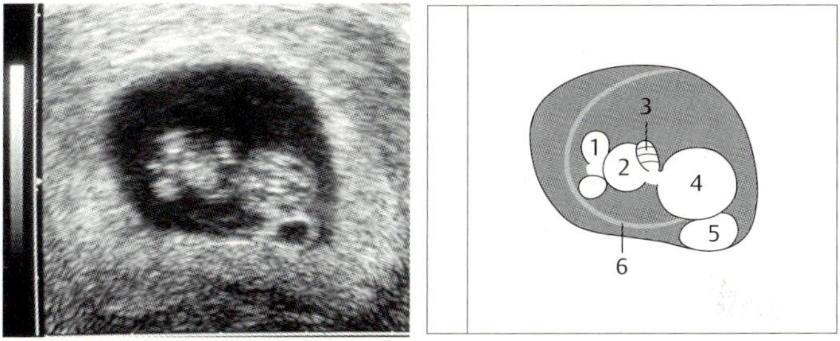

Abb. 53c Darstellung der Fingerknospen (3) sowie eines physiologischen Nabelbruchs (2) und des Dottersacks (5). Außerdem zu erkennen sind untere Extremitäten (1), Kopf (4)

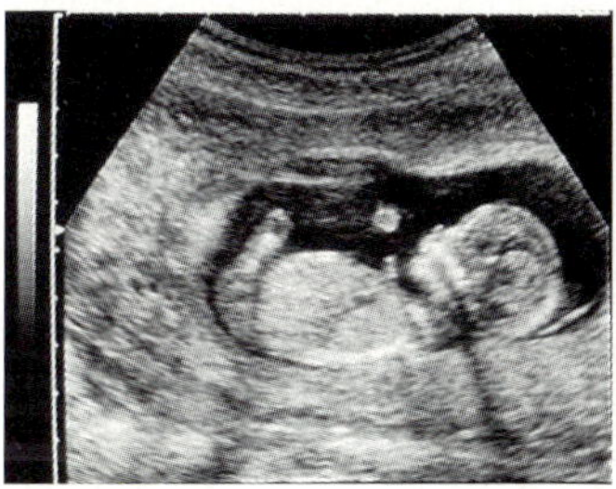

Abb. 54 Embryo 13. SSW.

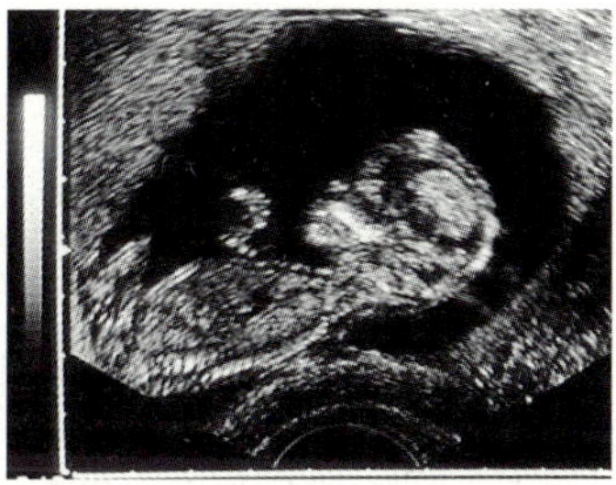

Abb. 55 12. SSW. Gesicht mit Darstellung der Verknöcherungszone im Oberkieferbereich sowie Darstellung des Plexus choroideus

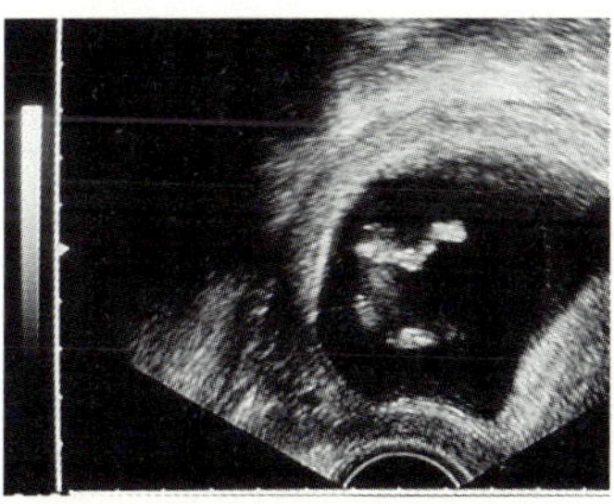

Abb. 56 12. SSW. Darstellung der unteren Extremität

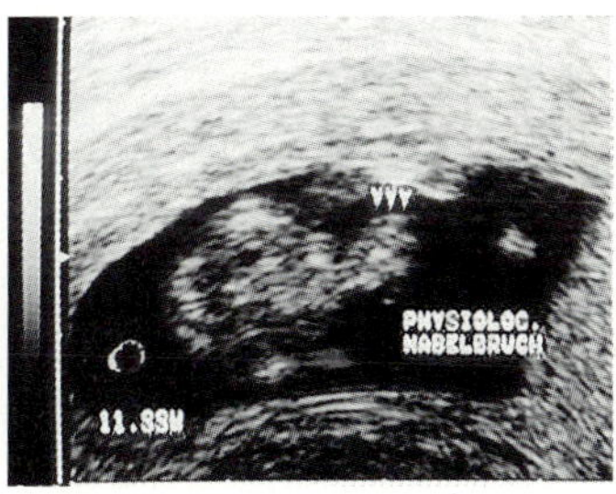

Abb. 57 11. SSW. Nachweis eines physiologischen Nabelbruchs

Erstes Trimenon: Normalbefunde

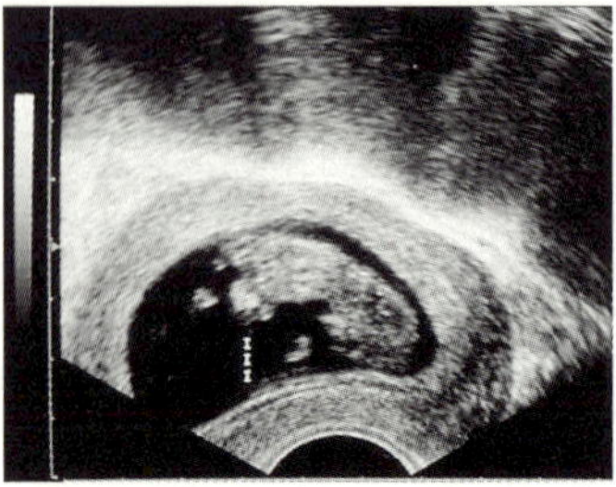

Abb. 58 11. SSW. Darstellung eines pysiologischen Nabelbruchs

- **Abdomen:** Der physiologische Nabelbruch besteht aus Dünndarm und Teilen des Kolons, die während der Entwicklung im Zölomanteil der Nabelschnur liegen. Dieses bedingt ein aufgetriebenes Bild der Nabelschnur. Ab der 9. SSW beginnt die Rückverlagerung, die bis zur 12. SSW abgeschlossen ist. Nach der 12. SSW kann kein physiologischer Nabelbruch mehr nachgewiesen werden.
- **Extremitäten:** Ab der 7. SSW sind die Extremitätenknospen erkennbar. Die Entwicklung der oberen Gliedmaße geht dabei der Entwicklung der unteren Extremität um einige Tage voraus.
- **Scheitel-Steiß-Länge:**
  - Die Messung der SSL ist gegenwärtig die genaueste Methode zur Bestimmung des Gestationsalters. Aufgrund des raschen Wachstums des Embryos kann eine bis auf wenige Tage genaue Terminierung des SS-Alters vorgenommen werden.
  - Bei bekanntem Gestationsalter ist eine zu kleine SSL mit einer höheren Rate an Entwicklungsstörungen vergesellschaftet.
  - Aufgrund der zunehmenden Fetalkrümmung ist ungefähr ab der 12. SSW die Messung des biparietalen Durchmessers exakter.

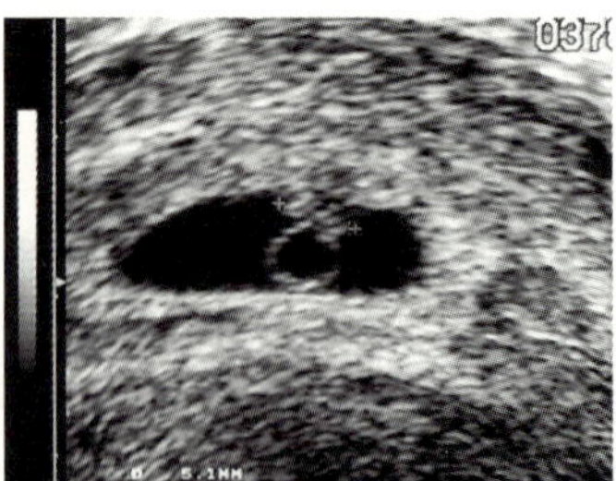

Abb. 59 7. SSW. Embryo mit einer Scheitelsteißlänge von 5,1 mm

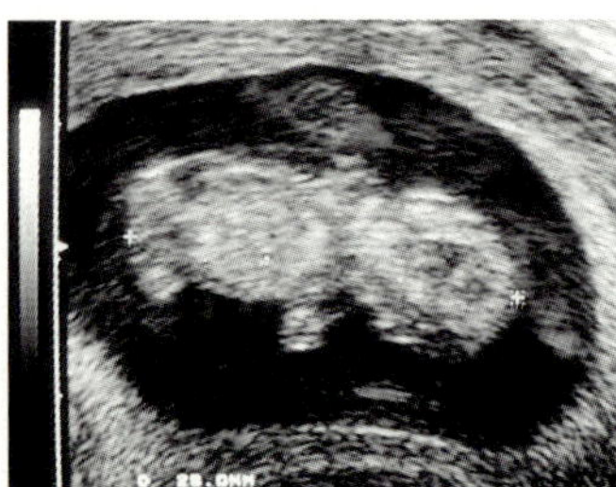

Abb. 60 11. SSW. Embryo mit einer Scheitelsteißlänge von 28 mm

Erstes Trimenon: Störungen und Extrauteringravidität

Störungen in der Frühgravidität

- **Symptome einer gestörten Frühgravidität:**
  - Die Blutung ist mit die häufigste Komplikation in der Frühgravidität.
    - In etwa 50% der Fälle handelt es sich dennoch um eine intakte intrauterine Gravidität.
    - In 20–25% der Fälle kann ein Windei nachgewiesen werden.
    - In 25–30% der Fälle kann eine „missed abortion" nachgewiesen werden.
    - In 1–3% der Fälle liegt eine Extrauteringravidität vor.
  - Das Vorliegen von subchorialen Hämatomen oder von Verformungen der Chorionhöhle ist ein unsicherer Prognosefaktor bezüglich des Schwangerschaftsausganges. Kleine choriale Blutungen sind häufig auch ohne klinische Symptome zu finden.

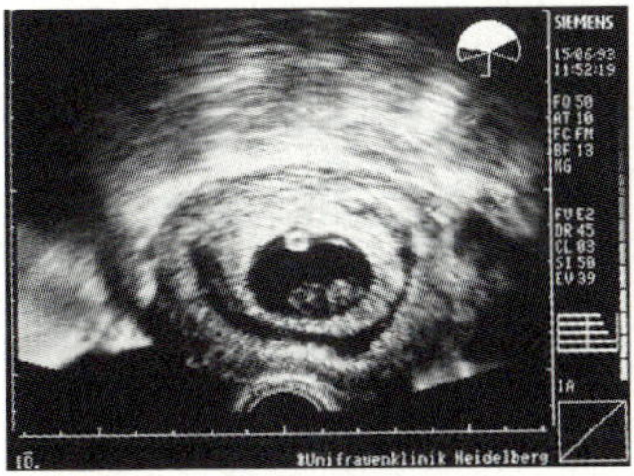

Abb. 61 Großes retrochoriales Hämatom bei intakter Gravidität

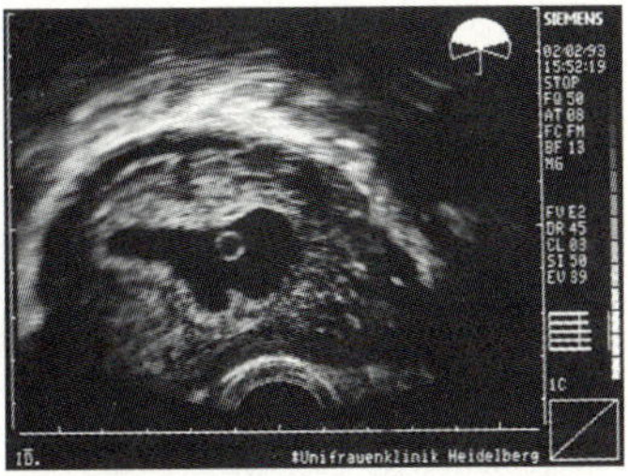

Abb. 62 Entrundete Fruchthöhle bei vitalem Embryo (ohne prognostische Bedeutung)

- **Das Windei (blighted ovum):**
  - *Inzidenz:* Etwa 5% aller Fruchtanlagen.
  - *Sonographische Kriterien:* Es stellt sich eine leere Chorionhöhle mit verminderter Wachstumstendenz dar.
  - *Procedere:* Bei unsicherem Gestationsalter ist eine Kontrolluntersuchung nach einigen Tagen zu empfehlen.
- **Missed abortion:**
  - *Sonographische Kriterien:* Fehlender Nachweis von Herzaktionen trotz darstellbarem Embryo.
  - *Procedere:* Curettage.
- **Blasenmole:**
  - *Inzidenz:* 1:2000 Schwangerschaften in den westlichen Industrieländern
  - *Sonographische Kriterien:* Die komplette Blasenmole zeigt das typische Bild des „Schneegestöbers", ein diffuses Echomuster aus echoleeren Bläschen und hyperdensen Arealen. Häufig beidseitige Luteinzysten der Ovarien.
  - *Procedere:*
    - In etwa 2% findet sich eine Embryonalanlage, hier besteht aufgrund einer hohen Triploidierate die Indikation zur Karyotypisierung.
    - In 15–20% entwickeln sich komplette invasive oder metastasierende Molen.
    - Sonographisch kann nicht zwischen einer Blasenmole oder einem Chorionkarzinom unterschieden werden. Die weitere Diagnostik erfolgt über die Bestimmung des β-HCG und die Histologie.

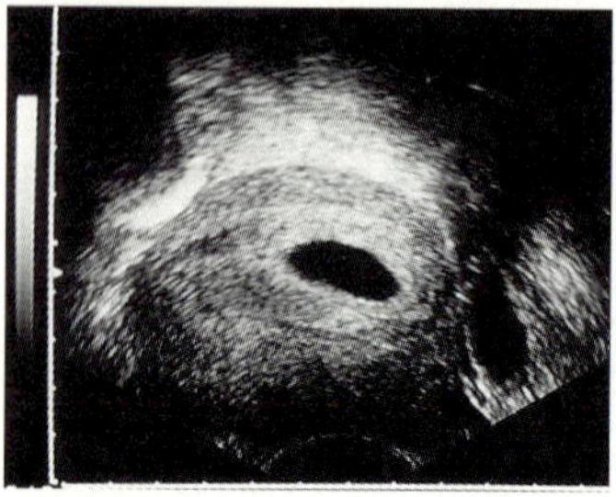

Abb. 63 Windei

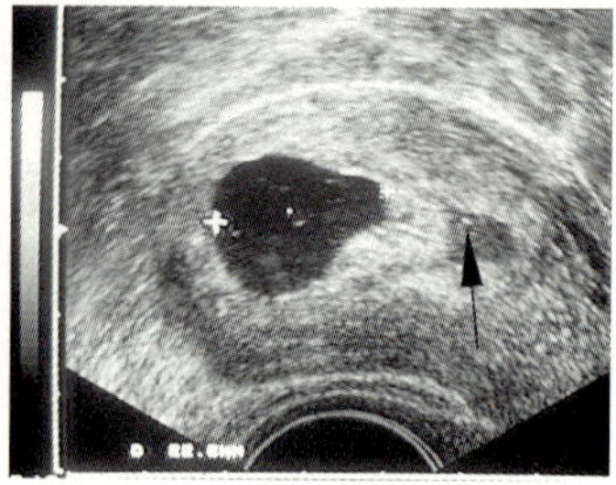

Abb. 64 Windei, kleines retrochoriales Hämatom

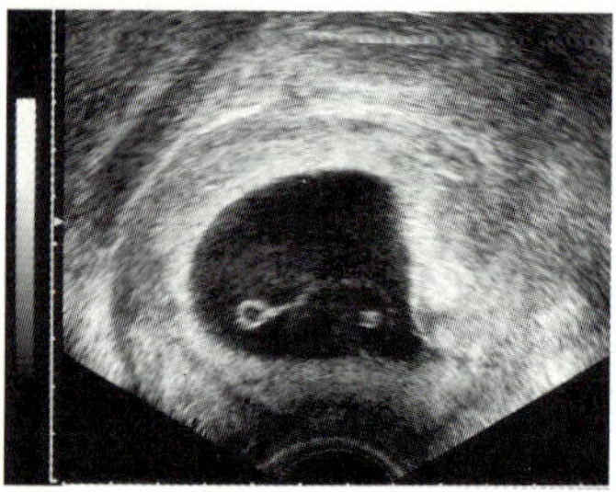

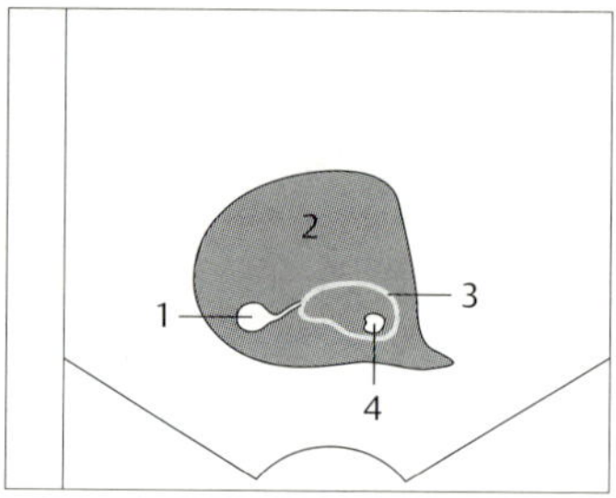

Abb. 65 Missed abortion mit Darstellung von 1) Dottersack und Dottergang, 2) Chorionhöhle, 3) Amnion, 4) embryonalen Resten

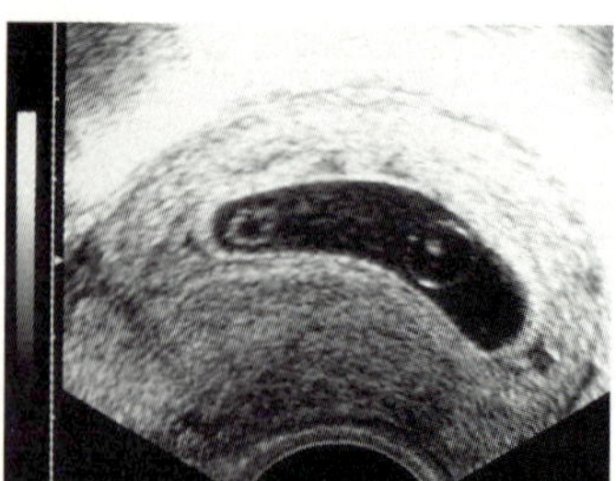

Abb. 66 Missed abortion mit Darstellung von Amnion und verwaschenem Dotter-Sack. Das Amnion ist kreisrund und stellt sich im Verhältnis zur Chorionhöhle sehr klein dar

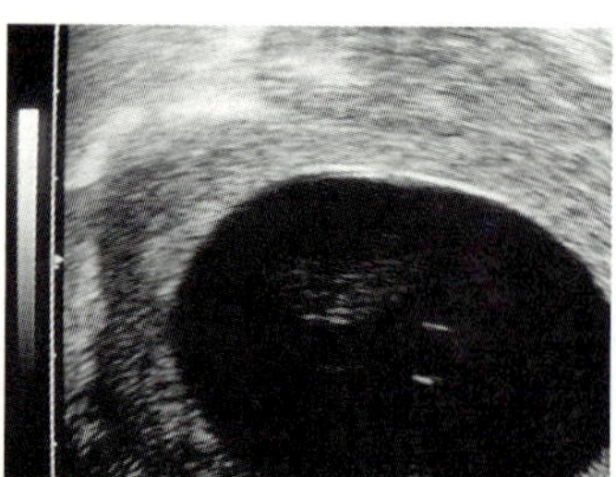

Abb. 67 Missed abortion. Typisch die unscharfen embryonalen Strukturen

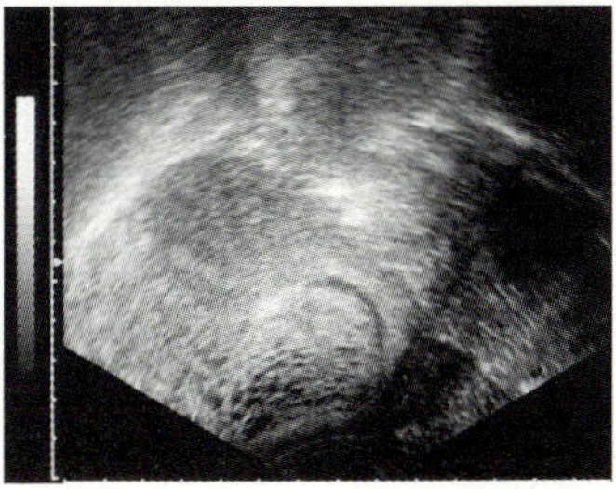

Abb. 68 Blasenmole

Extrauteringravidität

- **Inzidenz:** 1 : 100 Geburten
- **Lokalisation:** Der ampulläre Teil der Tube ist mit 99% aller Fälle die häufigste Lokalisation.
- **Diagnostik:** Fehlender Nachweis einer intrauterinen Gravidität bei einem HCG von 800 – 1000 U/l (gleichzeitiges Vorkommen einer IUG und einer EUG in 1 : 35 000 Fällen).
- **Sonographische Kriterien:**
  - Nachweis eines Pseudogestationssacks.
    - Durch die deziduale Reaktion entstandene Flüssigkeitsansammlung im Cavumspalt.
    - Echoleerer, zentral im Cavum uteri liegender Befund, der meist kleiner als 2 cm ist.
    - Fehlender echoreicher Randsaum, der bei einer intrauterinen Gravidität durch die Gestationsreaktion zustande kommt.
  - Ausbleiben des Wachstums der Chorionhöhle (etwa 1 mm/die bei IUG).
  - Nachweis einer echoreichen Ringstruktur mit kleinem echoarmen Zentrum, meist gleichseitig wie das Corpus luteum gelegen, die der extrauterinen Gravidität entspricht.
  - Evtl. Nachweis von embryonalen Strukturen oder Herzaktionen, meist handelt es sich jedoch um einen Tubarabort.
  - Die Schallsonde kann zum Nachweis der Schmerzhaftigkeit des Befundes vorsichtig zur Palpation verwendet werden.
  - Mittels Farbdoppler typischerweise kreisförmige Darstellung der chorialen Durchblutung.
  - Evtl. Nachweis von freier Flüssigkeit im Douglasschen Raum, wobei auch bei einer intakten intrauterinen Schwangerschaft gelegentlich freie Flüssigkeit nachweisbar ist.

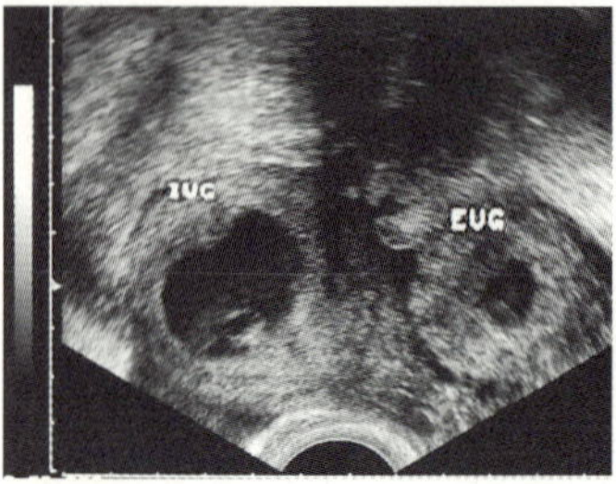

Abb. 69 Extrem seltener Fall mit einer gleichzeitig vorhandenen Intra- und Extrauteringravidität

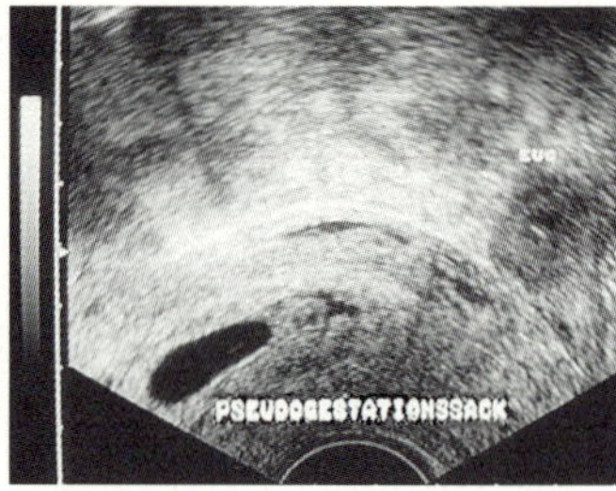

Abb. 70 Pseudogestationssack bei Extrauteringravidität

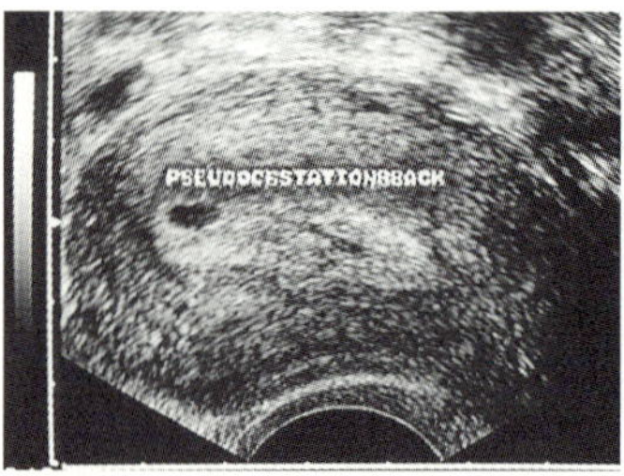

Abb. 71 Pseudogestationssack, typischerweise zentrale Lage im Uteruskavuum

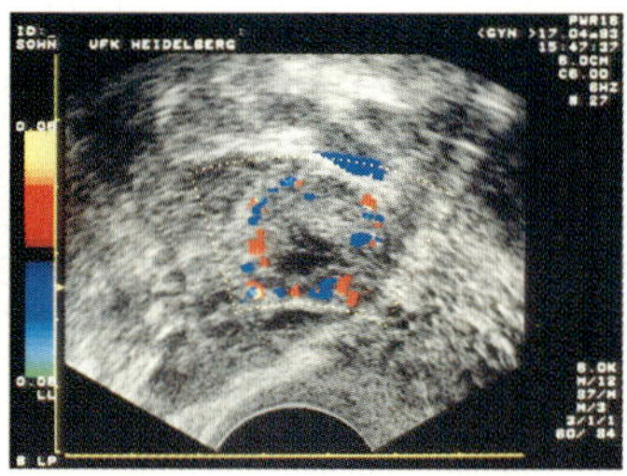

Abb. 72 Extrauteringravidität mit typischem Durchblutungsmuster

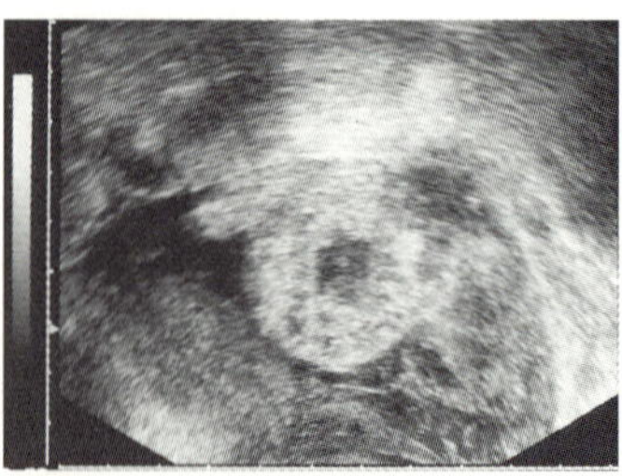

Abb. 73 Typische Extrauteringravidität

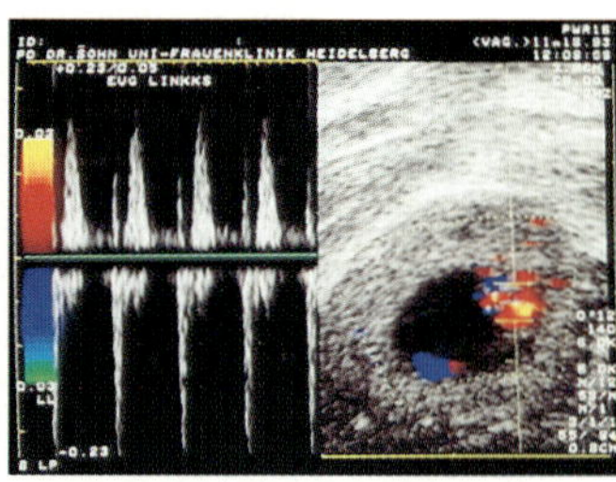

Abb. 74 Seltener Fall mit intakter Extrauteringravidität, Herzaktion positiv

Grundlagen

- Bereits im ersten Trimenon gibt es Hinweiszeichen auf strukturelle oder chromosomale Störungen, die auch passager vorkommen können.

Fehlbildungen im ersten Trimenon

- **Fehlbildungen des Dottersackes:**
  - *Bedeutung:* Assoziation mit einer erhöhten Abortrate und mit chromosomalen Störungen.
  - *Diagnose:* Dottersack > 7 mm.
  - *Procedere:* Bei vitaler Frühgravidität und vergrößertem Dottersack ist die Karyotypisierung zu diskutieren.

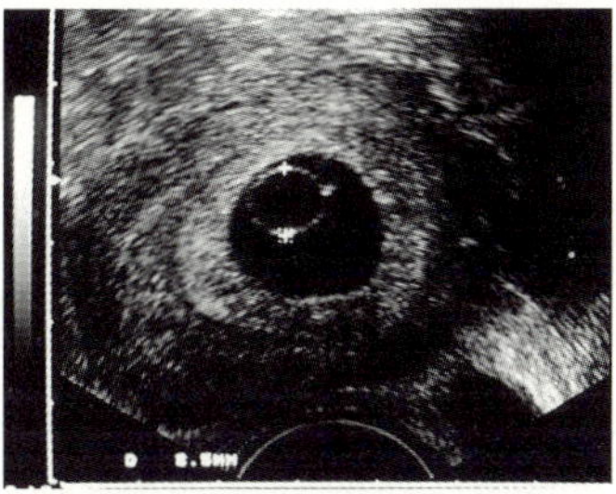

Abb. 75 Vergrößerter Dottersack

- **Hygroma colli:**
  - *Bedeutung:*
    - Wichtigstes Hinweiszeichen für chromosomale Anomalien im ersten Trimenon.
    - In 30% der Fälle Assoziation mit Chromosomenaberrationen, davon in ca. 60% Assoziation mit einer Monosomie X (Turner-Syndrom), die übrigen 40% verteilen sich auf die Trisomie 21, die Trisomie 18, die XXY-Konstellation und seltene Mosaikformen.
  - *Ätiologie:*
    - Fehlentwicklung des Lymphabflußsystems, bedingt durch die fehlende Verbindung zwischen Lymph- und venösem Gefäßsystem (V. jugularis und jugulärem Lymphsack).
    - Vermehrte Flüssigkeitseinlagerung bei Kollagenveränderungen (vgl. auch Pyelonektasie).
  - *Ausprägung*: Besteht ein isolierter Defekt in den Lymphabflußwegen, so sieht man ein zystisches Hygrom. Bei generalisiertem, schwerem Defekt zeigt sich ein Hydrops fetalis (S. 131) der meist mit einer infausten Prognose verbunden ist.
  - *Diagnose:*
    - meist mittels Vaginalsonographie zwischen der 11. und der 13. SSW.
  - *Sonographische Kriterien:*
    - Abhebung der Nackenhaut > 3 mm.

  • Je stärker die Abhebung, um so wahrscheinlicher ist eine Chromosomenaberration.
  • Abhebung kann bis zum Steiß reichen.
  • Zumeist rein zystisches Bild.
  • Das Hygrom kann auch mehrkammrig sein, dann ist die Prognose schlechter.
- *Differentialdiagnose:*
  • Ausschluß eines dem Nacken anliegenden Amnion. *Hinweis*: fetale Bewegungen abwarten.
  • Tangentialschnitt durch die fetale Haut. *Hinweis*: diese Doppelkontur ist immer < 3 mm.
  • Zystische Formationen im Rahmen der physiologischen Gehirnentwicklung, Rhombenzephalon.
- *Procedere:*
  • Karyotypisierung.
  • Bei normalem Karyotyp abwartendes Verhalten, da es häufig zu Spontanremissionen kommt.
  • Subtiler Ausschluß weiterer Fehlbildungen.
- *Prognose:*
  • Spontane Regression durch sekundäre Abflußverbindungen möglich (bei chromosomal gesunden Feten meist bis zur 20. SSW).
  • Infauste Prognose bei einem generalisierten Hydrops fetalis.

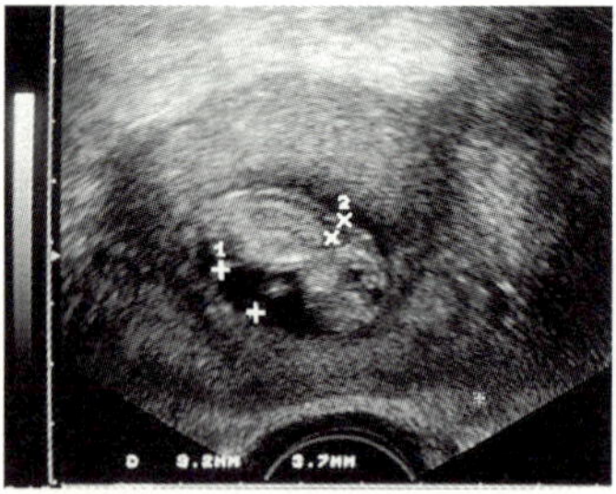

Abb. 76 Zystisches Nackenhygrom mit gleichzeitig vergrößertem Dottersack

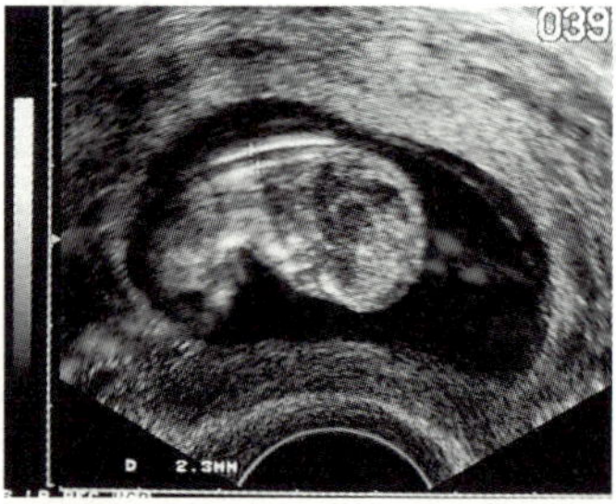

Abb. 77 Darstellung der tangential getroffenen Haut. Artefakt, kein Nackenhygrom

➤ **Bauchwanddefekte (Omphalozele, Gastroschisis):**
- *Inzidenz:* 1 : 5800 für Omphalozele, 1 : 10 000 bis 1: 15 000 für Gastroschisis
- *Diagnose:* Eine Omphalozele oder Gastroschisis kann bereits im ersten Trimenon diagnostiziert werden, die sonographischen Befunde gleichen denen im zweiten und dritten Trimenon (s. S. 102 f).
- *Differentialdiagnose:* Abgrenzung gegenüber dem physiologischen Nabelbruch, (S. 46).
- *Procedere:* Da der physiologische Nabelbruch normalerweise jenseits der 11. SSW nicht mehr nachzuweisen ist, empfiehlt sich eine spätere Kontrolle.

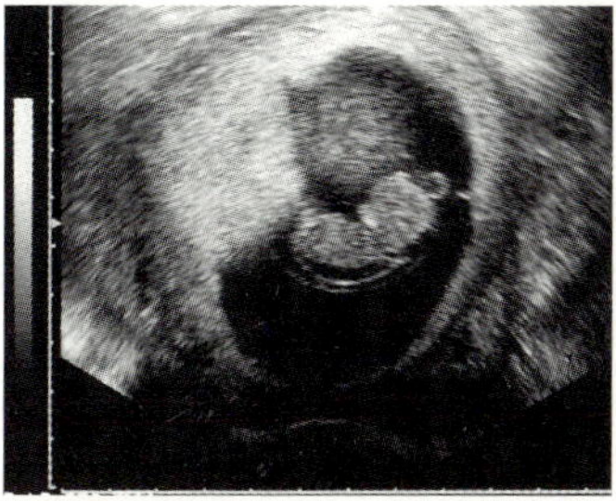

Abb. 78 Das Nackenhygrom läßt sich gut gegen das Amnion differentialdiagnostisch abgrenzen

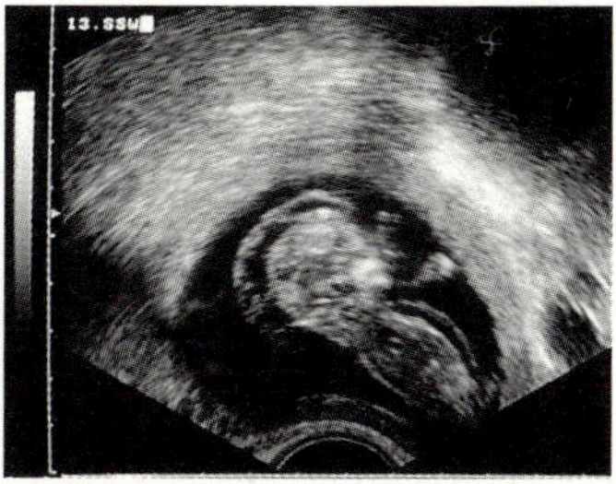

Abb. 79 Generalisiertes Ödem der Haut

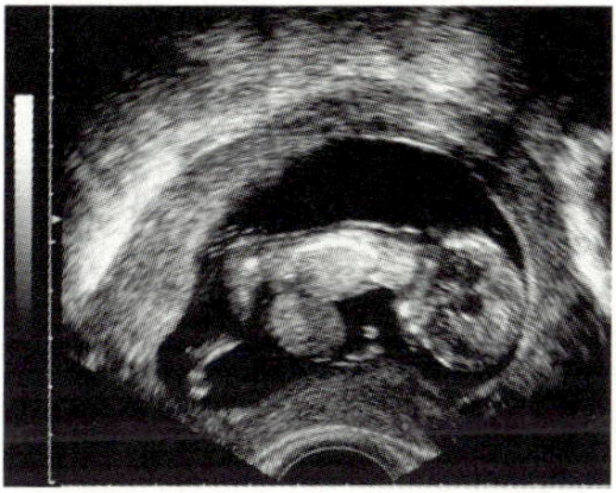

Abb. 80 Gleichzeitige Darstellung eines zystischen Nackenhygroms und einer Omphalozele

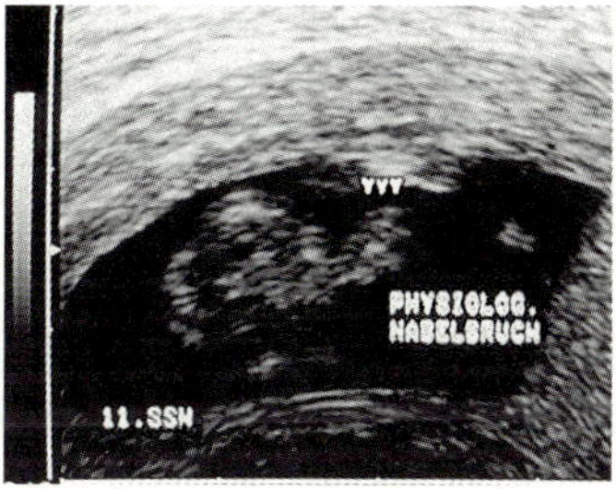

Abb. 81 11. SSW. Embryo mit physiologischem Nabelbruch

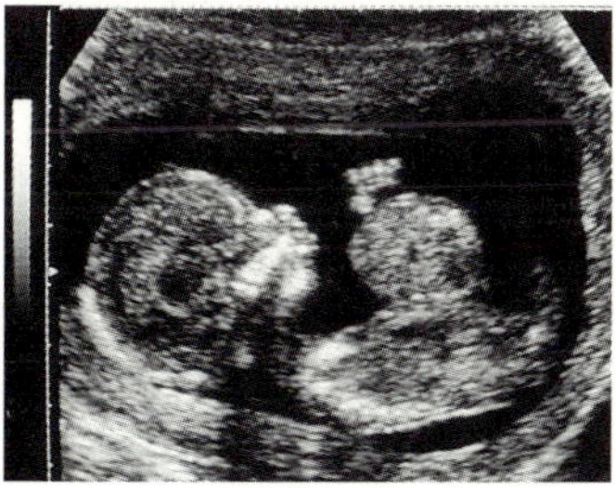

Abb. 82 14. SSW. Omphalozele

- **Anenzephalus:**
  - *Definition:* Rostraler Neuralrohrdefekt im Sinne eines Mittelliniensyndroms. Fehlen des knöchernen Schädels sowie weitgehendes bis vollständiges Fehlen der Großhirnhemisphären, der Neurohypophyse und des Zwischenhirns. Der Übergang zwischen Anenzephalus, Exenzephalus und Enzephalozelen ist fließend.
  - *Inzidenz:*
    - 1 : 1000
    - Feten bei Zwillingsgraviditäten sowie männliche Feten sind häufiger betroffen.
  - Bedeutung: Häufigster solitärer Neuralrohrdefekt.
  - *Assoziation:*
    - Mit Mittelliniendefekten wie Lippen-Kiefer-Gaumenspalten, Gastroschisis und Omphalozele.
    - Mit gastrointestinalen Malformationen und Nierenfehlbildungen.
  - *Diagnose:* Ab der 10. SSW.
  - *Sonographische Kriterien:*
    - Typisches Bild des „Froschgesichtes", d. h. der Schädel hört oberhalb der Augen auf.
    - Die Biometrie des fetalen Kopfes gelingt nicht.
    - In der Frühschwangerschaft weist der Anenzephalus durchaus noch Gehirnstrukturen auf, die freiliegende Gehirnsubstanz pendelt bei fetalen Bewegungen träge nach.
    - Bei späterer Diagnose häufig Vorliegen eines Hydramnions aufgrund der zerebral bedingten Schluckstörung.
    - Da typischerweise die Einstellung in Schädellage erfolgt, sollte bei unsicherer Darstellung des Kopfes grundsätzlich eine vaginalsonographische Überprüfung stattfinden.
  - Procedere:
    - Indikation zur vorzeitigen Schwangerschaftsbeendigung.
    - Bei Geminigraviditäten Orientierung am gesunden Feten.
    - Rezidivrisiko: 2 – 3 %.
  - *Prävention:* Verringerung durch präkonzeptionelle Folsäureprophylaxe.

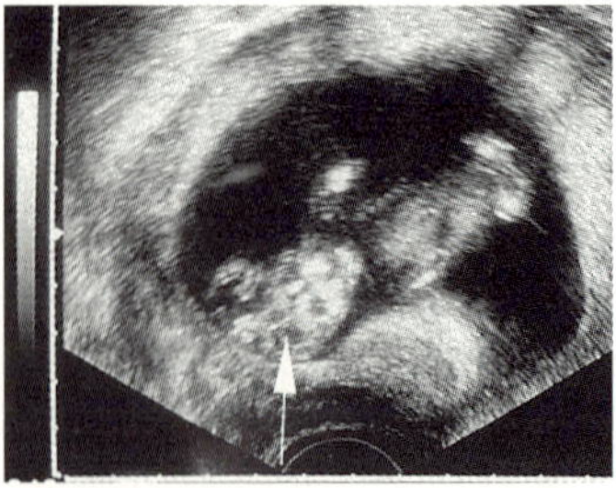

Abb. 83 12. SSW. Anenzephalus. Reste des Gehirns stellen sich als Encephalozele dar

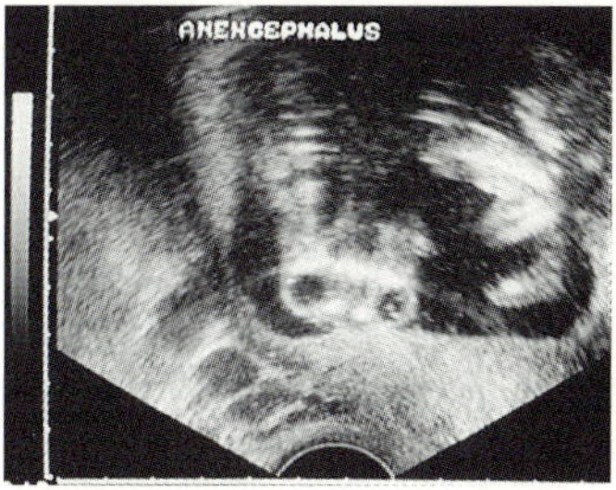

Abb. 84 20. SSW. Anenzephalus. Die Orbitae bilden den kranialsten Teil des Schädeldachs

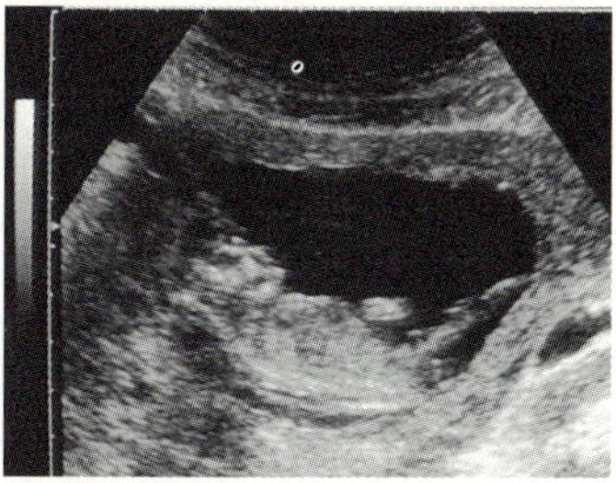

Abb. 85 13. SSW. Anenzephalus bzw. Zephalozele

Erstes Trimenon: Mehrlingsgravidität

Normalbefunde bei Mehrlingsgravidität

- **Inzidenz:** Häufigkeit bei Geburt: 1:85 für Zwillinge 1:85^2 für Drillinge usw. (sogenannte Hellin-Regel).
- **Vorbemerkungen:**
  - 75% der Zwillinge sind dizygot = sonographische Darstellung immer dichorial, diamniotisch.
  - 25% der Zwillinge sind monozygot = sonographische Darstellung sowohl
    - Dichorial, diamniotisch, ca. 20%.
    - Monochorial, diamniotisch, ca. 80%.
    - Monochorial, monoamniotisch, ca. 1%.
- **Choriale Verhältnisse:** Für den Schwangerschaftsverlauf sind die chorialen Verhältnisse von entscheidender Bedeutung, da bei monochorialen Schwangerschaften sowohl das feto-fetale Transfusionssyndrom als auch eine Wachstumsdiskrepanz häufiger vorkommen. Für die Planung einer vaginalen Geburt ist zudem der Ausschluß einer monoamnialen Geminigravidität wichtig.
  - Monochoriale Anlage: Darstellung von einem Chorion
    - Mit zwei Fruchthohlen (diamniotisch)
    - Mit einer Fruchthöhle (monoamniotisch)
  - Dichoriale Anlage: Darstellung von zwei vollständig getrennten Fruchtanlagen in der Frühgravidität.

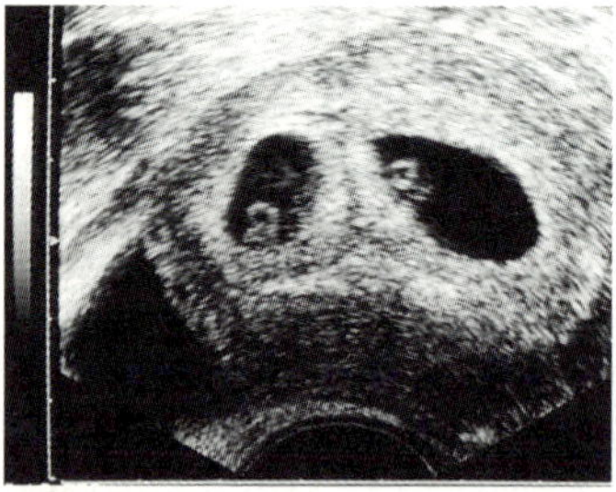

Abb. 86 Dichoriale Zwillingsgravidität

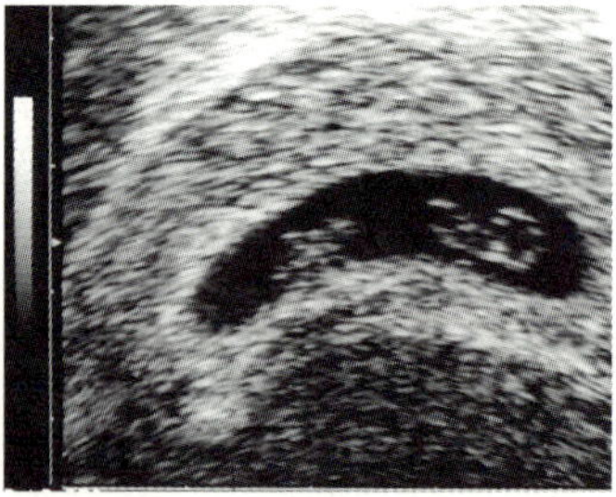

Abb. 87 Monoamniotische Zwillingsgravidität

- **Sonographische Kriterien:**
  - Vor der 10. SSW ist der Nachweis einer Mehrlingsgravidität am sichersten, da mittels Vaginalsonographie der Uterus als Ganzes eingesehen werden kann. Hierdurch gelingt auch die Darstellung siamesicher Zwillinge (s.u.) leichter.
  - Die Darstellung der chorialen Verhältnisse gelingt nur in der Frühschwangerschaft sicher. Das Chorion stellt sich als echoreiche Begrenzung der Fruchthöhle dar. Ab dem zweiten Trimenon ist meist nicht mehr sicher zwischen einer dichorialen und monochorialen Anlage zu unterscheiden.
  - ✓ **Tip:** Dokumenation der chorialen Verhältnisse mittels Videoprint im Mutterpaß bei Diagnosestellung.
  - Während der Phase der Rückbildung des Chorions kann das sogenannte Deltasign zu sehen sein, eine dreieckige Ausziehung der Plazenta im Bereich des Amnionsacks.

➤ **Procedere bei monochorialen Verhältnissen:**
- Subtiler Ausschluß von Fehlbildungen, da sie gehäuft vorkommen.
- Ab der 16. SSW engmaschige Kontrollen zum Ausschluß eines feto-fetalen Transfusionssyndroms (S. 132)

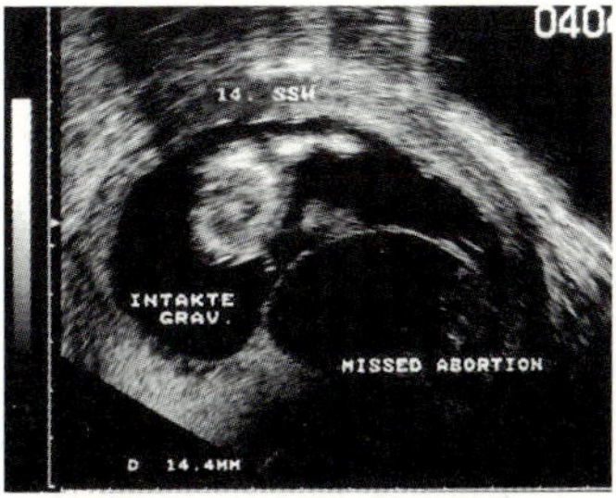

Abb. 88 Dichoriale Zwillingsgravidität, wobei eine Schwangerschaft intakt ist, während bei der anderen ein missed abortion vorliegt

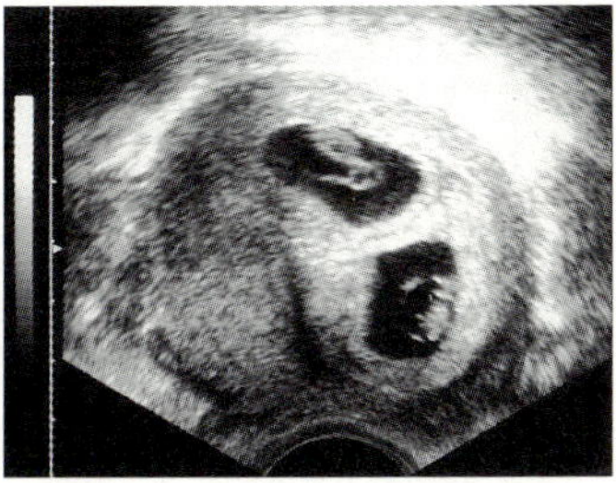

Abb. 89 Dichoriale Geminigravidität. Die breite Trennwand, bestehend aus Amnion und Chorion, ist deutlich zu erkennen

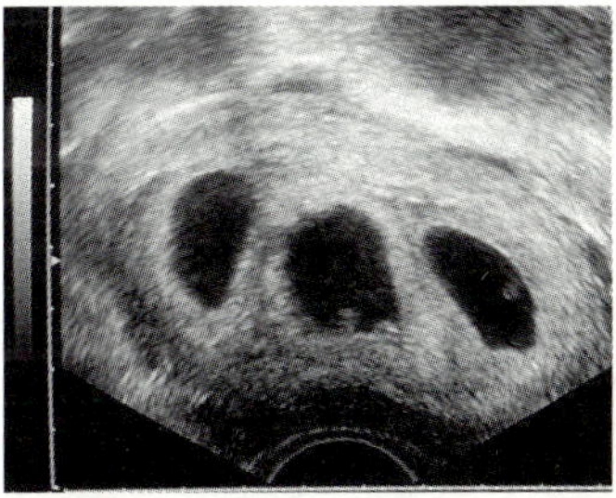

Abb. 90 Drillingsgravidität mit drei unabhängigen Chorien

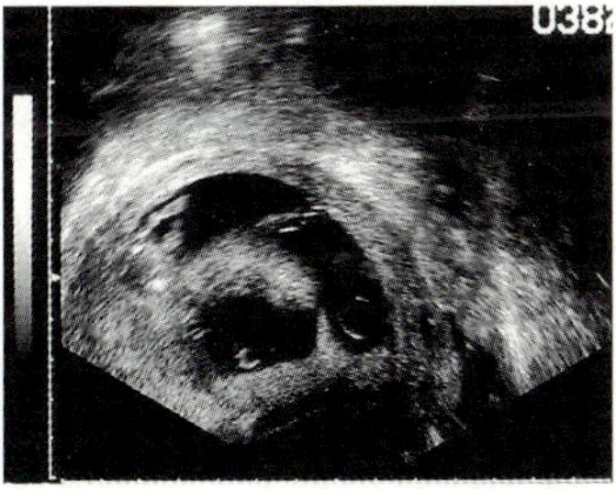

Abb. 91 Drillingsgravidität. Ein Embryo zeigt einen vergrößerten Dottersack

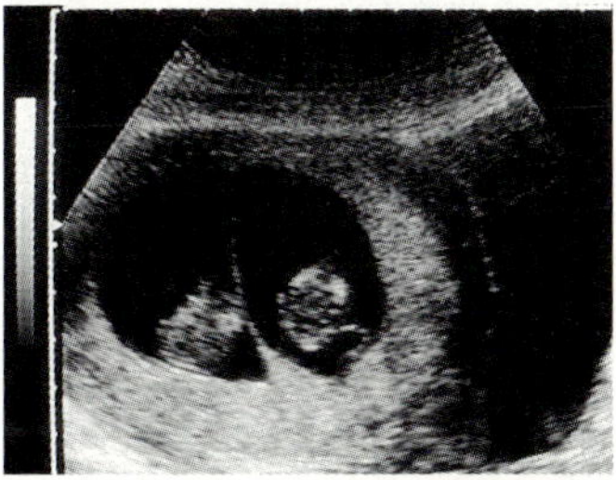

Abb. 92 13. SSW. Dichoriale Zwillingsgravidität. Das Chorion ragt in die Trennwand beider Fruchthöhlen hinein

Gestörte Mehrlingsgravidität

- **Feto-fetales Transfusionssyndrom** (S. 136).
- **Acranius/Arkadius:**
  - *Inzidenz*: 1 : 35 000 Geburten
  - *Definition*: Asymmetrische Fehlbildung eines Zwillings, der über arterielle oder venöse Shunts vom „Pumpzwilling" retrograd durchblutet wird und durch massive Ödembildung monströse Ausmaße annehmen kann. Folgende Körperteile sind fehlgebildet oder fehlen vollständig: Herz, Kopf, obere Extremität.
  - *Sonographische Kriterien*:
    - Mitwachsen eines vermeintlich abgestorbenen Zwillings.
    - Darstellung einer retrograden Perfusion durch Farbdoppler.
    - Ausgeprägtes Hautödem mit veränderter Körperform.
  - *Assoziierte Störungen*: In 50 % chromosomale Anomalien
  - *Prognose*: Mortalität des fehlgebildeten Zwillings: 100 %, Mortalität des „Pumpzwillings": 50 %.
- **Siamesische Zwillinge**:
  - *Definition*: Störung der frühembryonalen Entwicklug infolge von unvollständiger d. h. zu später Trennung einer monozygoten Keimanlage. Es werden je nach Verbindungsstelle verschiedene Formen unterschieden: Thorakophagus, Craniophagus, Pyopagus, Ischiopagus.
  - *Inzidenz*: 1 : 50 000 Geburten.
  - *Sonographische Kriterien*:
    - Fixierte Haltung der beiden Gemini mit fehlender Abgrenzbarkeit des Körperumrisses.
    - Einfache Darstellung in der Frühgravidität durch die bessere Übersicht.
  - *Pocedere*: Genaue Exploration der gemeinsam angelegten Organsysteme
  - *Prognose*: Abhängig von den kinderchirurgischen Interventionsmöglichkeiten und damit von den betroffenen Strukturen.

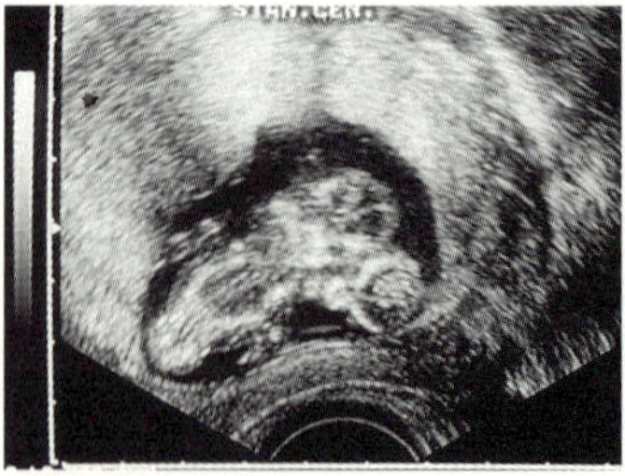

Abb. 93 a Siamesische Zwillinge. Thorakopagus

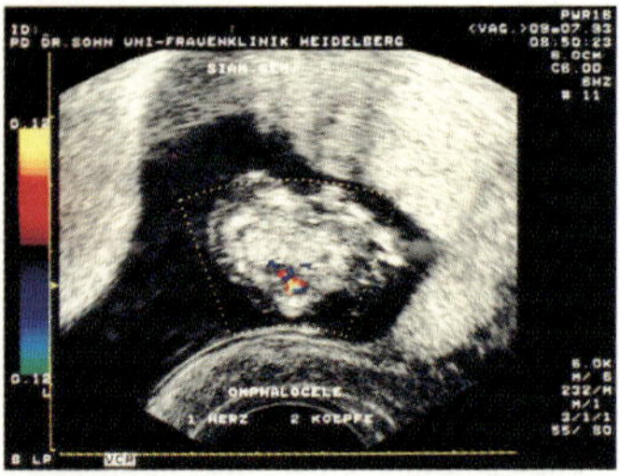

Abb. 93 b Querschnittsbild derselben Schwangerschaft in Höhe des Thorax. Man erkennt eine gemeinsame Herzanlage

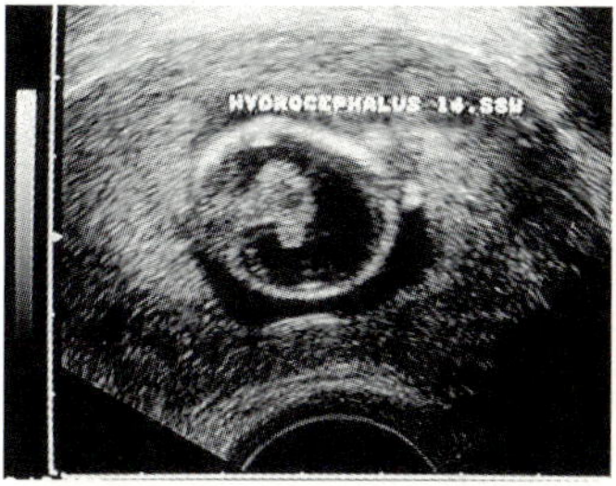

Abb. 94 14. SSW. Frühe Darstellung eines Hydrozephalus

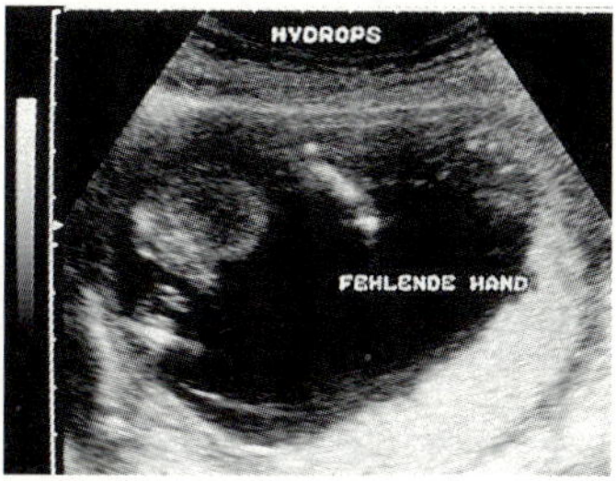

Abb. 95 14. SSW. Extremitätenfehlbildung. Fehlende Hand

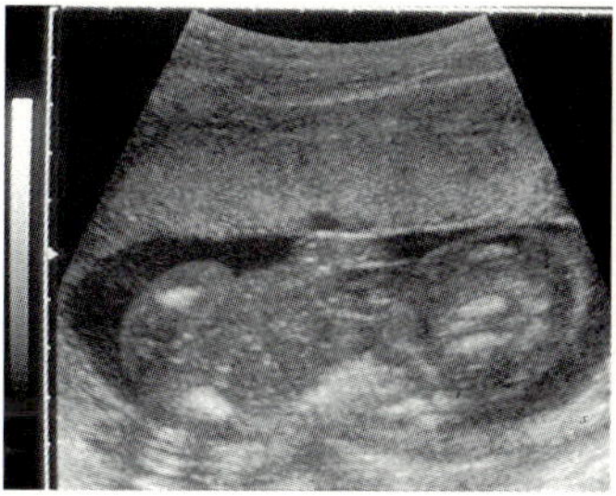

Abb. 96 Hydrops in der Frühgravidität

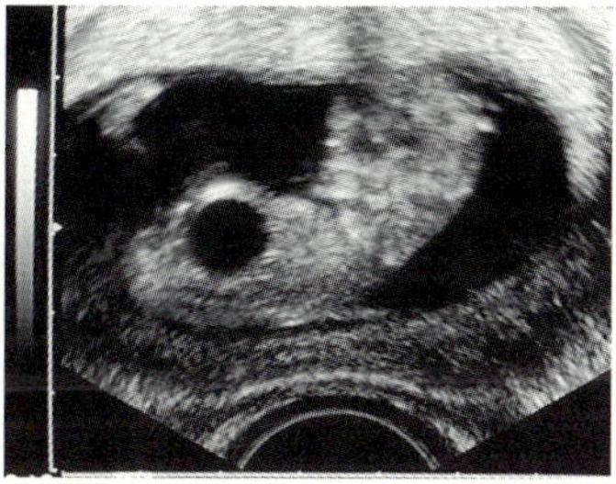

Abb. 97 12. SSW. Stark vergrößerte Harnblase. Verdacht auf Urethralklappe

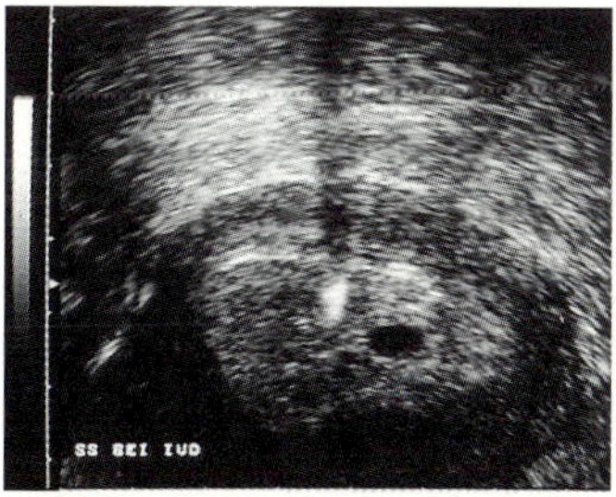

Abb. 98 Frühgravidität bei liegendem IUD

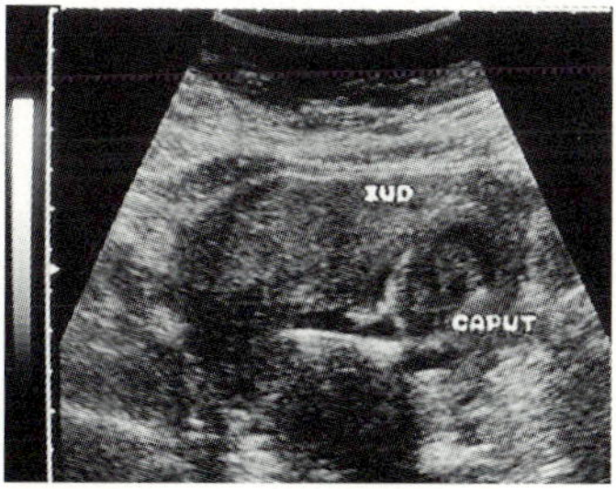

Abb. 99 Gravidität mit IUD, das im Bereich der Fruchthöhle liegt

Erstes Trimenon: Weitere Befunde

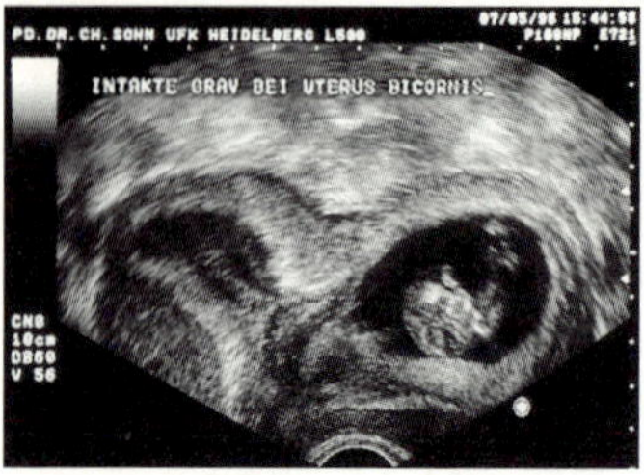

Abb. 100 Intakte Gravidität, die in einem Horn eines Uterus bicornis liegt

Grundlagen

- **Vorbemerkung:** Die sonographische Untersuchung ist die Methode der Wahl, um fetale Fehlbildungen zu diagnostizieren. Ein sogenannter „Fehlbildungs-Ultraschall" ist in jeder Schwangerschaft um die 20. SSW vorgesehen. Vgl. Mutterschaftsrichtlinien.
- **Zeitpunkt:** Aus unserer Sicht ist der geeignete Zeitpunkt für den Fehlbildungsausschluß die 20.–22. SSW. Diese relativ späte Untersuchung ist auch gerechtfertigt, da in der Regel bereits zwischen der 10. und 12. SSW eine Ultraschalluntersuchung erfolgt ist, die wichtige Fehlbildungen im ersten Trimenon ausgeschlossen hat.
- **Systematik der Untersuchung:** Sie ist der entscheidende Faktor in der Aufdekkung von Fehlbildungen. Die Reihenfolge der Untersuchung ist selbstverständlich nicht vorgegeben, es ist jedoch dringend zu empfehlen, immer dieselbe Systematik einzuhalten, um keinen pathologischen Befund zu übersehen.
  - *Untersuchungsbeginn durch Umfahrung der gesamten Gebärmutter:*
    - Ausschluß eines Myoms.
    - Ausschluß eines pathologischen Befunds im Bereich der Ovarien.
  - *Orientierende Beurteilung der Fruchtwassermenge:*
    - Bei Verdacht auf einen pathologischen Befund Versuch einer Quantifizierung, die jedoch aufgrund der Problematik einer Biometrie des Fruchtwassers immer schwierig ist.
    - Die Qualität der Beurteilung hängt vorwiegend von der Erfahrung des Untersuchers ab.
  - *Darstellung der Plazentalage und -struktur.*
    - Siehe S. 136.
  - *Darstellung der kindlichen Lage in utero*:
    - Dies ist vor dem eigentlichen Untersuchungsbeginn unbedingt notwendig, um den Situs inversus (Dextrokardie, Rotationsanomalie im Gastrointestinaltrakt vom Situs solitus (Normalbefund) zu unterscheiden. Lageanomalien der inneren Organe sind meist mit multiplen weiteren Fehlbildungen assoziiert.
    - ✓ **Merke:** Bei der I. Schädellage liegt das fetale Herz schallkopffern. Bei der I. Beckenendlage liegt das Herz schallkopfnah.
    - Somit ist bereits definiert, wo links und rechts am Kind ist. Dafür empfiehlt es sich, sich in der Vorstellung selbst so in utero zu legen, damit klar wird, ob bei korrekter linksseitiger Lage in situ das fetale Herz und der Magen schallkopfnah oder schallkopffern liegen müssen.
  - *Systematische Untersuchung des Kindes*: Beispielsweise wie im folgenden beschrieben. Anhand der Darstellung der Normalbefunde soll gleichzeitig eine Möglichkeit für einen schematisierten Untersuchungsablauf exemplarisch vorgestellt werden.

Untersuchung des Gehirns und des Gehirnschädels

- **Schnittebene:** Darstellung durch Horizontalschnitte.
- **Sonographischer Normalbefund und Untersuchungsgang**
  - Geschlossene Schädelkontur.
  - Die rund-ovale Schädelform ist Hinweis auf eine unauffällig ausgebildete Wirbelsäule.

- Symmetrie der Gehirnstrukturen, geteilt durch die Falx cerebri.
- Normale Ventrikelweite, diese ändert sich im Schwangerschaftsverlauf, ihre Beurteilung hängt von der Erfahrung des Untersuchers ab. Zur Objektivierung kann ein Ventrikel-Hemisphären-Index ermittelt werden, der jedoch an die genaue Schnittebeneneinstellung gebunden ist, um keine fehlerhaften Werte zu erhalten.
  - ✓ **Ventrikel-Hemisphären-Index:** Quotient aus unilateralem Ventrikeldurchmesser und Hemisphärendurchmesser. V/H $>$0,5 ab der 20. SSW Hinweis für Hydrozephalus
- Beidseits Darstellung des echoreichen Plexus choroideus sowie des hypodensen Thalamus. Das Cavum septi pellucidi stellt sich als Doppelkontur im vorderen Drittel der Falx cerebri dar (vgl Abb. 32).
- Durch leichtes Abkippen aus oben beschriebener Ebene nach kaudal kommen die Insulae zur Darstellung. Sie liegen als ovale, echoreiche Strukturen in der vorderen Schädelgrube an der Kalotte.
- Ein weiteres Abkippen nach kaudal führt zur Darstellung der hinteren Schädelgrube und des Zerebellums. Das Zerebellum mit seiner Einkerbung zwischen beiden Hemisphären ist Hinweis auf eine unauffällig ausgebildete Wirbelsäule.
- Weitere anatomische Details müssen unserer Ansicht nach nicht identifiziert werden, wenn die oben aufgeführten Strukturen keinen pathologischen Befund aufweisen.

➤ **Ausschluß von:**
- Mikro/Makrozephalie durch die Biometrie
- Enzephalozelen und lemon-sign durch Beurteilung der Kontur
- Ansammlung von Flüssigkeit im Zerebrum. Symmetrisch ja/nein? Hydrozephalus, Holoprosenzephalie, Dandy-Walker-Anomalie, Plexus-choroideus-Zysten.

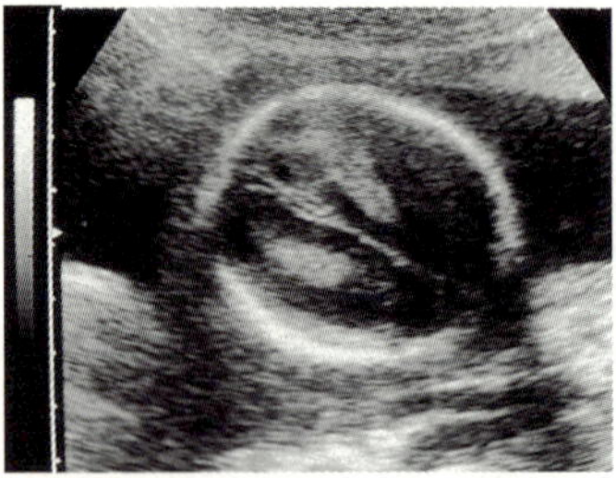

Abb. 101 Horizontalschnitt in Höhe der Falx cerebri und des Plexus choroideus

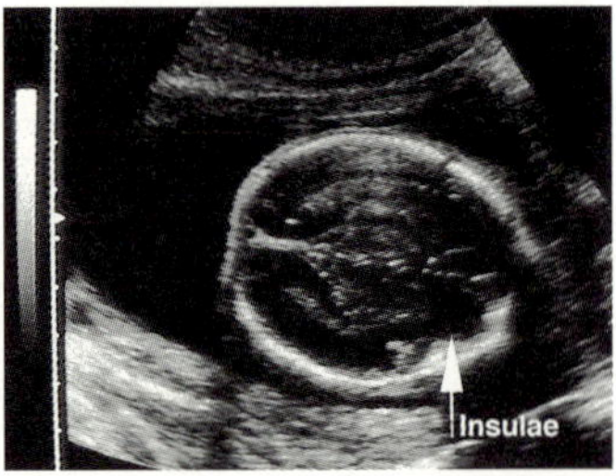

Abb. 102 Schnittebene weiter kaudal als in Abb. 98, Darstellung der Insulae

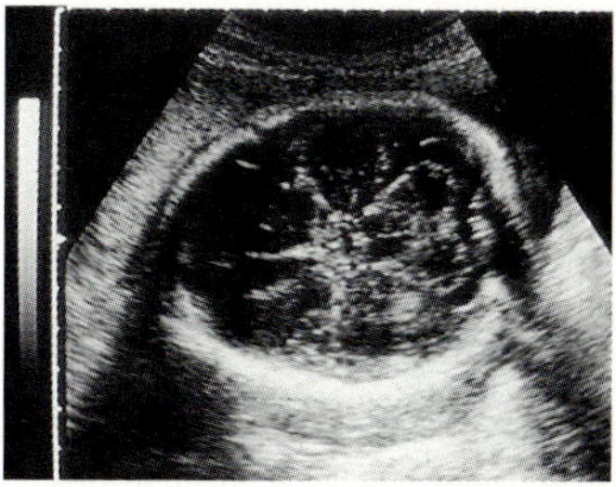

Abb. 103 Schnittebene fast auf Höhe der Schädelbasis, das Zerebellum ist gut sichtbar

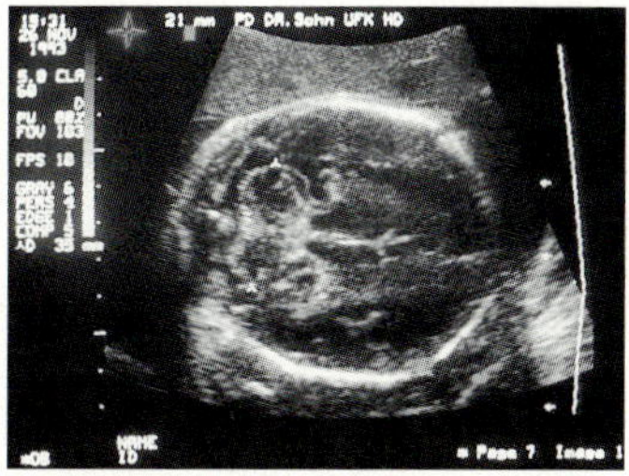

Abb. 104 Darstellung des Zerebellum mit typischer Einkerbung zwischen beiden Hemisphären

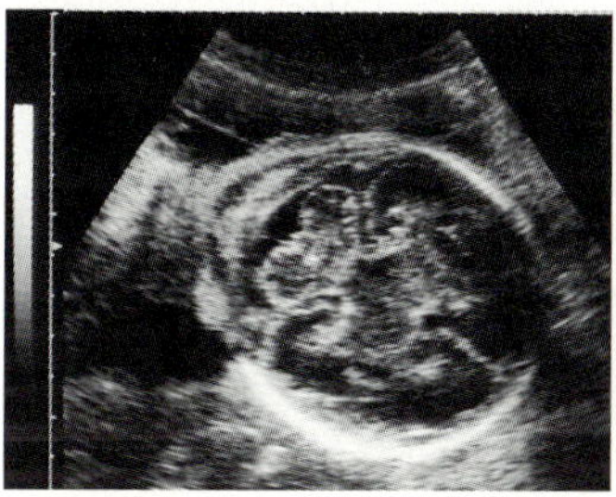

Abb. 105 Darstellung des Zerebellum mit typischer Einkerbung zwischen beiden Hemisphären

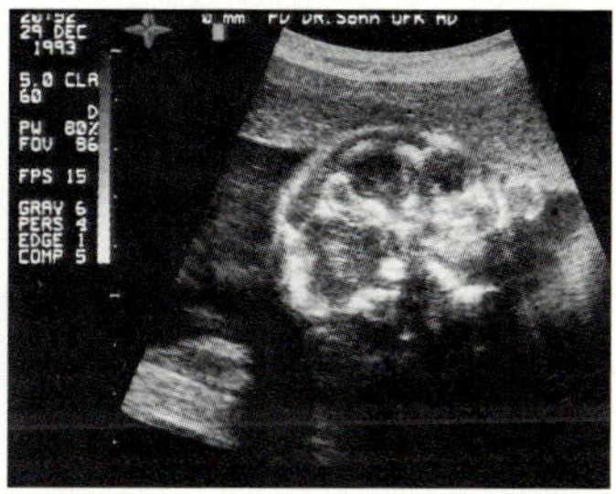

Abb. 106 Schnitt auf Höhe der Schädelbasis mit Darstellung der vier Schädelgruben

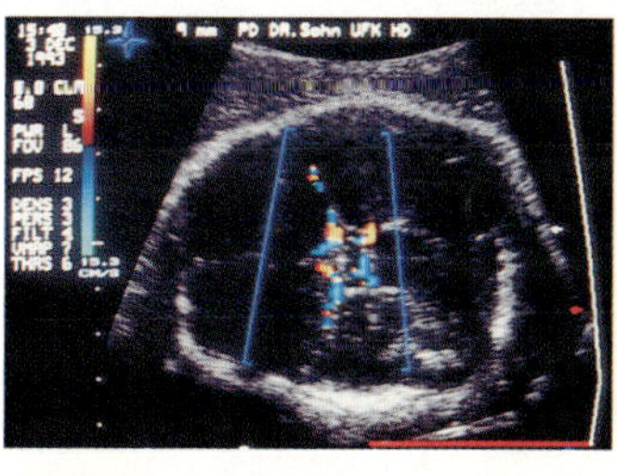

Abb. 107 Durchblutungsdarstellung des Circulus arteriosus Willisii und der Aa. cerebri mediae

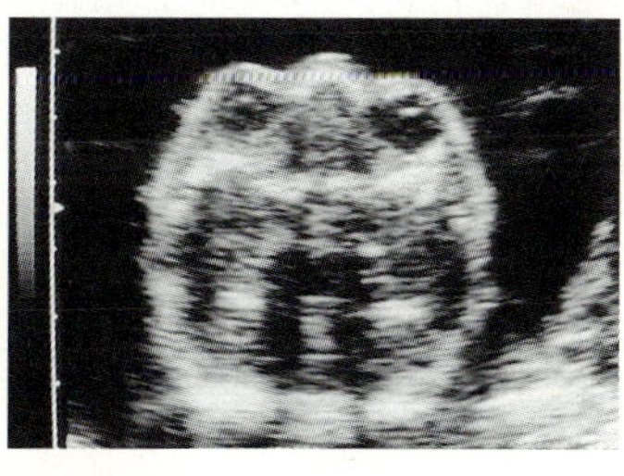

Abb. 108 Darstellung beider Orbitae

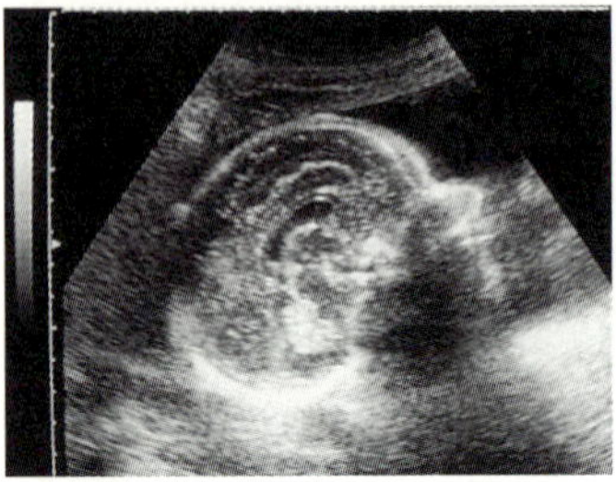

Abb. 109 Sagittalschnitt durch den fetalen Kopf

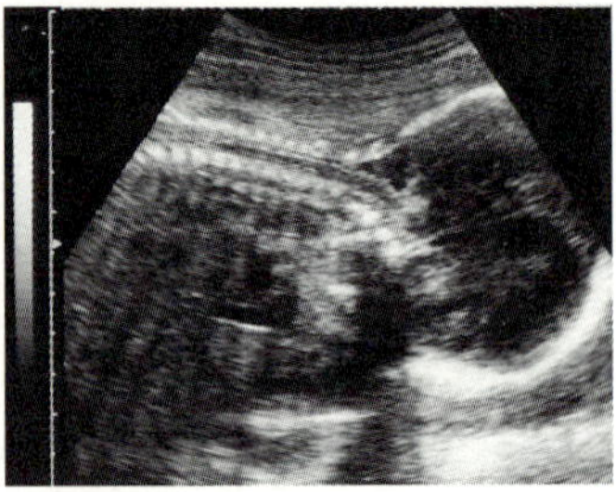

Abb. 110 Sagittalschnitt. Darstellung der Medulla oblongata im Schädel

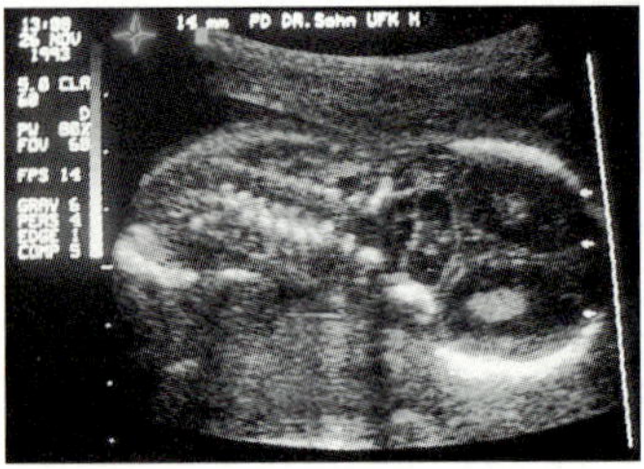

Abb. 111 Frontalschnitt. Darstellung des hinteren Schädels und des Zerebellums

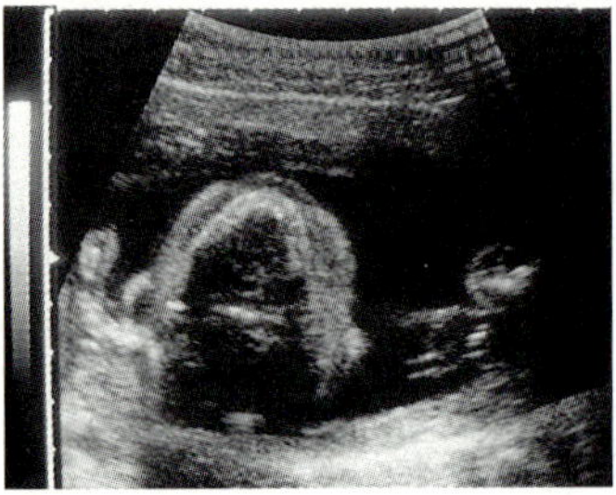

Abb. 112 Darstellung des Unterkiefers

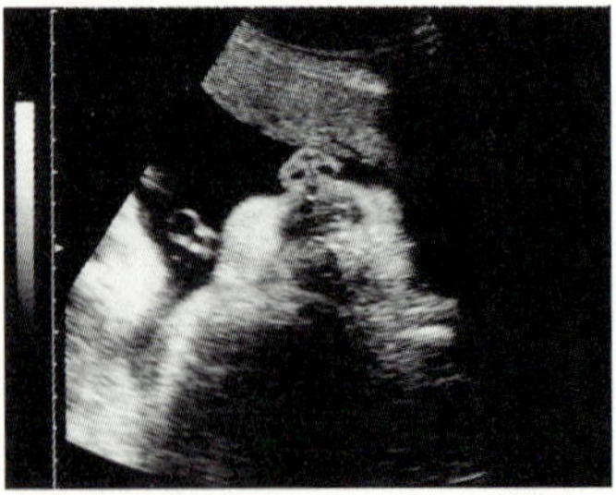

Abb. 113 Darstellung der Gesichtsweichteile

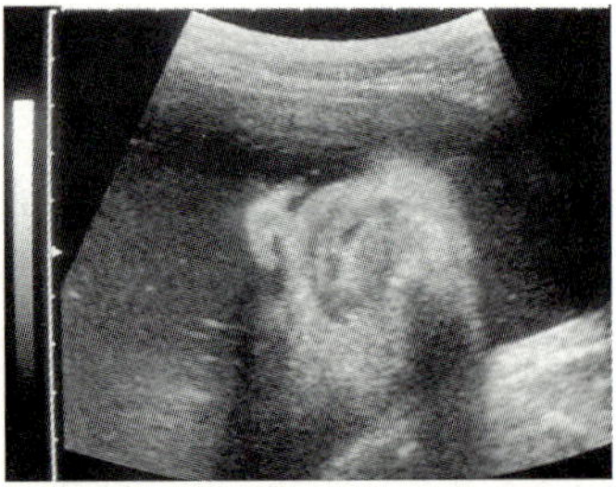

Abb. 114 Aufsicht auf Gesichtsweichteile, besonders Ober- und Unterlippe

Untersuchung der Wirbelsäule

➤ **Schnittebenen:**
- Querschnitt und Längsschnitte

➤ **Sonographischer Normalbefund und Untersuchungsgang:**
- Im Querschnitt wird der Schallkopf von der Schädelbasis bis zum kindlichen Steiß geführt.
- Auf eine exakte Schnittführung ist durch Korrektur der Schallkopfführung zu achten. Kennzeichen für eine exakte Schnittführung:
  - Sichere Darstellung der hinteren Kontur.
  - Die dachziegelartig aufeinander zulaufenden Wirbelbögen schließen sich und bedecken den Spinalkanal.
- Danach wird ergänzend die Wirbelsäule im Längsschnitt dargestellt; die exakte anatomische Schnittführung ist deutlich schwieriger zuzuordnen als im Querschnitt.

Die Darstellung im Längsschnitt ist weniger bedeutend als die Untersuchung im Querschnitt. Die dorsale Kontur kommt nicht immer einfach und sicher zur Darstellung.

➤ **Ausschluß von:**
- Spina bifida
- Steißbeinteratom

Untersuchung des Gesichts

➤ **Schnittebenen:**
- Frontalebene
- Sagittalebene

➤ **Sonographischer Normalbefund und Untersuchungsgang:**
- In der Frontalebene Beurteilung des Augenabstands und der Nase- Mundpartie.
- In der Sagittalebene Beurteilung des Profils.

➤ **Ausschluß von:**
- Hypo- oder Hypertelorismus, Zyklopie.
- Lippen-Kiefer-Gaumenspalte.
- Mikrognathie.
- Makroglossie (z. B. bei Trisomie 21).

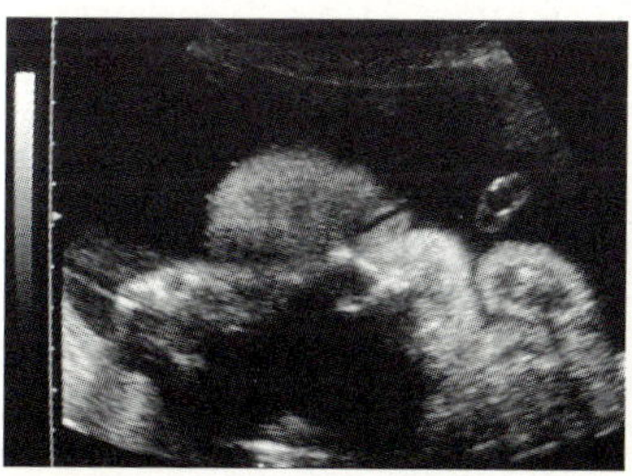

Abb. 115 Aufsicht auf Ober- und Unterlid

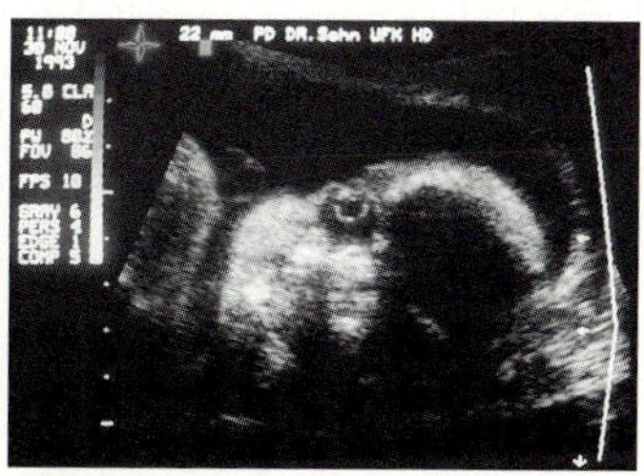

Abb. 116 Darstellung des Auges mit Augenmuskeln

Zweites und drittes Trimenon: Normalbefunde

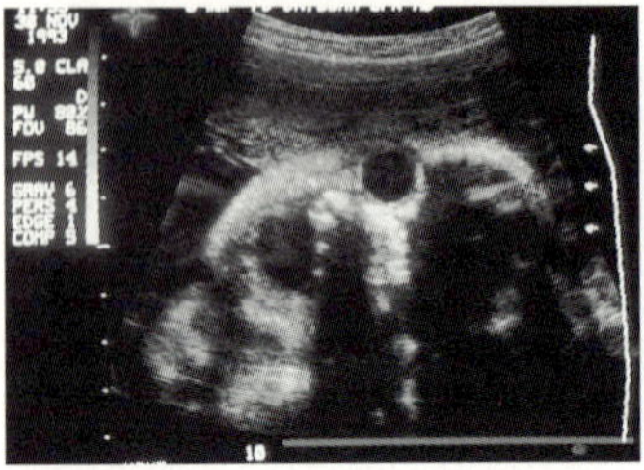

Abb. 117 Darstellung der Orbitae

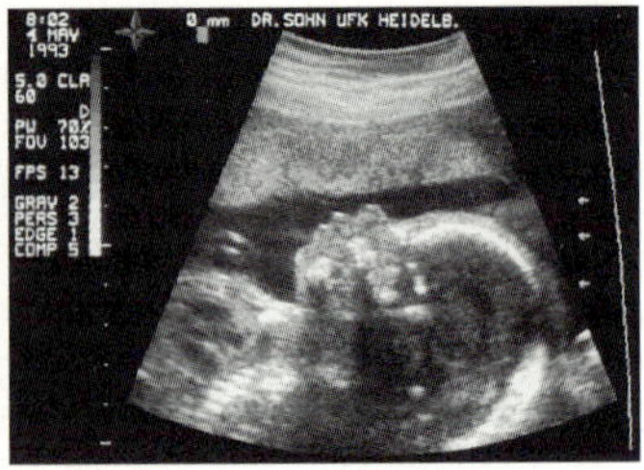

Abb. 118 Optimale Profilschnittführung

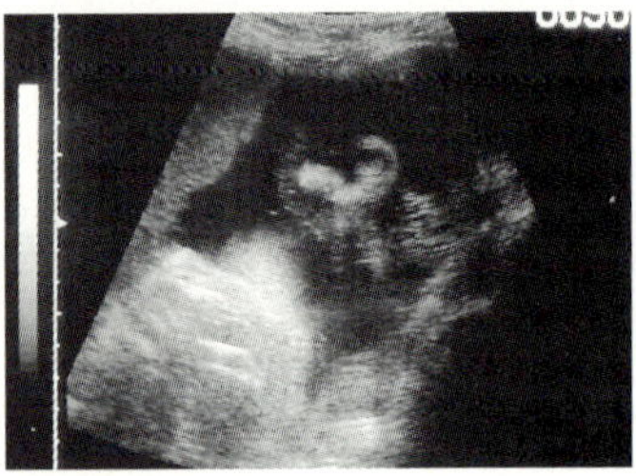

Abb. 119 Fetales Ohr

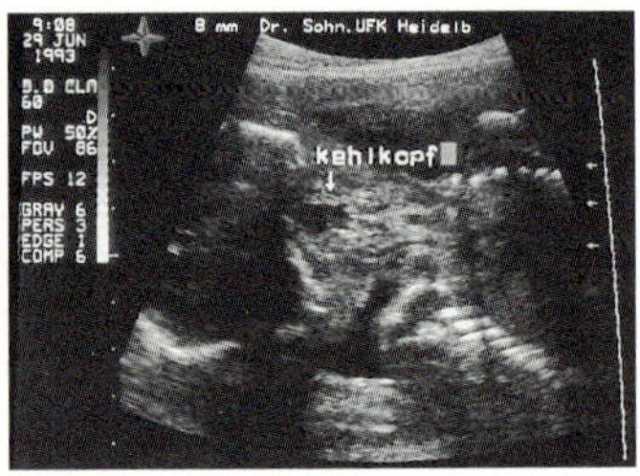

Abb. 120 Fetaler Kehlkopf

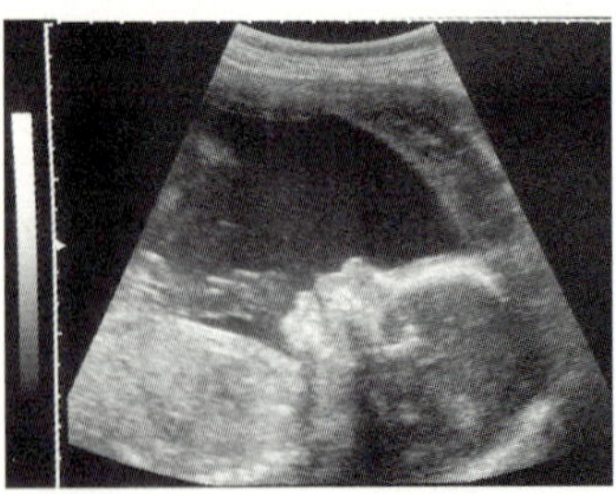

Abb. 121 Profilschnitt

Untersuchung des Halses

- **Schnittebenen:** Querschnitt.
- **Sonographischer Normalbefund und Untersuchungsgang:**
  - Der Schallkopf wird von der Schädelbasis nach kaudal geführt. Diese Einstellung eignet sich zur Beurteilung der Halsweichteile und der Kontur.
- **Ausschluß von:**
  - Struma
  - Teratom
  - Lymphangiom.
  - Hygroma colli.

Thorax

- **Lunge:**
  - *Schnittebene:* Querschnitt.
  - *Sonographischer Normalbefund:* Das Lungengewebe stellt sich relativ echoreich und homogen dar.
  - *Ausschluß von:* Ergüssen, soliden oder zystischen Tumoren im Bereich des Thorax.
- **Herz:**
  - *Schnittebene*: Querschnitt.
  - *Sonographischer Normalbefund und Untersuchungsgang:*
    - Eingebettet in homogenes Lungengewebe.
    - Die Herzachse zeigt nach links, $^1/_3$ des Herzens liegt rechtsthorakal und $^2/_3$ linksthorakal. Das rechte Herz (rechter Vorhof und rechter Ventrikel) liegt Sternum nahe, das linke Herz liegt dorsal.
    - Der Vierkammerblick des Herzen zeigt ein praktisch symmetrisches Herz.
    - Das Ventrikelseptum als Trennwand zwischen rechtem und linkem Ventrikel muß geschlossen sein, im Vorhofseptum ist eine Lücke, das Foramen ovale, die eine Klappe hat. Diese Klappe öffnet sich nach links.
    - Darstellung der Gefäßabgänge durch minimale Kippung des Schallkopfes in Richtung des fetalen Kopfes.
    - Zuerst zeigt sich, daß sich der linke Ventrikel nach rechts hin zur Aorta formiert. Die Aortenklappe und ein kurzes Stück der Aorta, die vom linken Ventrikel nach rechts zieht, werden dargestellt.
    - Bei Verschiebung des Schallkopfes weiter nach kranial verschwindet die Aorta und die Herzkammern werden teilweise sichtbar. Darstellung der Pulmonalklappe und der A. pulmonalis, die aus dem rechten Ventrikel entspringt und die Aorta überkreuzt, um nach links zu ziehen und sich in zwei Stämme aufzuteilen.
  - *Ausschluß von:* Pathologische Befunde siehe S. 89 f.
- **Aorta:**
  - *Schnittebene*: Darstellung des weiteren Verlaufs der Aorta, insbesondere des Aortenbogen, im Längsschnitt.
  - *Sonographischer Normalbefund:*
    - Die Aorta bekommt das Aussehen eines Hirtenstabes.
    - Aus dem Aortenbogen gehen die Gefäße zu Kopf, Hals und Armen ab.
  - *Ausschluß von:* Aortenisthmusstenosen.

Zweites und drittes Trimenon: Normalbefunde

- **Zwerchfell:**
  - *Sonographischer Normalbefund und Untersuchungsgang:*
    - Ebenfalls im Längsschnitt erfolgt die Beurteilung des Zwerchfells als kaudale Begrenzung des Thorax.
    - Nachweis der Zwerchfellkontur in zwei Ebenen als hypodense dünne Linie.
  - *Ausschluß von:* Zwerchfellhernien (S. 110)
- **Knöcherner Thorax:**
  - *Sonographischer Normalbefund und Untersuchungsgang:*
    - Beurteilung der äußeren Form im Längsschnitt.
    - Beurteilung der äußeren Form im Querschnitt. Der Thorax ist idealerweise rund.
    - Die Rippen umgeben den Thorax zu mehr als der Hälfte.
    - Zu achten ist auf die Ausdehnung durch fetale Atembewegungen.
    - Beurteilung des Übergangs Thorax/Abdomen.
  - *Ausschluß von:* Short rips – Sektkorkenphänomen.

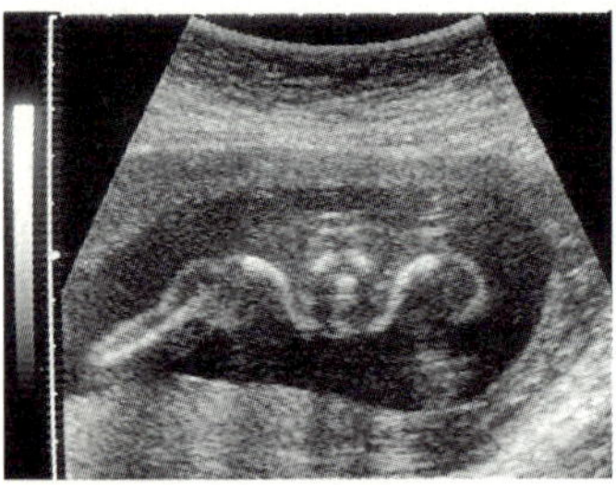

Abb. 122 Darstellung beider Claviculae

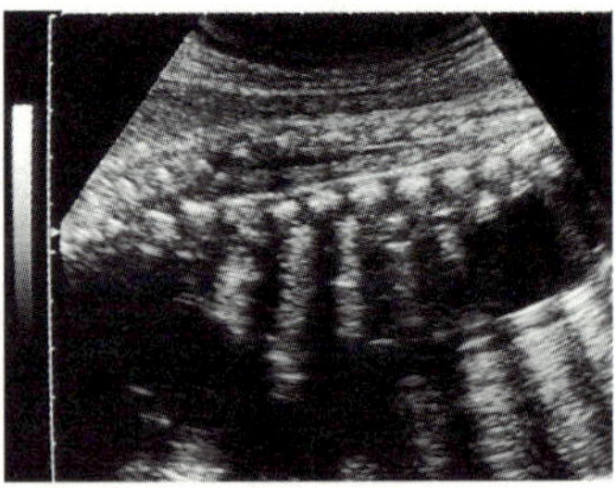

Abb. 123 Längsschnitt der Medulla oblongata in der Wirbelsäule

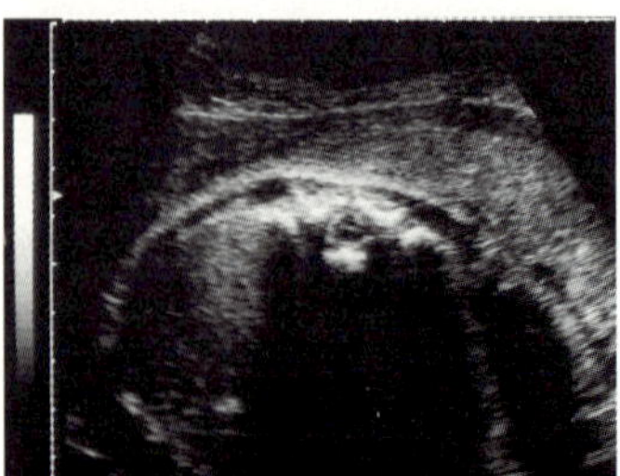

Abb. 124 Wirbelsäule im Querschnitt

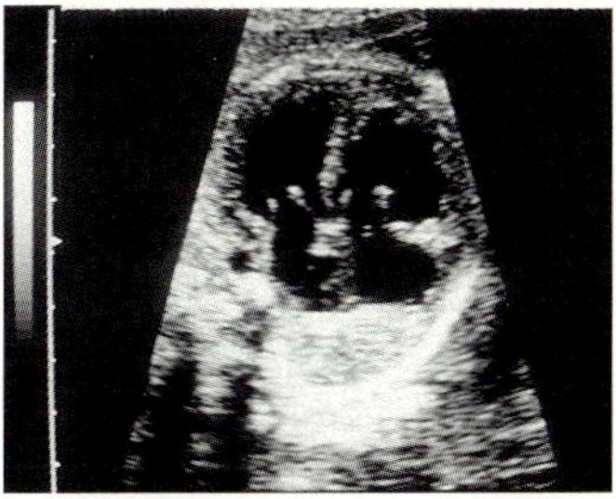

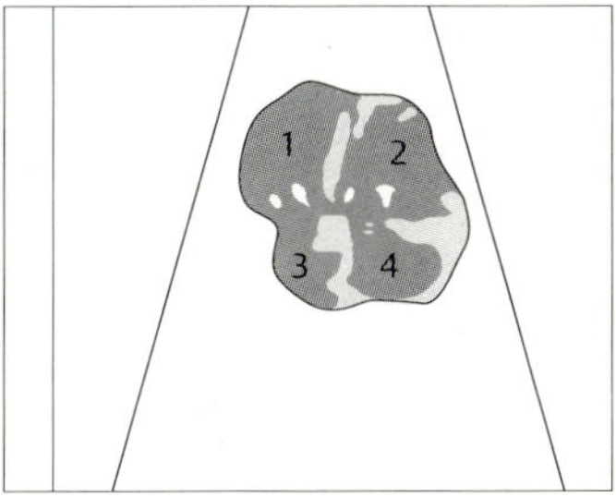

Abb. 125 Fetales Herz mit guter Darstellbarkeit der Herzklappen. 1) Linker Ventrikel, 2) Rechter Ventrikel, 3) Linker Vorhof, 4) Rechter Vorhof

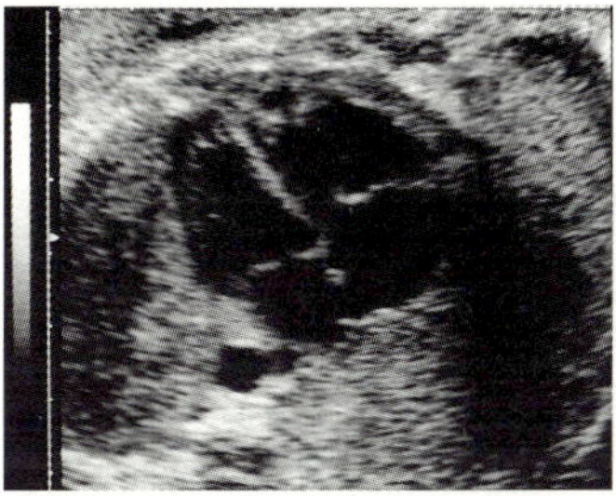

Abb. 126 Fetales Herz im Vier-Kammer-Blick

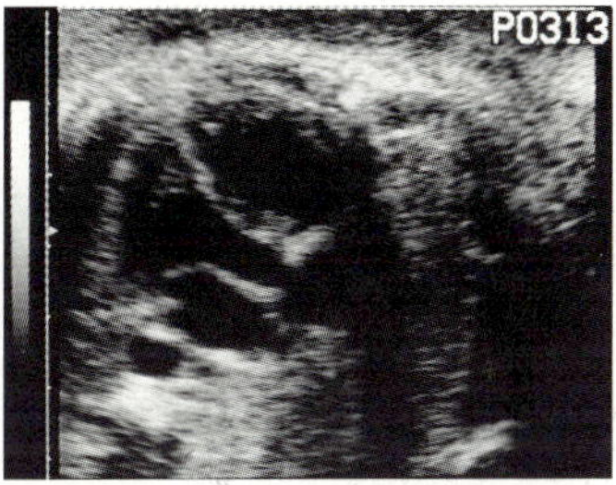

Abb. 127 Darstellung der aortalen Ausflußbahn von links nach rechts

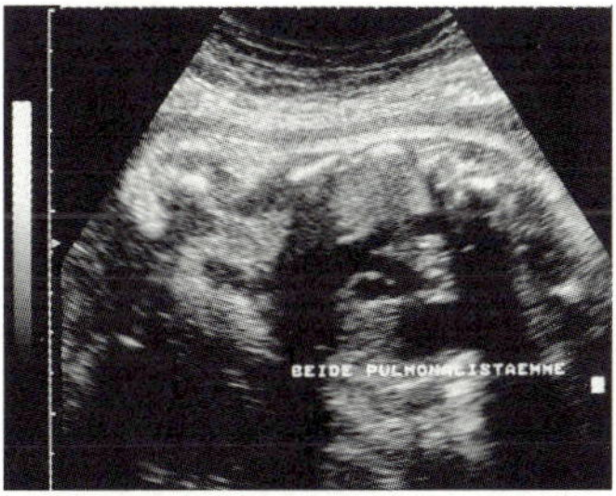

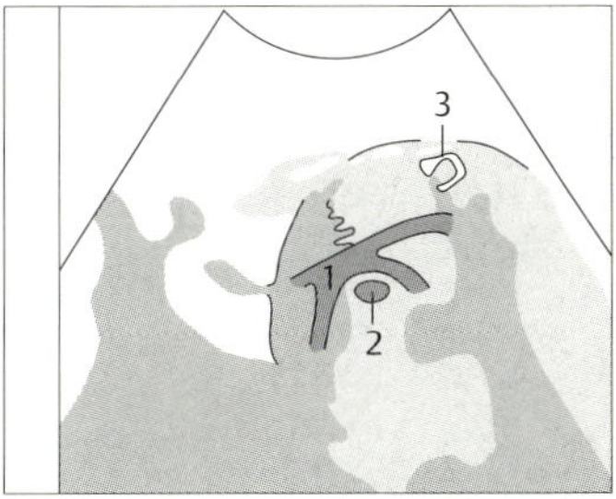

Abb. 128 Darstellung der Pulmonalisäste. 1) A. pulmonalis, 2) Aorta descendens im Querschnitt, 3) Wirbelsäule

Zweites und drittes Trimenon: Normalbefunde

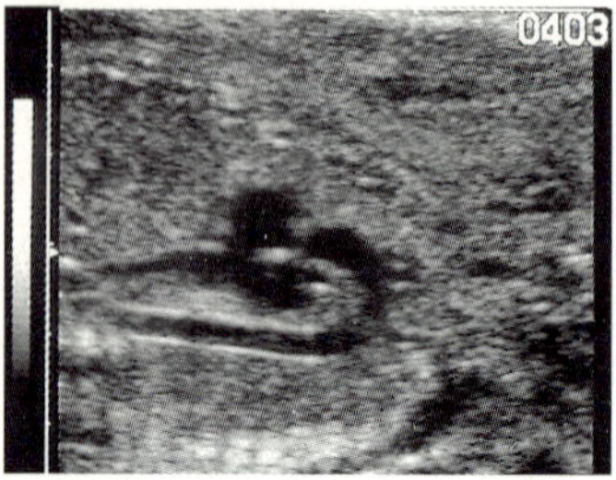

Abb. 129 Längsschnitt. Darstellung der unteren Hohlvene sowie der Aorta mit den abgehenden Kopf- und Halsgefäßen

Abdomen

- **Schnittebenen**: Querschnitte.
- **Magen:** Kaudal der Herzspitze kommt linksseitig der mit Fruchtwasser gefüllte Magen echoleer zur Darstellung. Darstellbar im Abdominalschall ab der 14. SSW.
- **Gallenblase:** Im rechten Oberbauch kann die Gallenblase zystisch zur Darstellung kommen.
- **Nabelschnur:** Darstellung des intraabdominalen Anteils der Nabelschnur in ihrem Verlauf von der medialen Bauchwand nach rechts zur Leber.
- **Leber:** Darstellung der Leber als sehr großes Organ im Oberbauch mit homogenem Parenchym, welches echoärmer ist als das des Lungengewebes.
- **Nieren:** Darstellung der Nieren weiter kaudal beidseits der Wirbelsäule. Diese können auch im Längsschnitt untersucht werden.
- **Harnblase:** Noch weiter kaudal Darstellung der unterschiedlich stark gefüllten Harnblase.
- **Nabelarterien**: Beidseits der Harnblase können die Nabelarterien v-förmig dargestellt werden. Dies ist insbesondere zur Lokalisation der Harnblase nach Entleerung oder bei renalen Auffälligkeiten von Bedeutung.
- **Darm**: Einzelne Darmanteile sind vor dem dritten Trimenon normalerweise nicht abgrenzbar. Im letzten Schwangerschaftsdrittel können gefüllte Darmschlingen und ggfs. peristaltische Wellen beobachtet werden.
- Ggf. Bestimmung des Geschlechts, s. Abb. 223, 224.
- **Ausschluß von:**
  - Omphalozelen durch Darstellung der Einmündung der Nabelgefäße.
  - Singuläre Nabelschnurarterie.
  - Bauchwanddefekten oder Zwerchfellhernien bei zu kleinen Biometriewerten.
  - Ösophagusatresie bei fehlender Magendarstellung (Hydramnion)
    - ✓ **CAVE:** Physiologischer Zustand – Kontrolle nach 1 h, flaue Darstellung bei Ösophago-Tracheal-Fistel möglich.
  - Duodenalstenose/atresie bei sehr großem Magen: Besteht ein Hydramnion?
  - Zwerchfellhernien und Rotationsanomalien durch Darstellung der Magenblase auf der linken fetalen Seite.
  - Renale Anomalien (S. 111).

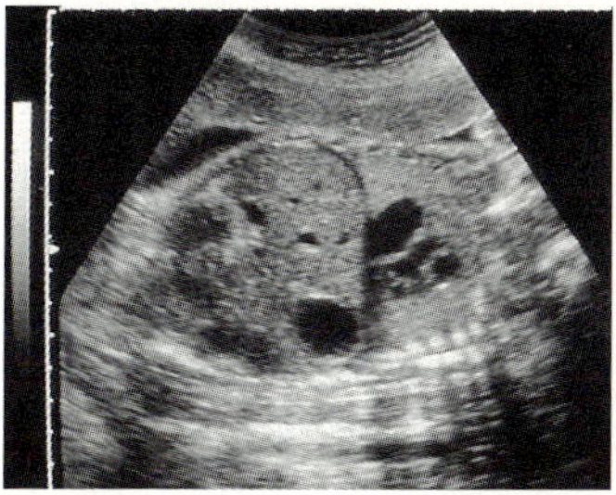

Abb. 130 Längsschnitt. Darstellung von Thorax, Leber und Zwerchfell

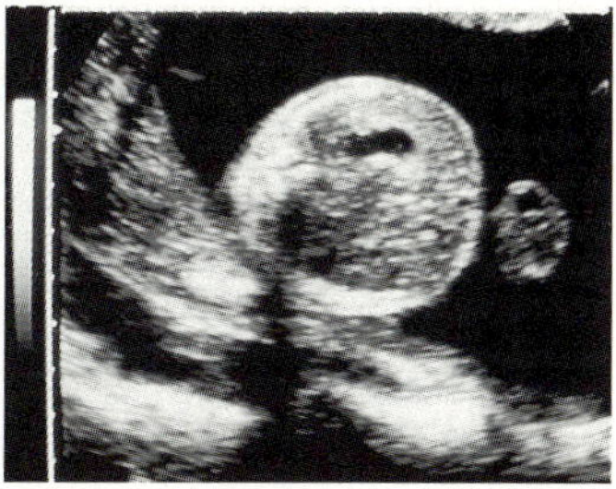

Abb. 131 Querschnitt durch das Abdomen mit gefüllter Magenblase

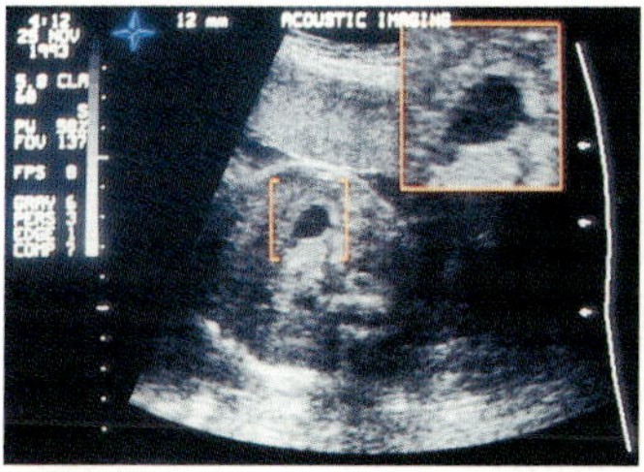

Abb. 132 Darstellung der fetalen Gallenblase

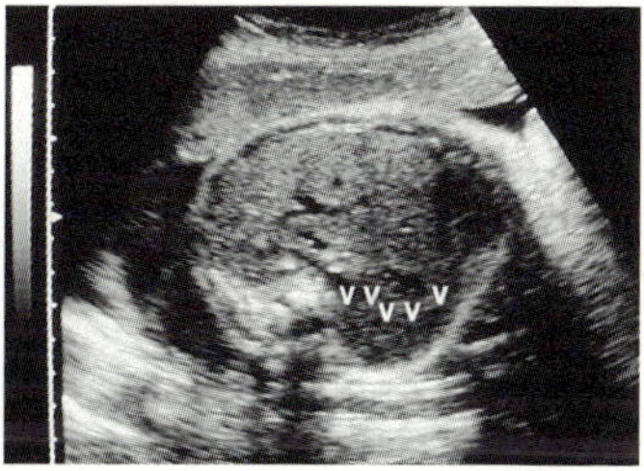

Abb. 133 Fetale Milz

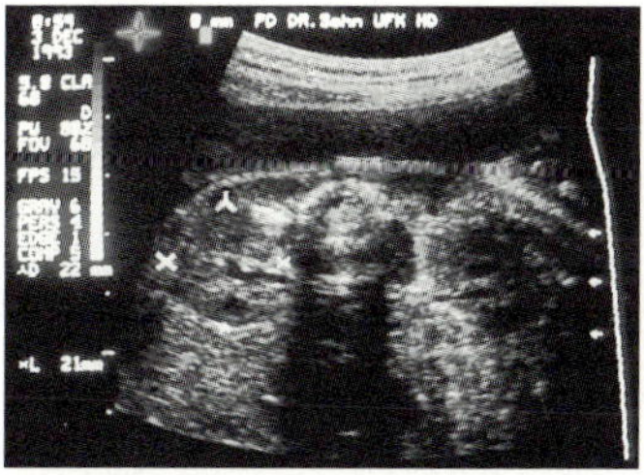

Abb. 134 Querschnitt. Aufsicht auf die Wirbelsäule und die beiden Nieren

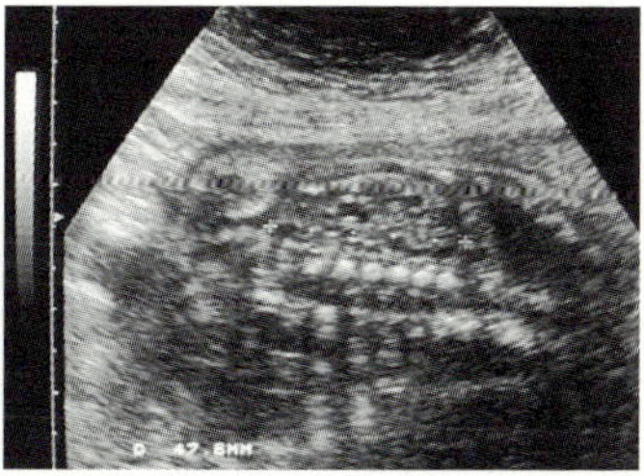

Abb. 135 Längsschnitt. Darstellung der Niere

Extremitäten

- **Sonographischer Untersuchungsgang und Normalbefund:**
  - Darstellung der Extremitäten im Längsschnitt.
  - Verfolgung vom proximalen Ansatz am Rumpf nach distal zu den Händen bzw. Füßen.
  - Die obere Extremität ist aufgrund der größeren Beweglichkeit schwerer zu verfolgen.
  - Durch Kippen des Schallkopfes im Längsschnitt bzw. Querschnitt müssen beide Röhrenknochen im Unterarm bzw. Unterschenkel dargestellt werden.
  - Darstellung von Händen und Füßen, die Endglieder sollen gezählt werden.
    - ✓ **CAVE:** Der Daumen ist meist nicht in der gleichen Ebene wie die anderen Finger darstellbar.
- **Ausschluß von:**
  - Polydaktylie.
  - Fußfehlstellungen: Sind beide Unterschenkelknochen und der Fuß in einer Ebene darstellbar, besteht der V.a. Klumpfußhaltung.
  - Skelettdysplasien (s.S. 120).

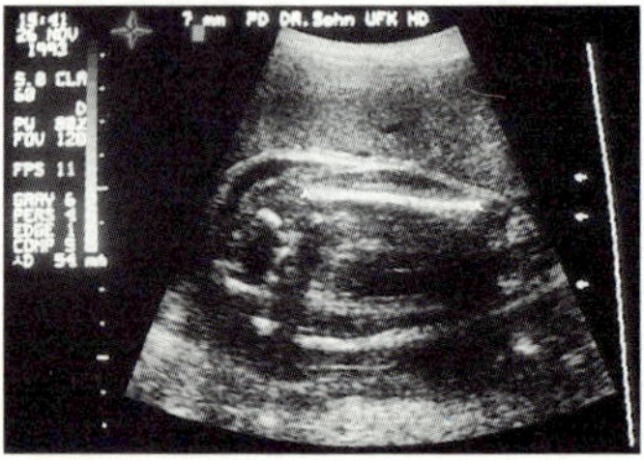

Abb. 136 Fetaler Femur

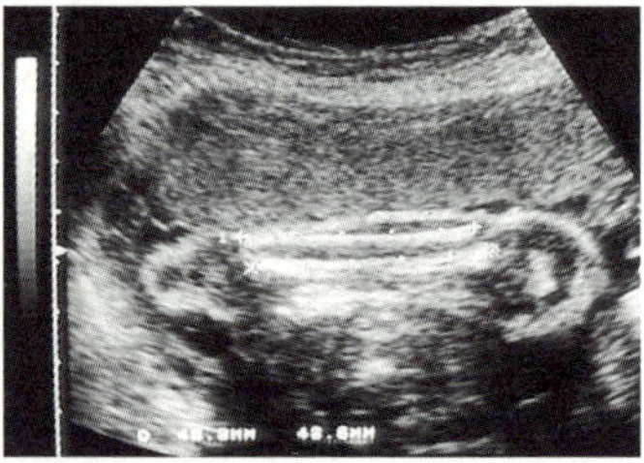

Abb. 137 Unterschenkel mit Fibula und Tibia

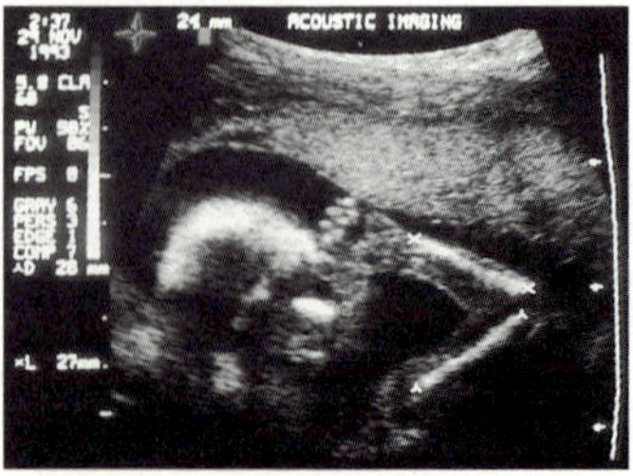

Abb. 138 Obere Extremität mit Humerus und Ulna

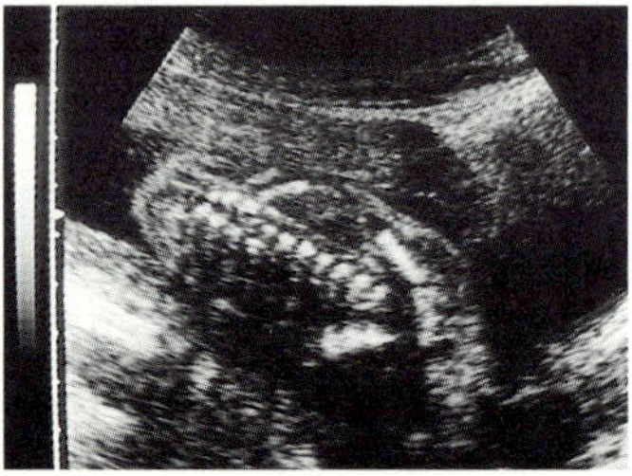

Abb. 139 Dorsalansicht mit Wirbelsäule und Beckenknochen

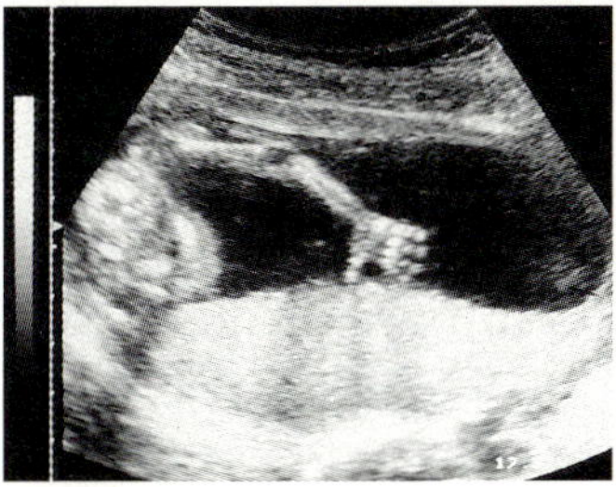

Abb. 140 Obere Extremität

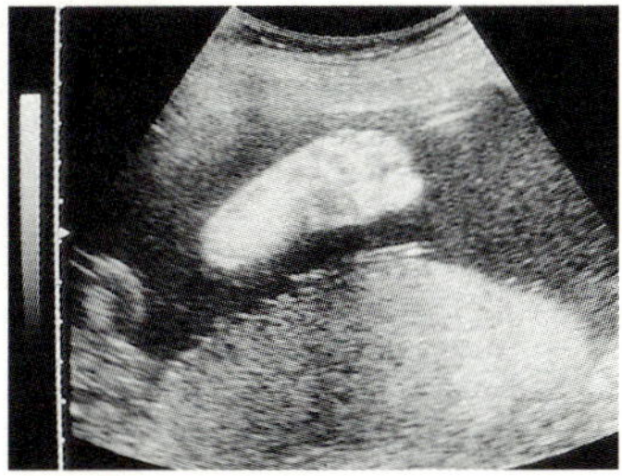

Abb. 141 Unauffällige Fußsohle

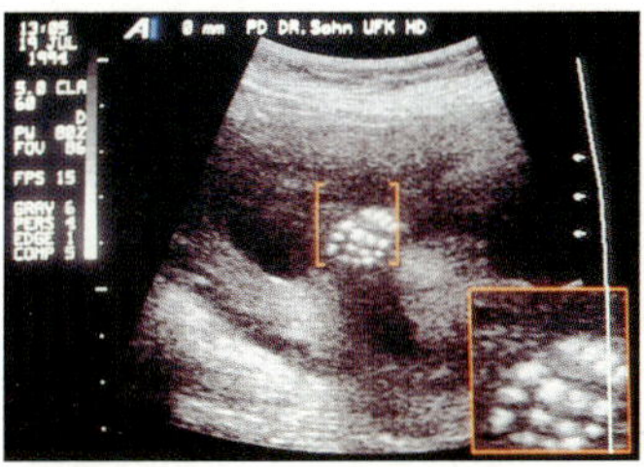

Abb. 142 Darstellung des Handskeletts

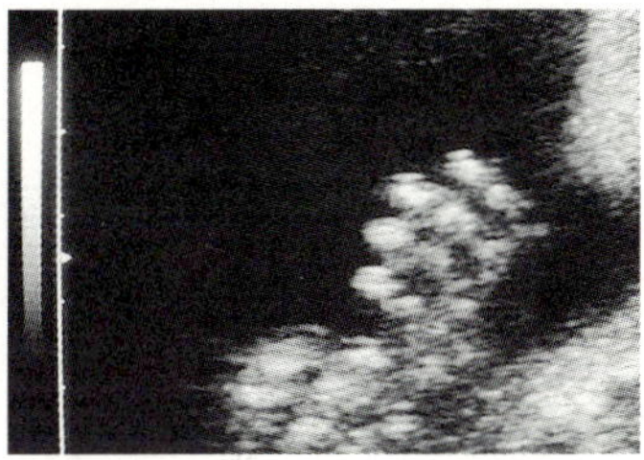

Abb. 143 Handskelett

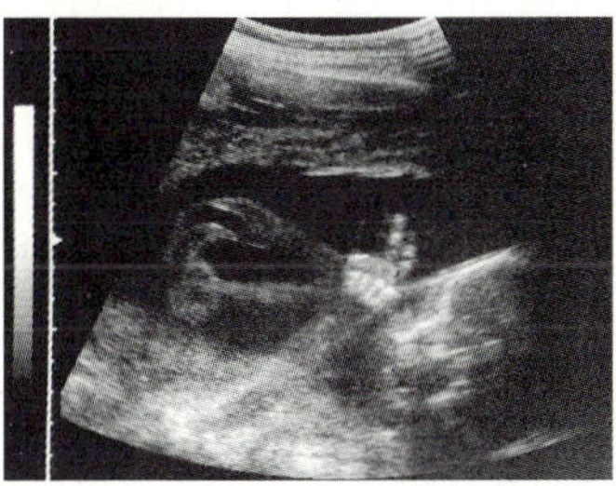

Abb. 144 Gestreckter Zeige- und Mittelfinger

Zweites und drittes Trimenon: Neuralrohrdefekte, Kopf

Spina bifida

- **Definition:** Ausbleiben des Neuralrohrverschlusses mit knöchernem Defekt der Wirbelbögen unterschiedlichen Ausmaßes und unterschiedlicher Lokalisation.
- **Formen:** Aufgrund der unterschiedlichen Ausprägung der Fehlbildung unterscheidet man zwischen:
  - Spina bifida occulta bzw. aperta.
  - Meningozele.
  - Myelozele.
  - Myelomeningozele.
- **Inzidenz:** 1 : 1000, hohes Wiederholungsrisiko (3% nach einmaligem Auftreten).
- **Lokalisation:** Am häufigsten im Lumbosakralbereich.
- **Pathophysiologische Veränderungen:**
  - Durch Druckverschiebungen im Liquorsystem kann es zu Lageveränderungen zerebraler Strukturen und zum Hydrozephalus kommen.
  - Weitere klassische Sekundärzeichen sind das *BANANA-Sign* und das *LEMON-Sign* (s. u.).
- **Begleitfehlbildungen:**
  - Weitere Fehlbildungen des ZNS.
  - Fußdeformationen als Folge der Bewegungseinschränkung.
- **Sonographische Kriterien:**
  - Dorsal gelegener knöcherner Defekt der Wirbelsäule, die normalerweise dachziegelartig aufeinander zulaufenden Dornfortsätze der Wirbelsäule schließen sich nicht.
  - Bei Meningomyelozelenbildung Darstellung des Zelensackes.
  - *Auftreten von Sekundärzeichen:*
    - BANANA-Sign: Aufgrund der Druckverschiebung wird das Kleinhirn in den Spinalkanal hineingezogen. Das Kleinhirn weist normalerweise eine Einkerbung zwischen den beiden Hemisphären auf, diese Einkerbung wird durch die Verschiebung in den Spinalkanal aufgehoben und das Kleinhirn erscheint nach kaudal rund wie eine „Banane". Das Banana-Sign macht sich allerdings in erster Linie dadurch bemerkbar, daß das Kleinhirn an normaler Stelle nicht darzustellen ist.
    - LEMON-Sign: Aufgrund der identischen pathophysiologischen Zusammenhänge zeigt der Horizontalschnitt des fetalen Kopfes nicht die gewohnte „Ei-Form", sondern ähnelt in seinem Umriß einer quer aufgeschnittenen Zitrone mit einer eckigen Kontur in Höhe beider Os parietale.
    - Hydrozephalus.
  - *Cave:* Darstellung der Wirbelsäule immer im Querschnitt, bei alleiniger Darstellung imLängsschnitt kann mitunter der größte Defekt übersehen werden, da sich im Längsschnitt die Seitenfortsätze und die Wirbelkörper darstellen und die dorsale Kontur nicht exakt beurteilbar ist.
  - ✓ **Praktischer Hinweis:** Rasches Abfahren der Wirbelsäule von oben nach unten im Querschnitt. Das Auge erfaßt so die Inkontinuität der Dornfortsätze leichter, und auch kleine Defekte lassen sich relativ sicher erkennen.
- **Differentialdiagnosen**:
  - Zystisches Nackenhygrom.
  - Okzipitale Enzephalozele.
  - Steißbeinteratom.

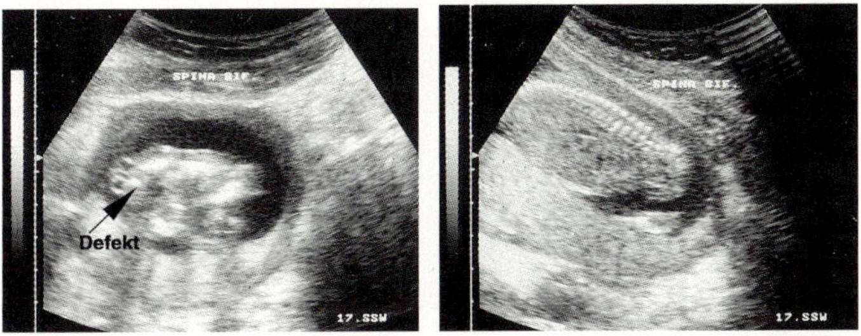

a a

Abb. 145 a, b Meningomyelozele. a) Darstellung im Querschnitt b) Darstellung im Längsschnitt, die Meningomyelozele ist nicht zu erkennen

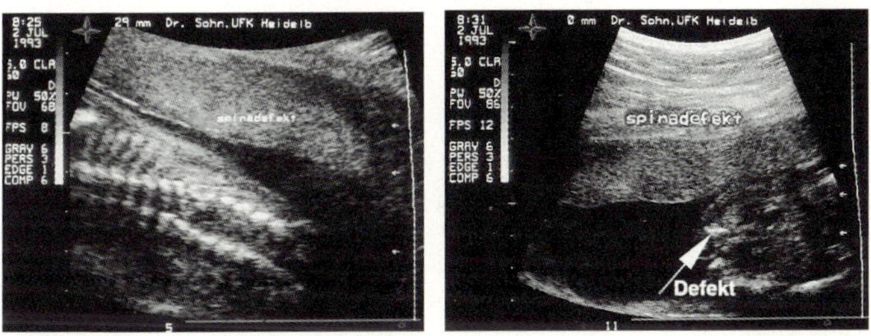

a b

Abb. 146 a, b Spina bifida. a) Darstellung im Längsschnitt b) Darstellung im Querschnitt

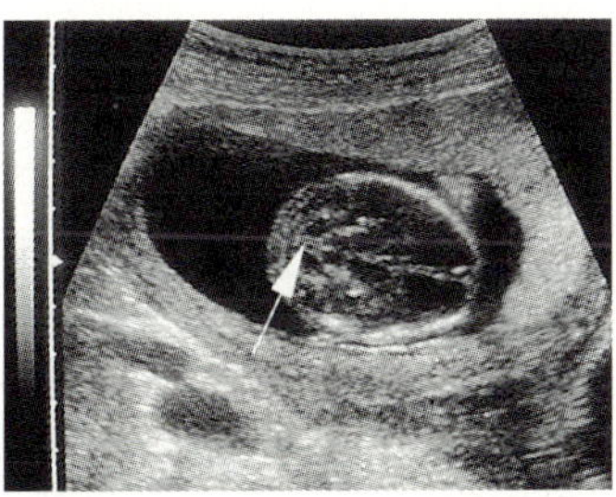

Abb. 147 Im Bereich der hinteren Schädelgrube ist das Kleinhirn nicht in typischer Weise darstellbar → Banana-Sign

➤ **Procedere:**

- Bei Unsicherheit in der Diagnose Bestimmung von AFP und ACHE im Fruchtwasser.
  - *CAVE*: Gedeckte Defekte zeigen normale AFP-und ACHE-Werte.
- Subtiler Ausschluß von Begleitfehlbildungen.
- Fehlende Bewegungen der Extremitäten bedeuten nicht in jedem Fall eine komplette Parese.
- Entbindung durch primäre Sektio in Terminnähe.

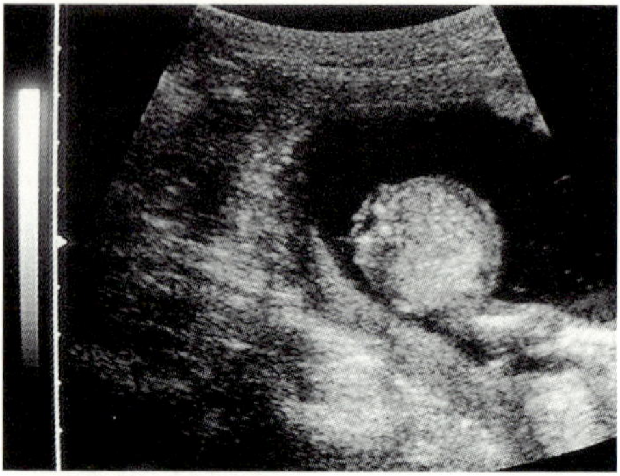

Abb. 148 Spina bifida. Darstellung im Querschnitt

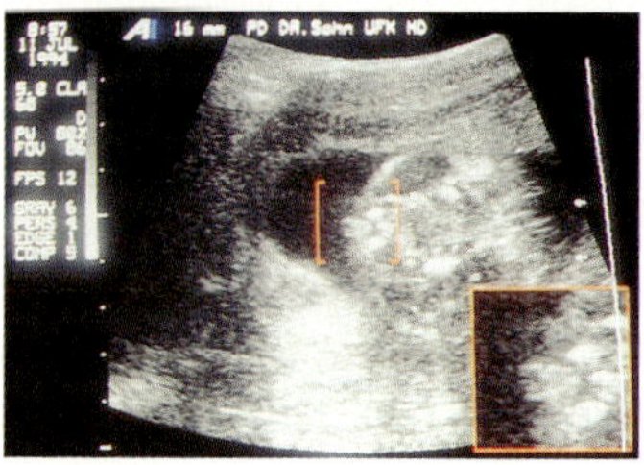

Abb. 149 Kaudale Spina bifida

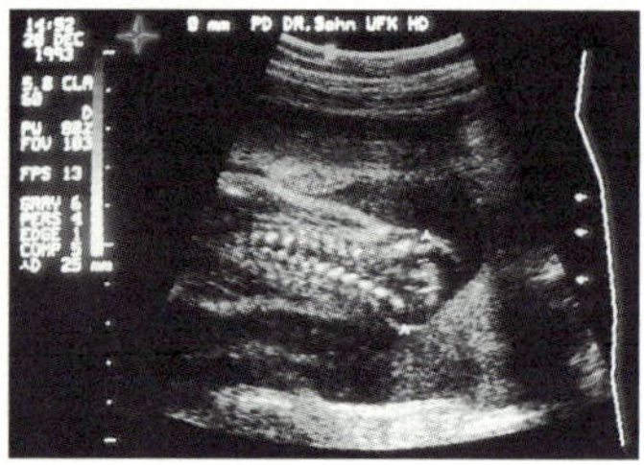

Abb. 150 Ausgeprägte Spina bifida

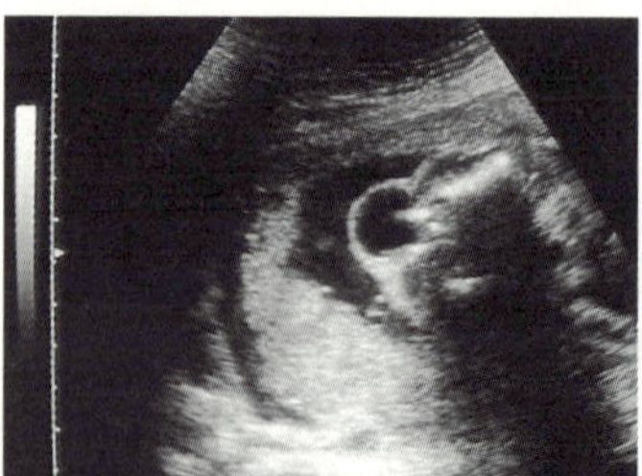

Abb. 151 Meningomyelozele

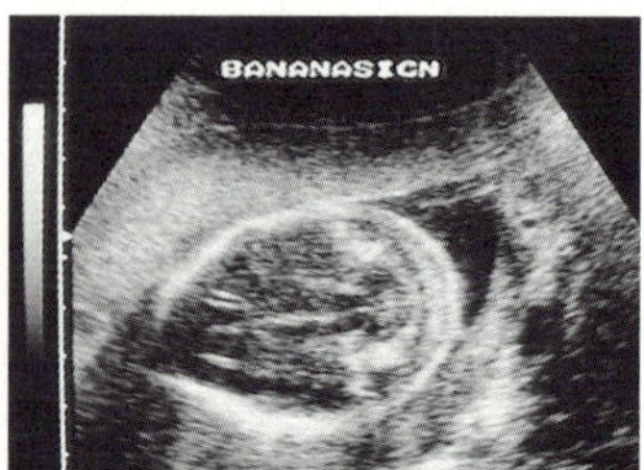

Abb. 152 Banana-Sign

- **Prognose:** Abhängig vom Ausmaß des Defektes und seiner Lokalisation (pränatal nicht sicher diagnostizierbar):
  - Auftreten einer Harnblasen- und Darmlähmung bis hin zur (hohen) Querschnittslähmung.

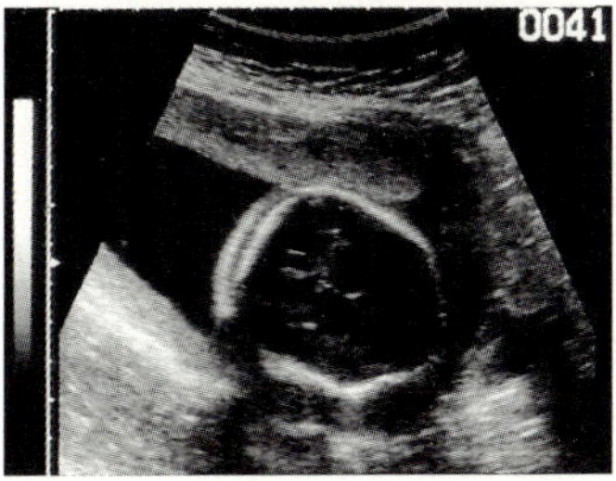

Abb. 153 Lemon-Sign

Defekte im Bereich des knöchernen Schädels

- **Definition:** Spaltbildungen des knöchernen Schädels durch eine Störung der kranialen Entwicklung des Neuralrohres.
- **Formen:** Je nach Ausmaß des Knochendefektes werden drei Formen unterschieden:
  - Anenzephalie als die schwerste Form.
  - Exenzephalie.
  - Enzephalozele.
- **Epidemiologie:**
  - 1 : 1000.
  - Das weibliche Geschlecht ist häufiger betroffen.
  - Wiederholungsrisiko: 2 – 3 %.
- **Ätiologie:**
  - Verschiedene Noxen in der teratogenen Phase (6. SSW) z. B. Medikamente (Azycitidine, Valproate, Vit.A).
  - Sonderform: Meckel-Gruber-Syndrom (autosomal-rezessiver Erbgang, Kombination aus Enzephalozele und polyzystischer Nierendysplasie).
- **Begleitfehlbildungen:**
  - Spina bifida (17 %).
  - Klumpfuß.
  - Omphalozele.
- **Diagnostik:**
  - Neuralrohrdefekte sind die am sichersten und am frühesten erkennbaren Strukturdefekte innerhalb der Embryonal- und Fetalperiode.
  - Aufgrund des etablierten stufenorientierten antepartualen Screening-Programmes sollten präpartual nicht erkannte Anenzephalien heute nicht mehr vorkommen.
- **Sonographische Kriterien:**
  - *Anenzephalie:*
    - Fehlen des gesamten knöchernen Schädeldachs.
    - Sehr prominente Augenhöhlen, typisches Froschgesicht.
    - Probleme bei der korrekten BPD-Messung als erster Hinweis.
    - Sehr häufig liegt der Kopf so tief im mütterlichen Becken, daß auch im späten Gestationsalter der vaginalsonographische Zugang die korrekte Diagnose ermöglicht.

- *Exenzephalie:*
  - Die Hemisphären sind nicht durch den Schädel gedeckt, sondern liegen frei im Fruchtwasser. Fehlen der Schädelkalotte.
  - Kombiniert auftretende, tiefer gelegenen Neuralrohrdefekte kommen in bis zu 40% der Fälle vor.
- *Enzephalozele:*
  - Vorlagerung von Gehirnteilen außerhalb des Schädels, meistens (75%) im Bereich des Hinterkopfes lokalisiert.
  - DD: Hygroma colli, Hautödem im Bereich des Okziput.
  - Weitere Fehlbildungen, insbesondere Lippen-Kiefer-Gaumenspalte, Gastroschisis, Omphalozele sowie renale und intestinale Fehlbildungen im Rahmen von Syndromen möglich.

➤ **Prognose:**
- *Anenzephalie:*Nicht lebensfähige Fehlbildung.
- *Exenzephalie:* Nicht lebensfähige Fehlbildung.
- *Enzephalozele:*
  - Je nach Größe und Lokalisation des Defektes infauste Prognose.
  - Bei kleineren Defekten Vorstellung in der Neurochirurgie.
  - Vit.B12-Prophylaxe bei erneuter Schwangerschaft.

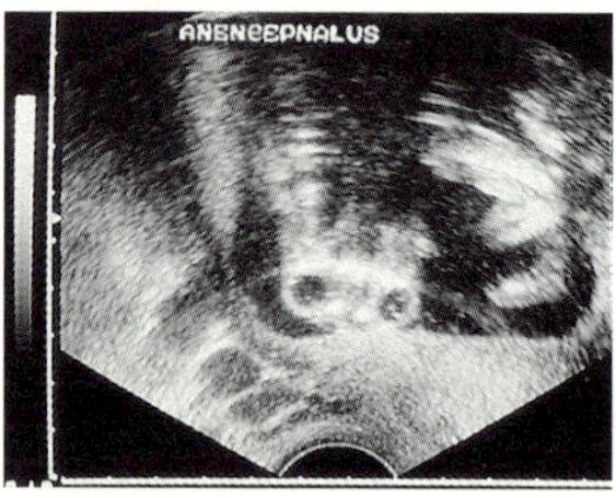

Abb. 154 Anenzephalus in der 20. SSW

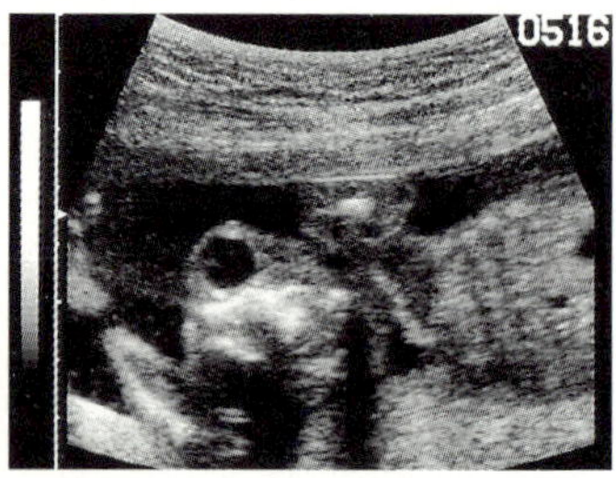

Abb. 155 Anenzephalus in der 20. SSW

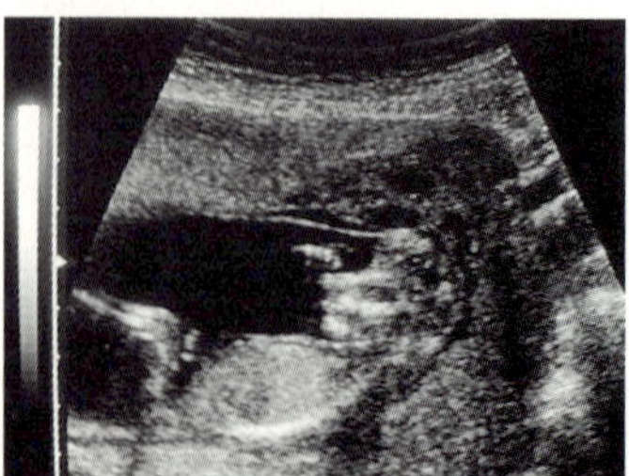

Abb. 156 Zephalocele in der 14. SSW

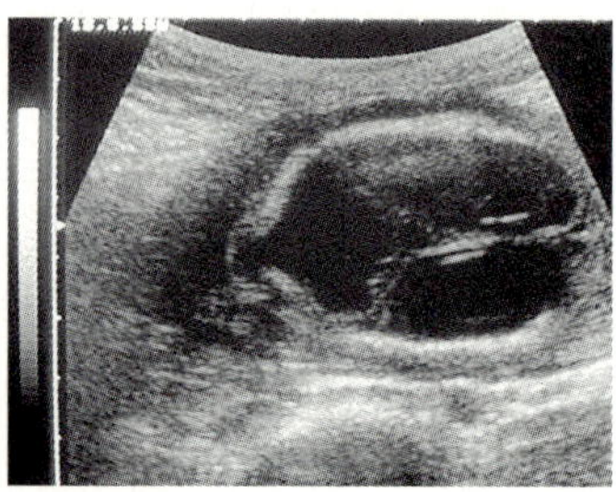

Abb. 157 Okzipitale Enzephalozele

Hydrozephalus: Grundlagen und Übersicht

- **Definition:** Erweiterung des zerebralen Ventrikelsystems, vor allem der Seitenventrikel, im weiteren Verlauf aber auch des III. und IV. Ventrikels, wobei beim Hydrozephalus internus nur das Ventrikelsystem erweitert ist, beim Hydrozephalus externus zusätzlich die Subarachnoidalräume. Ein pränatal diagnostizierter Hydrozephalus ist meistens ein Hydrozephalus internus.
- **Ätiologie:**
  - Die zerebrospinale Flüssigkeit wird in den Plexus choroidei gebildet und in den subarachnoidalen Zisternen wieder rückresorbiert.
  - Aufgrund einer Passagestörung, Druckveränderungen im Ventrikelsystem oder Resorptionsstörungen kommt es zu einer Erweiterung des Ventrikelsystems.
  - Häufigste Ursache ist die Passagestörung.
- **Formen:** Im wesentlichen existieren 2 Hauptformen:
  - Die Aquäduktstenose.
  - Der kommunizierende Hydrozephalus.
- **Inzidenz:** 0.3 – 0.8 Fällen auf 1000 Geburten.
- **Assoziation:** In 11% Vergesellschaftung mit Chromosomenaberrationen, z.B. Trisomie 21.
- **Begleitfehlbildungen:**
  - Häufig (70 – 90%) Assoziation mit weiteren Fehlbildungen.
  - *Zusätzliche intrazerebrale Fehlbildungen:*
    - Hypoplasie des Corpus callosum.
    - Zephalozele.
    - Arteriovenöse Fehlbildungen (z.B. Shunts).
    - Arachnoidalzysten.
  - *Zusätzlich extrazerebrale Fehlbildungen:*
    - Meningomyelozelen.
    - Nierenanomalien.
    - Herzfehler.
    - Gastrointestinale Fehlbildungen.
    - Lippen-Kiefer-Gaumenspalten.
    - Meckel-Syndrom.
    - Skelettdysplasien.
- **Sonographische Kriterien:**
  - Deutliche Erweiterung der Seitenventrikel mit pathologischem Ventrikel-Hemisphären-Index.
  - Mit zunehmender Progredienz Erweiterung des III. und IV. Ventrikels.
  - ✓ **Cave:**
    - Zu Beginn des 2. Trimenon bereitet die exakte Abgrenzung der lateralen Ventrikelwand gegenüber dem eigentlichen Parenchym aufgrund des physiologisch echoleeren Bereiches zwischen der lateralen Ventrikelwand und dem gut sichtbaren Parenchym an der inneren Schädelwandbegrenzung bei falscher Schallkopfposition und schlechter Grauwerteinstellung Schwierigkeiten. Außerdem ist der Ventrikel in dieser Gestationsperiode physiologischerweise breiter und beherrscht das intrazerebrale Schallbild.
    - Als Richtlinie kann ein Ventrikel-Hemisphären-Index (S. 62) unter 0,5 ab der 20. SSW als unauffällig gelten.

- **Procedere:**
  - Karyotypisierung.
  - Subtile Suche nach Begleitfehlbildungen und Ausschluß kongenitaler Infektionen, insbesondere Toxoplasmose, Zytomegalie und Rubella.
  - Regelmäßige sonographische Verlaufkontrollen.
  - Als Ultima ratio intrauterine Therapieverfahren:
    - Zephalozentese: hohe Mortalität, große Blutungsgefahr, Nachlaufen der zerebrospinalen Flüssigkeit innerhalb kürzester Zeit. Indikation: In seltenen Fällen aus geburtsmechanischen Gründen als kurzfristige Entlastung unmittelbar vor der Geburt.
    - Ventrikulo-amniale Shunteinlage: ca. 20% Mortalität, in über $^2/_3$ der Fälle bleibende Restschäden.
  - Gegebenenfalls Indikation zur Sektio.
- **Prognose:**
  - Keine generelle Aussage möglich.
  - Hohe Mortalität in den Fällen mit zusätzlichen erheblichen Begleitfehlbildungen.
  - Geistige Retardierung überwiegend in den Fällen, in denen zusätzlich Zephalozelen, intrakranielle Zysten des Corpus callosum, Arachnoidalzysten oder eine Mikrozephalie bestehen.
  - Die Resthirnmanteldicke ist kein absolut sicherer Parameter für die Beurteilung der mentalen Entwicklung.
  - Es gibt sponate Remissionen in utero.

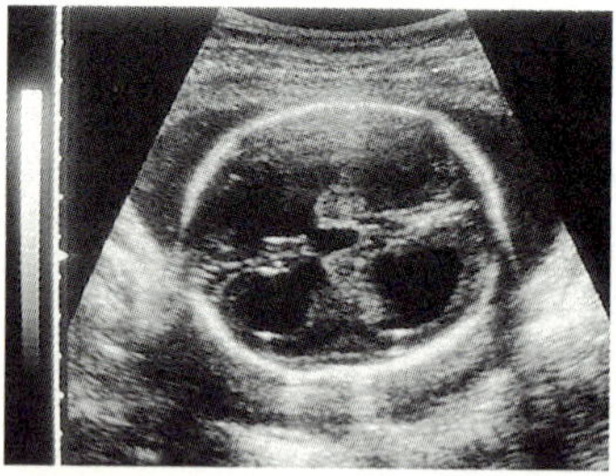

Abb. 158 Hydrozephalus bei Spina bifida

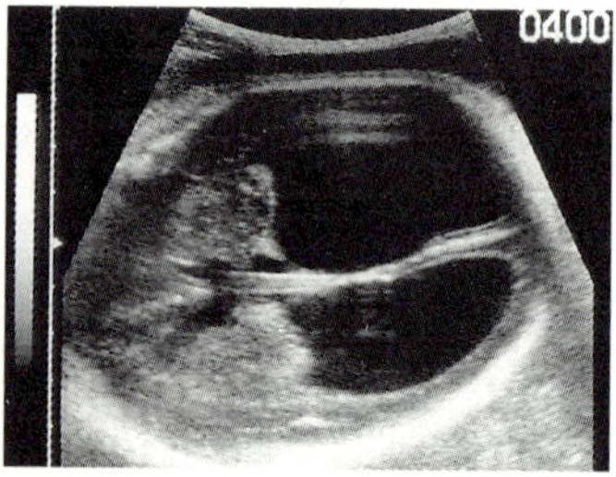

Abb. 159 Hydrozephalus bei V.a. Aquäduktstenose

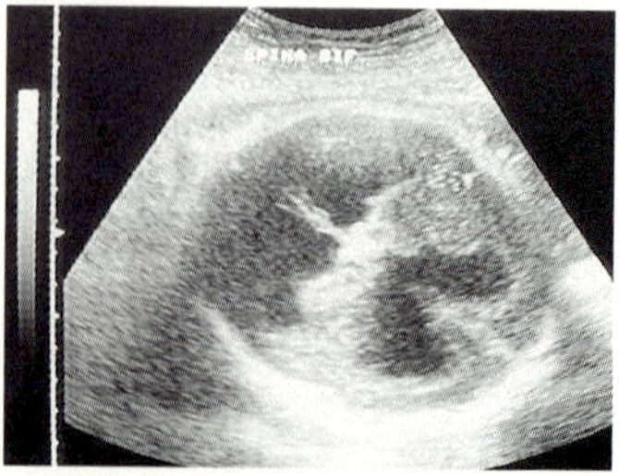

Abb. 160 Hydrozephalus bei Spina bifida

Hydrozephalus bei Aquäduktstenose (Abb. 159)

- **Definition:** Einengung des Aquaeductus cerebri, häufigste Form des kongenitalen Hydrozephalus.
- **Inzidenz:**
  - In 45% der Fälle eines Hydrozephalus.
  - Knaben häufiger (1–8 mal) als Mädchen betroffen.
- **Ätiologie:**
  - 50% im Rahmen einer pränatalen Infektion.
  - Genetisch bedingt, u.a. durch x-chromosomal rezessive Vererbung.
  - Radioaktive Strahlenexposition.
- **Begleitfehlbildungen:**
  - In ca. 16% der Fälle.
  - Bei der x-assoziierten Aquäduktstenose fallen besonders häufig Daumendeformitäten und Klumpfüße auf.
- **Sonographische Kriterien:** Dilatation der Seitenventrikel und des III. Ventrikels bei normal weitem IV. Ventrikel.
- **Procedere:**
  - TORCH-Serologie (S. 141).
  - Karyotypisierung.
  - Indikation zur Sektio bei extremem Kopfumfang.
- **Prognose:**
  - 30% Mortalität.
  - 50% normale geistige Entwicklung.

Kommunizierender Hydrozephalus

- **Definition:** Erweiterung des Ventrikel- und Subarachnoidalsystems aufgrund einer Abflußbehinderung des Liquors aus dem Cerebrum.
- **Inzidenz:** In 38% der Fälle eines Hydrozephalus.
- **Ätiologie:** Im Rahmen einer Sinusobliteration, Subarachnoidalblutung oder eines Plexus-choroideus-Papillom. Bei Neuralrohrdefekten.
- **Sonographische Kriterien:**
  - Erweiterung aller 4 Ventrikelräume und der subarachnoidalen Zisternen.
  - Die Erweiterung des Subarachnoidalraumes kann der erste Hinweis sein.
- **Procedere:**
  - Karyotypisierung.
  - Indikation zur Sektio bei gleichzeitigem Neuralrohrdefekt oder bei extremem Kopfumfang.
- **Prognose:**
  - Mit 11% Mortalität insgesamt beste Prognose.
  - In über 80% normale geistige Entwicklung.

Holoprosenzephalie

- **Definition:** Komplexe Hirnfehlbildung, die durch eine Furchungsstörung des Prosenzephalon entsteht. Typischerweise kombiniert mit Gesichtfehlbildungen im Sinne von Mittelliniendefekten.
- **Inzidenz:** 1 : 16000 – 1 : 40000.

Zweites und drittes Trimenon: Neuralrohrdefekte, Kopf

- **Ätiologie**: Numerische Chromosomenaberationen, v.a. Trisomie 13, 18. Strukturelle Chromosomenstörungen (18 p-), teratogene Noxen wie Strahlenexposition Phenytoin, Alkohol, frgl. maternaler Diabetes, Infektionen (CMV, Röteln, Toxoplasmose).
- **Formen**:
  - Alobar (Im folgenden wird nur diese beschrieben, da sie die häufigste pränatale Form darstellt).
  - Semilobar.
  - Lobar.
- **Sonographische Kriterien**:
  - Massive intrazerebrale Flüssigkeitsansammlung.
  - Fehlende Darstellung der Falx cerebri und damit fehlende Trennung der Hemisphären.
  - Darstellung eines Monoventrikels.
  - Verschmolzener Thalamus.
  - Fehlender III. Ventrikel.
  - Zusätzliche Gesichtsdefekte: extremer Hypotelorismus bis zur Zyklopie, Anopthalmie, Lippen-Kiefer-Gaumenspalte, Fehlbildungen der Nase bis zur Arrhinencephalie, Mikrostomie.
- **Differentialdiagnose**: Hydrozephalus (kommunizierender Hydrozephalus und Aquäduktstenose), isoliert zystische Fehlbildungen (z.B. Dandy-Walker-Malformation).
- **Assoziation:** Herz und Extremitätenfehlbildungen, Omphalozele, Gastro/rachischisis.
- **Procedere**: Karyotypisierung, TORCH- Serologie.
- **Prognose:** Im überwiegenden Teil der Fälle infaust.

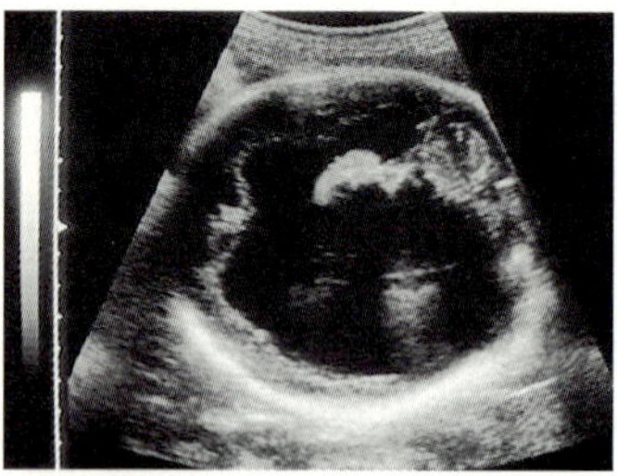

Abb. 161 Holoprosenzephalie, Darstellung des typischen Monoventrikels

Dandy-Walker-Malformation

- **Definition:**Die Dandy-Walker-Malformation ist gekennzeichnet durch
  - 1) Das Auftreten eines Hydrozephalus unterschiedlichen Ausmaßes,
  - 2) einer Zyste im Bereich der hinteren Schädelgrube, die mit dem IV. Ventrikel kommuniziert und
  - 3) A- bzw Hypoplasie des Vermis cerebelli.
- **Inzidenz:** In 12% aller Fälle eines Hydrozephalus.

- **Ätiologie und Pathophysiologie:** Hypothetische Annahme einer Überproduktion von Gehirnflüssigkeit im IV.Ventrikel, die zur Herniation der hinteren Schädelgrube führt.
- **Assoziation**:
  - Meckel-Syndrom.
  - Turner-Syndrom.
  - Trisomien und Triploidien.
  - Pränatalen Infektionen.
- **Begleitfehlbildungen:** (In bis zu 50% der Fälle):
  - Agenesie des Corpus callosum.
  - Enzephalozele.
  - Polyzystische Nieren.
  - Kardiovaskuläre Fehlbildungen.
- **Sonographische Kriterien:**
  - Neben der Ventrikulomegalie zeigen sich zystische Strukturveränderungen in der hinteren Schädelgrube.
  - DD: Arachnoidalzysten und Dilatation der Cisterna magna.
- **Procedere:** Karyotypisierung.
- **Prognose:**
  - Insgesamt schlecht, jedoch keine einheitlichen Angaben in der Literatur.
  - Mortalität ca. 50%.
  - Zerebrale Schädigung der überlebenden Kinder mit 50% hoch.

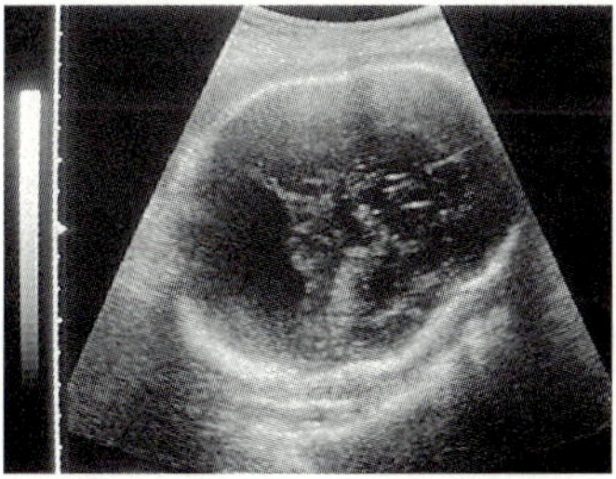

Abb. 162 Dandy-Walker-Syndrom

Plexus-choroideus-Zysten

- **Definition:** Zystische, ein- oder beidseitig auftretende, meist runde Strukturen des Plexus choroideus. Sie können sich im Schwangerschaftsverlauf zurückbilden.
- **Inzidenz:** Prävalenz 0,5 – 1%, es gibt keine einheitlichen Literaturangaben.
- **Assoziation:** Mit Trisomie 18, selten mit Trisomie 13 oder 21.
- **Begleitfehlbildungen**:
  - Selten Nieren- und Herzfehlbildungen.
  - Handfehlstellungen.
- **Sonographische Kriterien:** Die innerhalb der beiden Seitenventrikel gut darstellbaren Plexus choroidei imponieren vornehmlich im Hinterhornbereich als echodichte Strukturen. Die Zysten lassen sich dann gut abgrenzen.

- **Procedere:**
  - Bei beidseitigen Zysten Indikation zur Karyotypisierung, da diese Veränderung häufig mit numerischen Chromosomenstörungen assoziiert sein soll.
  - Bei eigenen Untersuchungen fanden wir dagegen nur in einem Fall mit beidseitigen Plexuszysten > 3 cm eine Trisomie 18 mit weiteren Fehlbildungen.
  - Unseres Erachtens genügt der ausführliche Ausschluß weiterer Fehlbildungen, beim isolierten Auftreten von Plexuszysten besteht keine Indikation zur Karyotypisierung.
- **Prognose:** Abhängig vom Auftreten weiterer Auffälligkeiten, ansonsten gut.

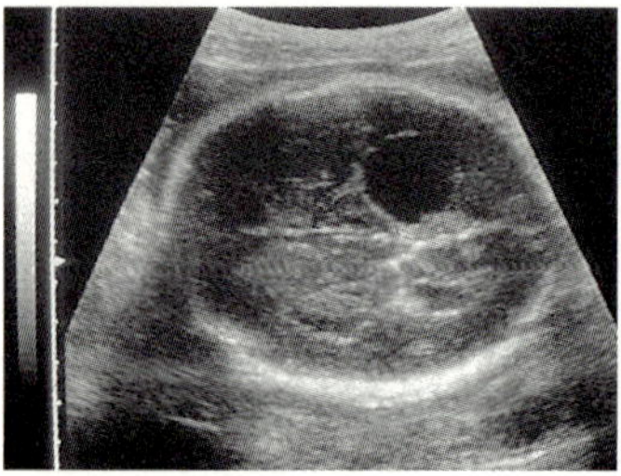

Abb. 163 Arachnoidalzyste

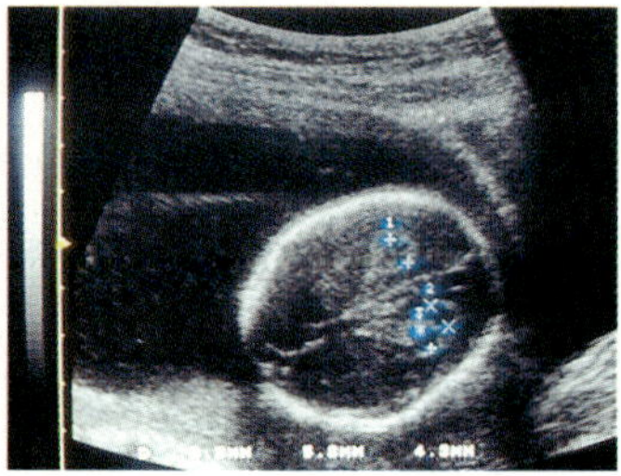

Abb. 164 Kleine Plexus-choroideus-Zysten beidseits

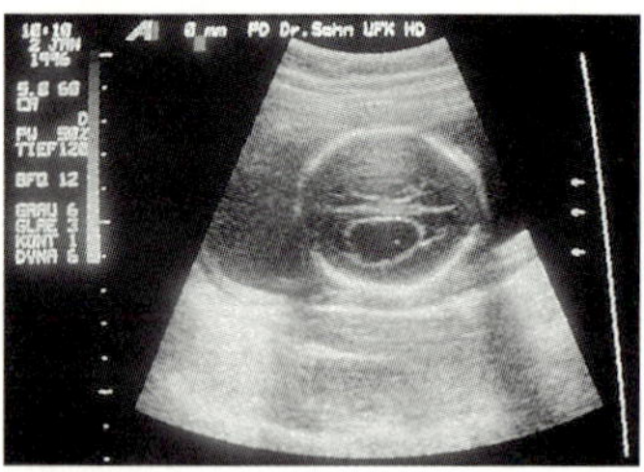

Abb. 165 Große Plexus-choroideus-Zysten

Mikrozephalie

- **Definition:** Eine Mikrozephalie zeichnet sich durch einen Kopfumfang aus, der unterhalb der doppelten Standardabweichung für das jeweilige Gestationsalter liegt bei normalen anderen Biometriewerten. Ein kleiner BPD oder FOD ist kein diagnostischer Beweis für eine Mikrozephalie. Wie bei vielen Fehlbildungen bestehen fließende Übergänge zwischen der noch normalen kleinen Kopfform, auch familiär vorkommend, und der beginnenden Mikrozephalie.
- **Inzidenz:** 1,6 : 1000.

- **Ätiologie**:
  - Numerische und strukturelle Chromosomenaberrationen.
  - Pränatale Infektionen (z. B. Röteln, CMV, Toxoplasmose).
  - Chemische Noxe (z. B. Alkohol, Hydantoin).
  - Stoffwechselerkrankungen (z. B. Phenylketonmurie).
  - Strahlenexposition.
  - Im Rahmen von Syndromen (z. B. Cornelia-DeLange-Syndrom).
- **Begleitfehlbildungen** (In über 50% der Fälle):
  - Neuralrohrdefekte.
  - Hydrozephalus.
- **Sonographische Kriterien:**
  - Der Kopfumfang liegt unterhalb der 2-fachen Standardabweichung für das jeweilige Gestationsalter bei normaler, zeitgerechter Biometrie des Abdomens und der Extremitäten.
  - Die Diagnose einer Mikrozephalie als isolierte Fehlbildung ist schwierig und setzt die Kenntnis des exakten Gestationsalters voraus.
- **Procedere – TORCH:**
  - Karyotypisierung.
  - Ausschluß von Begleitfehlbildungen.
  - Engmaschige Verlaufskontrollen zur Beurteilung einer weiteren Progredienz.
  - Bei unauffälligem CTG keine Indikation für eine primäre Sektio.
- **Prognose:**
  - Abhängig vom Ausmaß der Mikroenzephalie, von zerebralen Strukturdefekten oder anderen Begleitfehlbildungen.
  - Keine Korrelation zwischen dem Schweregrad der Mikrozephalie und dem Ausmaß einer postpartalen mentalen Behinderung möglich.

Zweites und drittes Trimenen: Fehlbildungen des Gesichtes

Hypertelorismus

- **Definition:** Vergrößerter Augenabstand (> 95. Perzentile).
- **Inzidenz:** Selten.
- **Assoziation:** Selten isoliert, meist im Rahmen von Syndromen und Chromosomenanomalien.
- **Sonographische Kriterien:** Ausgehend vom Frontal- oder Horizontalschnitt sollen die Orbitae symmetrisch getroffen werden. Gemessen wird entweder der äußere Augenabstand oder der innere Orbitaabstand.
- **Procedere:** Sorgfältiger Ausschluß weiterer Fehlbildungen, ggfs. Karyotypisierung.
- **Prognose:** Bei isoliertem Hypertelorismus allein kosmetische Problematik, sonst abhängig von Begleitanomalien.

Hypotelorismus

- **Definition:** Augenabstand unter der 5. Perzentile.
- **Inzidenz:** Sehr selten
- **Assoziation:**
  - Meist im Rahmen anderer schwerer Fehlbildungen und hier vor allem der Holoprosenzephalie.
  - Mikrozephalie.
  - Trisomie 13 und 21.
- **Sonographische Kriterien:** S.o.
- **Procedere:** S.o.
- **Prognose:** Abhängig von der assoziierten Fehlbildung

Lippen-Kiefer-Gaumenspalte

- **Definition:** Hemmungsmißbildung im Bereich von Oberlippe, Kiefer und weichem Gaumen. Das Vollbild entspricht dem sog. Wolfsrachen. Es werden mediane und laterale Spaltbildungen unterschieden.
- **Inzidenz:**
  - Die mediane Spaltbildung ist sehr selten und macht nur etwa 0,2 bis 0,7% aller Lippen-Kiefer-Gaumenspalten aus.
  - 1 : 700 Lebendgeburten.
  - 13% aller kongenitalen Fehlbildungen (zweithäufigste Störung).
  - 50% der Fälle betreffen Lippen und Gaumen, je 25% isolierte Störung.
- **Assoziation:**
  - *Mediane:* Meist im Rahmen eines Mittellinien-Syndroms mit Holoprosenzephalie.
  - *Laterale:* Bei isolierter Gaumenspalte 50% assoziiierte Anomalien. Bei Lippen-Kiefer-Spalte nur 13% assoziierte Fehlbildungen.
    - Skelettdysplasien.
    - Chromosomenanomalien (Trisomie 13,18,21,Triplodie).
    - Autosomal dominante oder rezessive Erbgänge.
- **Sonographische Kriterien:**
  - Im Coronarschnitt, d. h. der Aufsicht auf das fetale Gesicht, sind Lippenspalten als Unterbrechung der echoreichen Oberlippe am besten zu erkennen.
  - Die Darstellung einer isolierten Gaumenspalte ist auch für den Erfahrenen sehr schwierig.

- Der Oberkiefer stellt sich als hufeisenförmige, echodichte Struktur mit den wabig aussehenden Alveolarhöhlen im Frontalschnitt dar.

➤ **Procedere:** Sorgfältiger Ausschluß weiterer Fehlbildungen, Karyotypisierung.

➤ **Prognose:** Bei isolierten Defekten gute kosmetische und funktionale Ergebnisse.

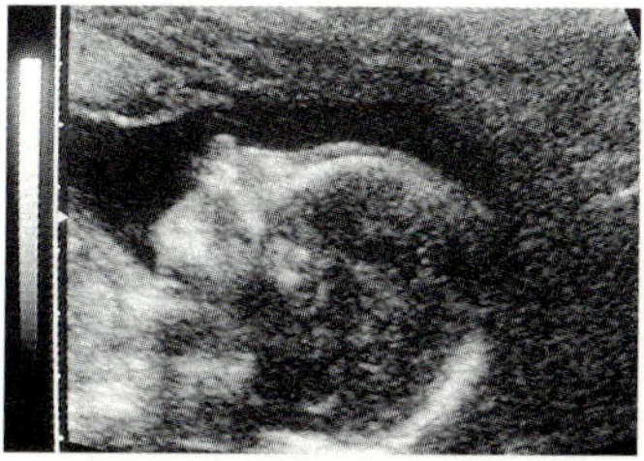

Abb. 166 Profil bei doppelseitiger Lippen-Kiefer-Gaumen-Spalte. Es kommt ein sogenannter Vorkiefer zur Darstellung

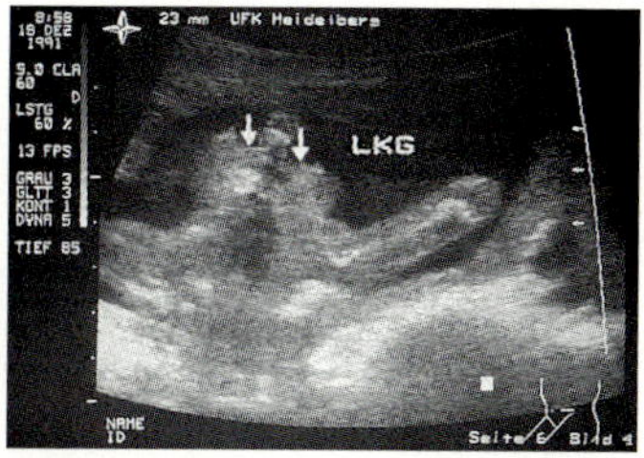

Abb 167 Beidseitige laterale Lippen-Kiefer-Spalte

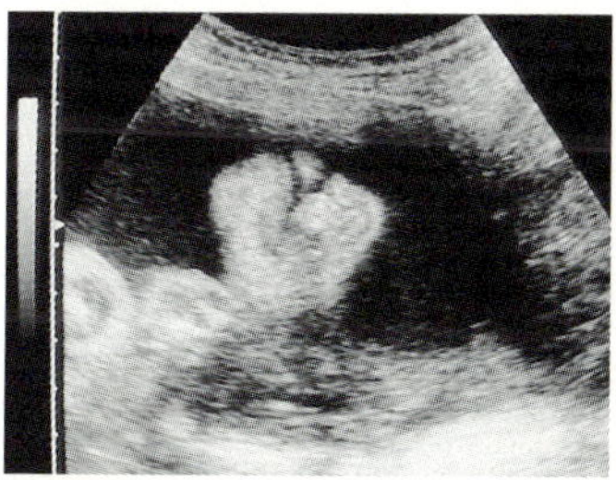

Abb 168 Einseitige laterale Lippen-Kiefer-Gaumen-Spalte

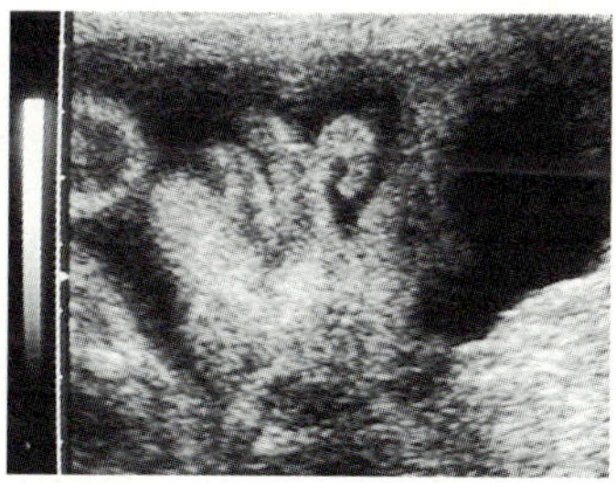

Abb 169 Diskrete Lippenspalte

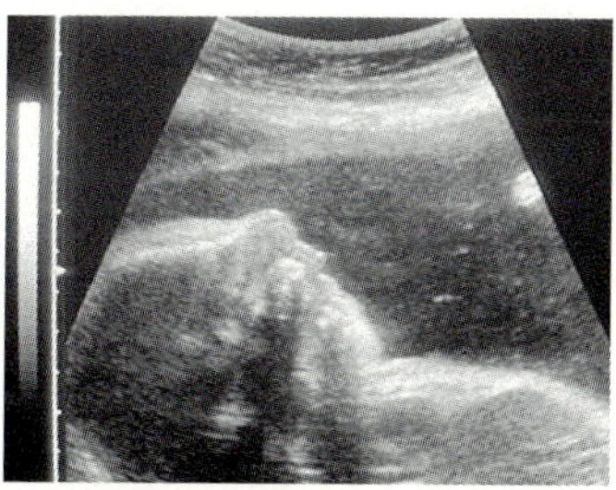

Abb. 170 Extrem auffälliges Profil bei Trisomie 13

Fetale Struma

- Siehe Abb. 173

Zervikales Teratom

- Siehe Abb. 174

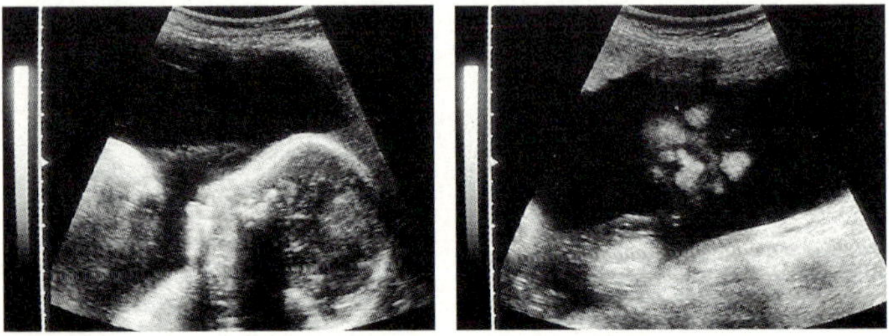

a b

Abb. 171 a) Auffälliges Profil bei fehlendem Nasenskelett. b) Aufsicht, gleicher Fet wie Abb. a)

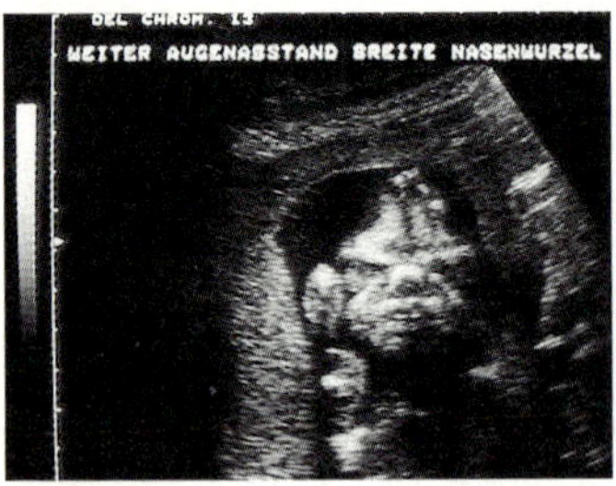

Abb 172 Auffälliges Gesichtsprofil mit Hypertelorismus und breiter Nasenwurzel

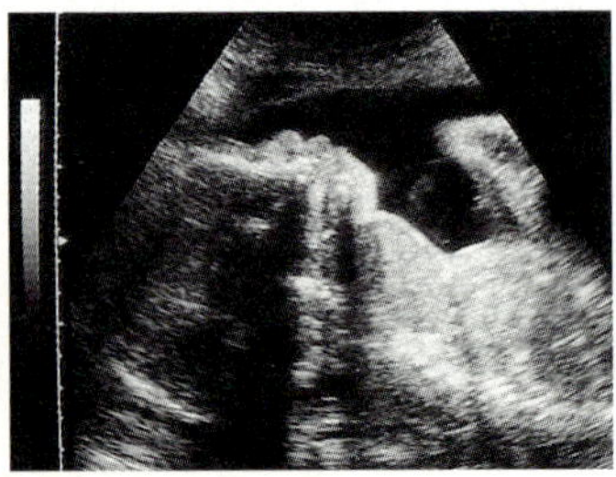

Abb. 173 Fetale Struma, der Kopf ist in überstreckter Haltung

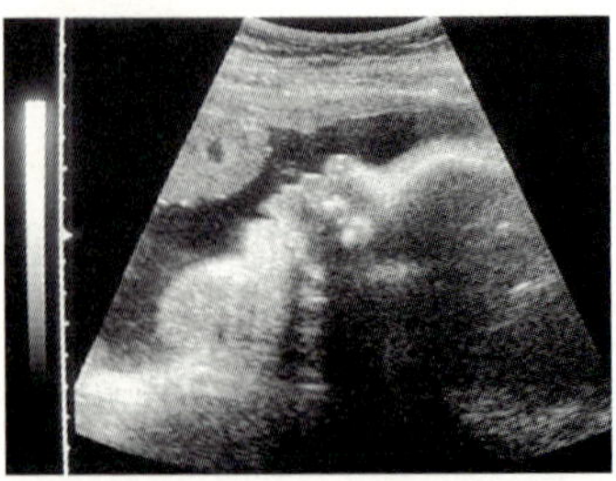

Abb. 174 Zervikales Teratom

Zweites und drittes Trimenon: Fehlbildungen des Herzens

Grundlagen

- **Vorbemerkung:** Die familiäre Disposition (hohes Wiederholungsrisiko) zwingt zu einer sehr subtilen vorgeburtlichen Diagnostik des Herzens und des fetalen Kreislaufsystems.
- **Inzidenz:**
  - 4–8 Kinder auf 1000 Lebendgeburten.
  - Damit stehen Fehlbildungen des Herzens unabhängig von ihrer Spezifikation an erster Stelle.
- **Assoziation:**
  - Mit genetischen Grunderkrankungen.
  - Mit mütterlichen Systemerkrankungen:
    - Diabetes mellitus.
    - Kollagenosen.
- **Indikationen zur Herzdiagnostik :**
  - Positive Familienanamnese.
  - *Maternale Erkrankungen:* Diabetes mellitus, Kollagenosen (LE).
  - *Pharmaka:* Hydantoin, Isoretinoin, Lithium, Trimethadion, Amphetamin, Alkoholabusus.
  - *Infektionen:* Röteln, Zytomegalie, Coxsackie, Hohe Strahlenexposition.
  - Fetale Fehlbildungen: ZNS, Nieren, Gastrointestinaltrakt.
  - Chromosomenaberrationen.
  - Spezielle Syndrome: Noonan-Syndrom, Zwergwuchsformen, NIHF.
  - Fetale Arrhythmien.
  - IUGR.
  - Mehrlingsschwangerschaften, insbesondere bei monoamniotischen Zwillingen.
- **Häufigkeit der verschiedenen Herzfehler:**
  - VSD: 32 %.
  - Pulmonalstenose: 9 %.
  - ASD: 8 %.
  - AV-Kanal: 7 %.
  - Fallot-Tetralogie: 7 %.
  - Transposition der großen Gefäße: 5 %.

Praktische Hinweise zur Durchführung der Echokardiographie

- **Exemplarische Darstellung einer systematischen Untersuchung:**
  - *Vorbemerkung:* Durch ein schematisches schrittweises Vorgehen ist sichergestellt, daß die anatomischen Strukturen des Herzens richtig zugeordnet werden. Dadurch wird die diagnostische Sicherheit erhöht, dies führt vor allem in Fällen mit besonderer Lageanomalie, z. B. Situs inversus, Primäre Dextrokardie, Ausflußtraktanomalie (TGA) zur richtigen Diagnose.
  - *1. Schritt:* Überprüfung der Lage der Intestinalorgane im Oberbauch zum Ausschluß einer Rotationsanomalie. Darstellung des Magens auf der linken Seite, der Leber und der V. cava inferior auf der rechten Seite.

- *2. Schritt:* Überprüfung der Lage des Herzens:
  - Herztopographie korrekt?
  - Herzachse nach links gerichtet?
  - Ziehen Sie eine gedachte gerade Linie zwischen WS und vorderer Thoraxwand durch das Herz. Links dieser Linie sollten $^2/_3$, rechts $^1/_3$ liegen.
- *3. Schritt:* Identifikation der Vorhöfe (Einmündung der Hohlvene, Klappe des Foramen ovale schlägt in den linken Vorhof) und der Kammern.
- *4. Schritt:* Überprüfung der korrekten atrio-ventrikulären Verbindung.
- *5. Schritt:* Überprüfung der korrekten ventrikulären Ausflußbahnen:
  - Die A. pulmonalis entspringt dem rechten Ventrikel.
  - Die Aorta entspringt dem linken Ventrikel.

➤ **Darstellung der wichtigsten sonographischen Ebenen:**
- *Vorbemerkung:* Nicht alle Vitien sind im Vierkammerblick sicher zu diagnostizieren. Deshalb muß die Untersuchung immer in 2 Ebenen durchgeführt werden. Folgende Fehlbildungen können mit einem unauffälligen Befund im Vierkammerblick einhergehen:
  - Transposition der großen Gefäße.
  - Double-outlet right ventricle.
  - Fallot-Tetralogie.
  - Diskrete Stenose im Ausflußtrakt.
  - Sehr kleiner ASD.
  - Sehr kleiner VSD.
  - Partielle Lungenvenenfehleinmündung.
- *Vier-Kammer-Ebene:* Folgende Parameter werden beurteilt:
  - Lage des Herzens im Thorax.
  - Richtung der Herzachse.
  - Herzgröße.
  - Rhythmik und Kontraktilität.
  - Größe der Ventrikel und Vorhöfe.
  - Lage und Funktion von Mitral- und Trikuspidalklappe, die Trikuspidalklappe liegt etwas tiefer als die Mitralklappe.
  - Kontinuität der Septen zwischen den Vorhöfen und den Kammern.
  - Foramen Ovale.
  - Regelrechte Mündung der pulmonalen und systemischen Venen.
  - *Cave*: Der Vierkammerblick ist die Grundeinstellung der fetalen Echokardiographie und erfaßt einen Großteil der relevanten Herzfehler.
  - Zur Biometrie des Herzens im 4-Kammerblick (enddiastolisch) verweisen wir auf die entsprechende Literatur (z. B. Chaoui, R. et al., Geburtshilfe und Frauenheilkunde 54, 92 – 97,1994).
- *Kurze Herzachse:* Durch leichtes Kippen des Schallkopfes nach kranial gelangt man aus dem Vierkammerblick in diese Ebene. Beurteilt werden folgende Kriterien:
  - Abgang der Aorta und anschließend des Truncus pulmonalis.
  - Überkreuzung der beiden großen Ausflußbahnen.
  - Vergleich der Gefäßkaliber.
  - Pulmonalklappe.
  - Aortenklappe.

➤ **Ergänzende Untersuchungen:** Bei Shuntvitien ist ergänzend zur zweidimensionalen Echokardiographie die Doppler-Echokardiographie zur Messung der Flußgeschwindigkeit und der Flußrichtung sowie zum Nachweis von Turbulenzen angezeigt.

Procedere bei allen Herzfehlern

- Zunächst sorgfältiger Ausschluß weiterer kardialer Auffälligkeiten, evtl. mit einem Kinderkardiologen.
- Ausschluß weiterer extrakardialer Begleitfehlbildungen.
- Karyotypisierung.
- Engmaschige Überwachung des Kindes und Ausschluß von Insuffizienzzeichen.
- Entbindung möglichst in Terminnähe im perinatologischen Zentrum.

Ventrikelseptumdefekt (VSD)

- **Definition:** Defekt im interventrikulären Septum.
- **Lokalisation:**
  - Zu 80% in der Pars membranacea lokalisiert.
  - Zu 20% in der Pars muscularis lokalisiert.
- **Inzidenz:** Mit 32% aller Lebendgeburten mit Herzfehler die häufigste Fehlbildung.
- **Assoziation:** Mit chromosomalen Störungen (Trisomie 21,18,13).
- **Begleitfehlbildungen:** In 50% weitere Herzfehler.
- **Sonographische Kriterien:**
  - Beurteilung am besten möglich, wenn das Septum senkrecht zur Schallrichtung verläuft. Defekte ab 2 mm erkennbar.
  - Bestätigung der Diagnose grundsätzlich in mehreren Schnittebenen.
  - Beweis durch Nachweis eines bidirektionalen Shunts im Farbdoppler.
- **Prognose:** Gut bei isoliertem VSD.

Vorhofseptumdefekt (ASD)

- **Definition:** Defekt im Vorhofseptum.
- **Formen:** Es werden zwei Typen unterschieden:
  - Der seltenere Ostium primum-Typ, der im unteren Septumteil lokalisiert ist.
  - Der häufigere Ostium secundum-Typ, der einem zu großen Foramen ovale entspricht, wobei die Klappe des Foramen ovale postnatal nicht dicht schließt.
- **Inzidenz:** 7–8% aller Lebendgeburten mit Herzfehler.
- **Assoziation:** Mit Chromosomenanomalien.
- **Begleitfehlbildungen:**
  - Andere komplexe Herzfehler.
  - Lageanomalien des Herzens
- **Komplikationen**: Rhythmusstörungen.
- **Sonographische Kriterien:**
  - *Ostium primum-Typ:*
    - Links-rechts-Shunt im Farbdoppler.
    - ASD von diesem Typ werden auch dem Formenkreis des AV-Kanals zugeordnet (s. u.).
  - *Ostium sekundum-Typ:* Pränatal sehr schwierig zu diagnostizieren.
- **Prognose:** Gut bei isolierten Defekten.

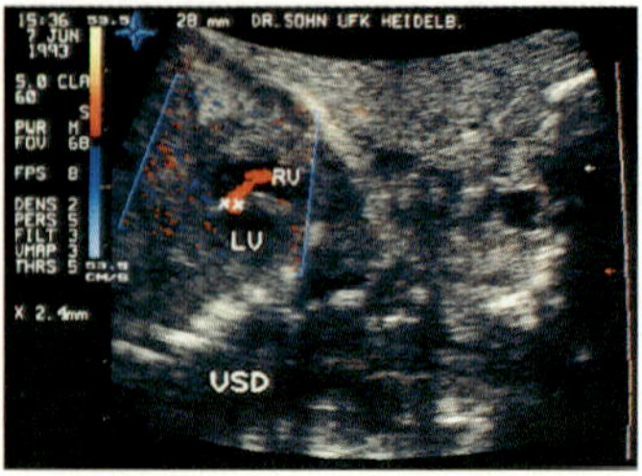

Abb. 175 Darstellung eines kleinen Ventrikelseptumdefekts

AV-Kanal

- **Definition:** Der komplette AV-Kanal ist die Kombination aus einem Ostium-primum Defekt, einem VSD und nur einer gemeinsamen dysplastischen AV-Klappe.
- **Inzidenz:** 7,4% aller lebendgeborenen Kinder mit Herzfehler.
- **Assoziation:** In 50% Trisomie 21.
- **Begleitfehlbildungen:** Fehlbildungen der großen Gefäße.
- **Sonographische Kriterien:**
  - Im Vierkammerblick klassisches Bild, das Herz erscheint in der Mitte wie „ausgestanzt".
  - Fehlende separate Darstellung des linken und rechten Einflußtraktes im Farbdoppler.
  - Ggf. Darstellung des durch die Herzinsuffizienz verursachten Hydrops.
  - Im Gefolge häufig Herzrhythmusstörungen im Sinne eines AV-Blocks.
- **Prognose:** Ungünstig, besonders wenn bereits pränatal Insuffizienzzeichen auftreten. Hohes OP Risiko mit einer Letalität von 30%.

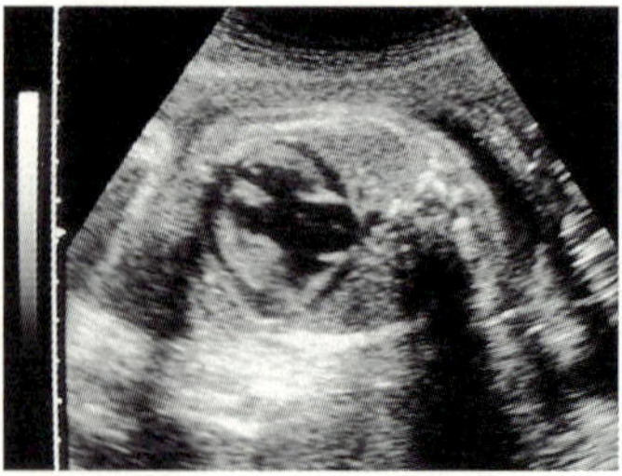

Abb. 176 Kombination eines Vorhofseptum- und Ventrikelseptumdefekts (Kompletter AV-Kanal)

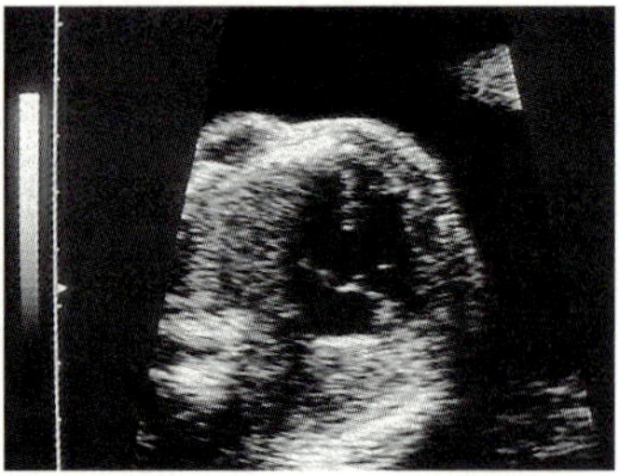

Abb. 177 Kompletter AV-Kanal

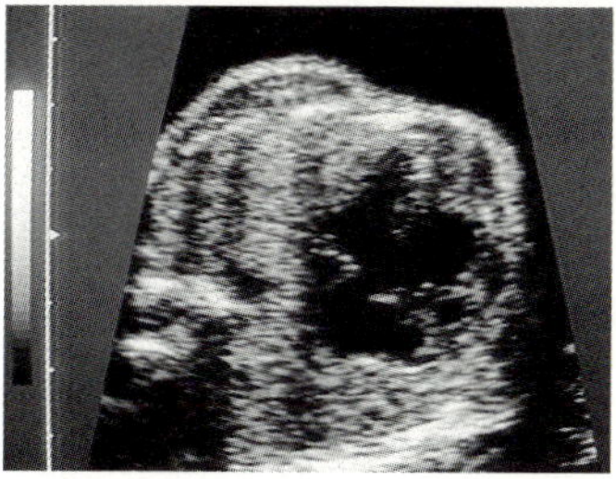

Abb. 178 Kompletter AV-Kanal

Pulmonalstenose

- **Definition:** Verengung im Bereich der pulmonalen Ausflußbahn
- **Formen:** Es werden drei Formen unterschieden:
  - Die infundibuläre Pulmonalstenose als Folge einer Hypertrophie des rechten Ventrikels.
  - Die valvuläre Pulmonalstenose mit Verwachsungen und Verklebungen der Kommissuren oder einer dysplastisch verklumpten Klappe.
  - Die supravalvuläre Pulmonalstenose.
- **Inzidenz:** Mit 9% aller Lebendgeborenen mit Herzfehler der zweithäufigste Herzfehler.
- **Assoziation:**
  - Noonan-Syndrom.
  - Mütterliche Rötelninfektion.
- **Begleitfehlbildungen:**
  - Häufig isoliertes Vorkommen, dann ist die pränatale Diagnosestellung schwierig.
  - Vorhofseptumdefekt II.
  - Lungenvenenfehlmündung.
- **Sonographische Kriterien:**
  - Darstellung verdickter Segel und ruckartiger Öffnungsbewegungen, die für alle Klappenstenosen typisch sind.
  - Darstellung von Turbulenzen über der Klappenebene im Farbdoppler.
  - Darstellung einer retrograden Füllung des Truncus über den Ductus arteriosus bei hochgradiger Stenose und gleichzeitig vorhandenem VSD.
  - Abhängig vom Stenosegrad werden hämodynamisch bedingte Sekundärveränderungen manifest:
    - Sekundär poststenotische Dilatation des Truncus pulmonalis.
    - Hypertrophie des rechten Ventrikels.
- **Prognose:**
  - Abhängig von Begleitfehlbildungen
  - 12,5 – 16% Letalität bei OP.

Zweites und drittes Trimenon: Fehlbildungen des Herzens

Aortenstenose

➤ **Definition:** Verengung im Bereich der aortalen Ausflußbahn
➤ **Formen:** Es werden drei Formen unterschieden:
- Am häufigsten (80%) ist die valvuläre Aortenstenose durch Verwachsungen der Kommissuren.
- In 15% der Fälle liegt die Einengung unterhalb der Klappe.
- In 5% der Fälle liegt die Einengung oberhalb der Klappe.

➤ **Inzidenz:**
- 3% aller Lebendgeborenen mit Herzfehler.
- Das männliche Geschlecht ist viermal häufiger betroffen als das weibliche.

➤ **Assoziation:**
- Meist isoliertes Vorkommen
- Bei valvulärer Stenose manchmal Assoziation mit dem Turner-Syndrom.
- Bei supravalvulärer Stenose eher mit anderen kardialen Anomalien und mit dem Williams-Beuren-Syndrom.

➤ **Begleitfehlbildungen:**
- In 20–30% Aorteninsuffizienz.
- Bei hochgradiger Stenose auch Endokardfibroelastose.

➤ **Sonographische Kriterien:**
- In Abhängigkeit vom Grad der Stenose Nachweis einer linksventrikulären Hypertrophie.
- Eventuell Darstellung einer sekundär aufgetretenen Mitralinsuffizienz.
- Nachweis von Turbulenzen über der Aortenklappenebene im Farbdoppler.
- Darstellung von Aortenisthmusstenosen in Höhe der Einmündung des Ductus Botalli schwierig.

➤ **Prognose:** Zeigen sich bereits pränatal Veränderungen im LV im Sinne einer Myokardhypertrophie, ist die Prognose ungünstig („kritische“ Aortenstenose). Die sogenannte „einfache“ Aortenstenose hat eine günstige Prognose, die Diagnosestellung erfolgt häufig erst im Säuglingsalter.

Trikuspidalatresie

➤ **Definition:** Zwischen rechtem Vorhof und rechtem Ventrikel existiert keine offene Klappe.
➤ **Inzidenz:** 1% aller Lebendgeborenen mit Herzfehler.
➤ **Begleitfehlbildungen:** Weitere kardiale Fehlbildungen, häufig Ventrikelseptumdefekte. Aspleniesyndrom, Rotationsanomalien.
➤ **Sonographische Kriterien:**
- Fehlende Darstellung der großen Segel der Trikuspidalklappe im Vierkammerblick. Statt dessen zeigt sich die Klappe als echodichtes Gewebeband.
- Fehlende Darstellbarkeit des rechten Ventrikels, bzw. Darstellung eines sehr kleinen, hypoplastischen Ventrikels in Abhängigkeit von der Größe des VSD.
- Häufig Nachweis eines VSD als Verbindung zum linken Ventrikel.
- Unter Umständen Nachweis einer begleitenden Mitralinsuffizienz.
- Ggf. Hydropische Zeichen bei Herzinsuffizienz.

➤ **Prognose:**
- Eher schlecht.
- Hohe Mortalität (20–40%) bei palliativen OP-Verfahren.

Ebstein-Anomalie

- **Definition:** Verlagerung des Trikuspidalklappenansatzes apikalwärts in den rechten Ventrikel mit Bewegungseinschränkung und ausgeprägter Insuffizienz der Trikuspidalklappe und Dilatation des rechten Vorhofs.
- **Inzidenz:** 1 % aller Lebendgeborenen mit Herzfehler. Häufig bei Lithiumtherapie der Mutter.
- **Begleitfehlbildungen:**
  - In 30 % Pulmonalstenose oder -atresie.
  - Selten begleitende extrakardiale Fehlbildungen.
- **Sonographische Kriterien:**
  - Im Vierkammerblick Verlagerung des Trikuspidalklappenansatzes zur Herzspitze hin.
  - Funktionelle Verkleinerung des rechten Ventrikels mit entsprechender Vergrößerung des rechten Vorhofs durch eine ausgeprägte Trikuspidalinsuffizienz.
- **Prognose:** Bei nicht ausgeprägter Trikuspidalinsuffizienz können die Patienten bis zum Erwachsenenalter asymptomatisch bleiben.

Trikuspidaldysplasie

- **Definition:** Die Trikuspidalklappe ist verdickt und schlaff, aber an der richtigen Ansatzstelle.
- **Inzidenz:** 1 % aller Lebendgeborenen mit Herzfehler.
- **Begleitfehlbildungen:** In 80 % kombiniert mit Pulmonalstenose oder -atresie.
- **Sonographische Kriterien:**
  - Kardiomegalie durch Dilatation des rechten Vorhofes.
  - Darstellung eines Pendelflusses zwischen rechtem Vorhof und rechter Kammer im Farbdoppler.
  - Häufig Nachweis einer Obstruktion des rechten Ausflußtraktes.
- **Prognose:** Vgl Epstein-Anomalie.

Hypoplastisches Linksherzsyndrom

- **Definition:** Kombination einer Aortenatresie oder einer hochgradigen Aortenstenose mit einer Mitralatresie oder einer hochgradigen Mitralstenose. Der linke Ventrikel ist extrem hypoplastisch.
- **Inzidenz:**
  - 4 % aller Lebendgeborenen mit Herzfehler.
  - Fraglich autosomal rezessiver Erbgang.
- **Assoziation:** Eventuell mit Trisomie 18, 13.
- **Begleitfehlbildungen:** Selten Fehlbildungen der Nieren oder Zwerchfellhernien.
- **Sonographische Kriterien:**
  - Hochpathologischer Vierkammerblick.
  - Darstellung eines hypoplastischen linken Ventrikels mit hypoplastischem Ausflußtrakt und hypoplastischer Aorta ascendens.
  - Darstellung einer Mitralklappendysplasie.
  - Nachweis von nur einer AV-Klappe (Trikuspidalklappe).
  - Darstellung eines dilatierten rechtsventrikulären Ausflußtrakts.

➤ **Prognose:**
- Häufig infaust.
- Häufigste kardiale Todesursache im Säuglingsalter (25%).
- Auch palliative OP-Verfahren (Norwood) sind nur bedingt erfolgreich.

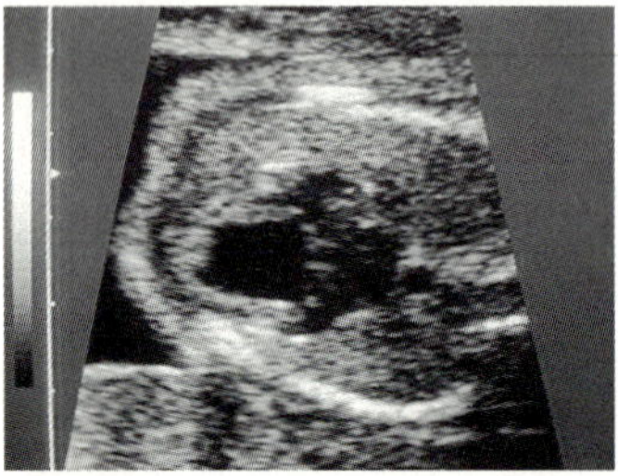

Abb. 179 Darstellung einer Linksherzhypoplasie

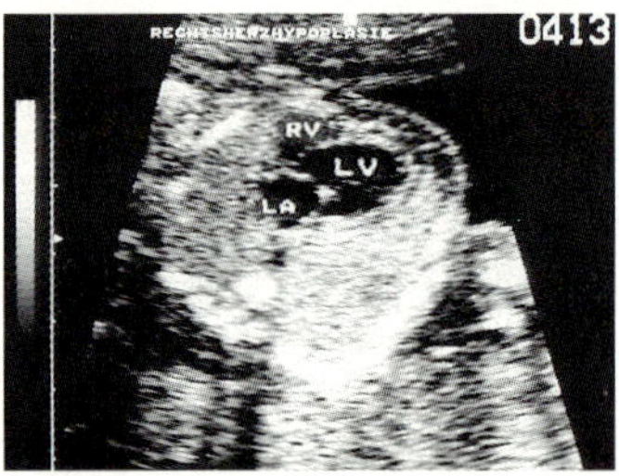

Abb. 180 Darstellung einer Rechtsherzhypoplasie

Fallot-Tetralogie

➤ **Definition:** Kombination aus VSD, reitender Aorta, Pulmonalstenose und Rechtsherzhypertrophie. Letztere muß pränatal nicht immer sicher nachweisbar sein.
➤ Inzidenz: 6–7% aller Lebendgeborenen mit Herzfehler.
➤ **Assoziation:** In 10% mit Chromosomenanomalien, z. B. Trisomie 21, 18.
➤ **Begleitfehlbildungen:**
- Häufig sind extrakardiale Fehlbildungen:
  - In 35% Spaltbildungen.
  - Gastrointestinaltrakt.
- Selten Fehlen der Pulmonalklappe.

➤ **Sonographische Kriterien:**
- Darstellung des VSD und der reitenden Aorta.

➤ **Prognose:** Gut bei Ausschluß extrakardialer Anomalien. Die 10-Jahresüberlebensrate liegt bei 85%.

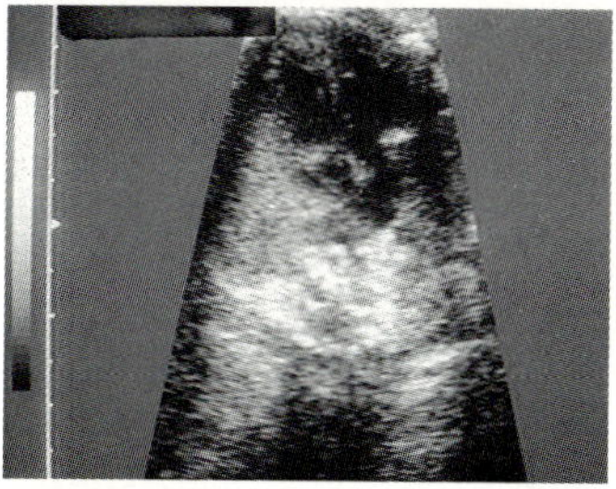

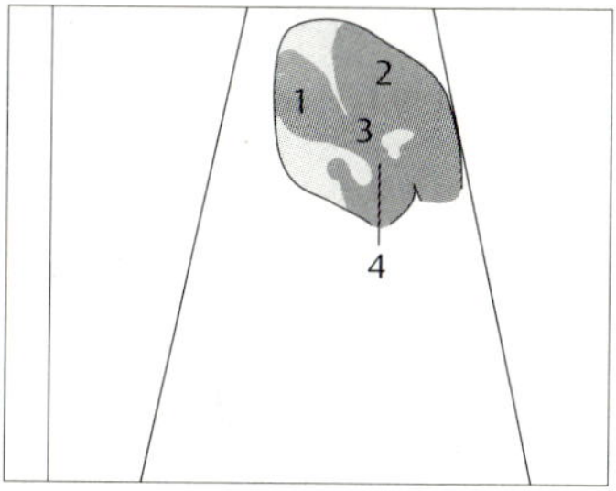

Abb. 181 Fallot-Tetralogie

Transposition der großen Gefäße (TGA)

- **Definition:** Parallelschaltung von Körper- und Lungenkreislauf, d.h. die Aorta entspringt dem rechten Ventrikel, der Truncus pulmonalis dem linken Ventrikel.
- **Inzidenz:**
  - 5% aller Lebendgeburten mit Herzfehler.
  - Etwa 9% aller Totgeburten.
- **Assoziation**: Selten mit chromosomalen Anomalien.
- **Begleitfehlbildungen:**
  - In 50% zusätzliche kardiale Fehlbildungen:
    - Ventrikelseptumdefekt.
    - Pulmonalstenose.
    - COA.
  - Extrakardiale Fehlbildungen sind selten (unter 10%)
- **Sonographische Kriterien:**
  - Darstellung des parallelen Abgangs beider großer Gefäßstämme aus den Ventrikeln.
  - Fehlende Überkreuzung der Gefäßstämme.
  - *Cave:* Bei alleiniger Darstellung des Herzens im Vierkammerblick kann diese Fehlbildung übersehen werden.
- **Prognose:** Gesamtletalität einschließlich Korrektur-OP 20–30%. 1-Jahresüberlebensrate nach chirurgischer Intervention 70–80%.

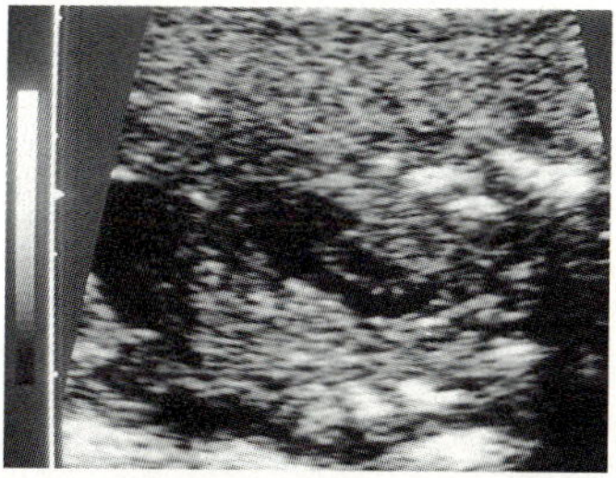

Abb. 182 Transposition der großen Gefäße. Darstellung des parallelen Abgangs der Aorta und der A. pulmonalis

Double-outlet right ventricle

- **Definition:** Ursprung sowohl der Aorta als auch der A. pulmonalis aus dem rechten Ventrikel bei gleichzeitig vorhandenem VSD. In der Folge kommt es zu einer sekundären Trikuspidalinsuffizienz und zur Herzinsuffizienz mit Ausbildung eines Hydrops fetalis.
- **Inzidenz:** 2% der Lebendgeborenen mit Herzfehler.
- **Begleitfehlbildungen:** AV-Kanal, Mitralatresie, Rotationsanomalien, chromosomale Aberrationen (Trisomie 13).
- **Sonographische Kriterien:**
  - Darstellung der Aorta und der A. pulmonalis, die beide aus dem rechten Ventrikel entspringen (Parallelverlauf der Gefäße).
  - Darstellung des VSD.
  - Darstellung eines vergrößerten rechten Ventrikels, entsprechend klein bis hypoplastisch zeigt sich der linke Ventrikel.
- **Prognose:** Abhängig von der Größe des linken Ventrikels und dem Vorliegen einer Mitralklappenhypoplasie (schlechte Prognose).

Endokardfibroelastose

- **Definition:** Auskleidung des linken Ventrikels mit einer porzellanartigen fibroelastischen Schicht. Dadurch kommt es zur Behinderung der systolischen Kontraktion und der diastolischen Füllung.
- **Ätiologie:**
  - Intrauterine Entzündungen.
  - Hypoxie.
  - Erblicher Defekt.
  - Herzfehler mit Druckbelastung.
- **Sonographische Kriterien:**
  - Nachweis eines verdickten Endokard mit sekundärer Myokardhypertrophie.
  - Träge Bewegung und geringe Kontraktilität des betroffenen Ventrikels.
  - Nachweis sekundärer Fibroelastosen bei ausgeprägter Ausflußobstruktion links.
- **Prognose:** Ist diese Veränderung bereits in utero festzustellen, so ist die Prognose ungünstig.

Kongenitale zystisch adenomatoide Malformation der Lunge (CCAML)

- **Definition:** Fehlbildung durch ein Hamartom oder eine fokale Dysplasie der Lunge. Sowohl segmentaler Befall als auch der Befall eines gesamten Lungenflügels meist unilateral.
- **Inzidenz**: 25% aller kongenitalen Lungenfehlbildungen.
- **Formen**: Einteilung nach Stocker et al. 1977 in drei Formen:
  Typ I: makrozystisch, Zystem > 2 cm.
  Typ II: Zysten < 1 cm.
  Typ III: mikrozystisch, Zysten bis 5 mm.
- **Sonographische Leitsymptome**:
  - Hydramnion, Typ I-III.
  - Hydrops fetalis, Typ I-III.
  - Typ I: große echoarme Areale im Thorax, ggfs Hydrops.
  - Typ II: kleinere zystische Areale.
  - Typ III: echoreiche, solid wirkende Areale.
- **Assoziierte Fehlbildungen:** Typ II in 50% renale und/oder chromosomale Anomalien.
- **Differentialdiagnosen:** Zwerchfellhernie, Bronchogene Zysten, Teratome und andere Tumoren im Thorax.
- **Prognose**:
  - Typ I: ohne Komplikationen wie Lungenkompression ist die Prognose nach operativer Sanierung gut.
  - Typ II: aufgrund der häufig assoziierten Anomalien hohe perinatale Mortalität.
  - Typ III: Häufig ausgeprägte Kompression der kontralateralen Lunge mit konsekutivem Hydrops fetalis.In solchen Fällen hohe Letalität.

Bronchogene Zysten

- **Definition**: Fehlbildungen im Bereich des Tracheopulmonalbaumes, die zwischen dem 26. bis 40. Lebenstag entstehen. Hauptsächliches Vorkommen im vorderen Mediastinum, manchmal im Lungenparenchym. Sie kommunizieren nicht mit dem Bronchiallumen.
- **Assoziation**: Mit anderen Fehlbildungen selten, wenn, dann besonders andere Kopfdarmderivate betreffend.
- **Sonographische Leitsymptome**: Zystische Formation im Bereich des Thorax.
- **Differentialdiagnose:** Zwerchfellhernie, Lungensequester, CCAML
- **Prognose**: Meist klinisch asymptomatisch. Bei größeren Befunden kann es zu Verdrängungserscheinungen und rekurrierenden Infekten kommen. Die operative Sanierung wird auch wegen der möglichen malignen Entartung empfohlen.

Lungensequester

- **Definition**: Lungengewebe, welches von der ursprünglichen Gefäßversorgung und dem Trachealbaum getrennt ist. Die Blutversorgung erfolgt direkt über die Aorta.

Zweites und drittes Trimenon: Fehlbildungen der Lunge

- **Formen:** Man unterscheidet zwei Formen:
  - *Extralobäre Sequester:* Häufigere Form, meist links zwischen Lungenunterlappen und Zwerchfell (90%), eigene Pleura viszeralis, in 5% subdiaphragmale Lage, m:w = 3 : 1.
  - *Intralöbärer Sequester:* Lungensequester und normale Lunge liegen in einer gemeinsamen Pleura.
- **Sonographische Kriterien:**
  - Homogener, echoreicher Tumor.
  - Evtl. Mediastinalverschiebung und konsekutiver Hydrops fetalis.
  - Ggfs. Darstellung der Blutversorgung im Farbdoppler.
- **Differentialdiagnosen:** CCAML, Zwerchfellhernie, Bronchogene Zysten, Nierentumoren bei subdiaphragmaler Lage.
- **Assoziierte Fehlbildungen**:
  - In 10% bei der intralobären Form, vor allem Zwerchfellhernien, Vitium cordis, renale Anomalien, Hydrozephalus.
  - Ca. 60% bei der extralobären Form: Zwerchfellhernien, Vitium cordis, Megacolon, Wirbelsäulendefekte.
- **Prognose**: In Abhängigkeit von Begleitfehlbildungen und Ausmaß des Sequesters sehr unterschiedliche Prognose. Bei kleinen oder subdiaphragmal gelegenen Befunden klinische Symptomatik erst im späteren Lebensalter. Tritt bereits intrauterin ein nicht-immunologischer Hydrops fetalis auf, ist die Prognose ungünstig.

Pleuraerguß/Hydrothorax

- **Definition:** Flüssigkeitsansammlung in der Pleurahöhle mit sehr unterschiedlicher Ätiologie. Meist Vorkommen im Rahmen einer generalisierten Störung, selten isoliertes Vorkommen, meistens bilateral.
- **Ätiologie**:
  - Bei Hydrops fetalis (immunologisch oder nicht-immunologisch z.B. Vitium cordis).
  - Intrauterine Infektionen.
  - Lungenfehbildungen (z.B.CCAML).
  - Chromosomale Aberrationen (Trisomie 21, Monosomie X).
  - Chylothorax- häufigste Form des isolierten Hydrothorax, Fehleinmündung des Ductus thoracicus, m:w = 2 : 1.
- **Sonographische Kriterien**: Echoleerer Befund im Bereich des Pleuraspaltes, ggfs. mit Verdrängung und Kompression des Herzens.
- **Prognose**: Spontanremissionen sind beschrieben worden. Bei ausgeprägter Form bereits im zweiten Trimenon, Prognose aufgrund der Lungenhypoplasie schlecht. In solchen Fällen ist eine thorakoamniale Shunteinlage zu diskutieren. Der isolierte Chylothorax hat eine günstige Prognose.
- **Procedere:** Karyotypisierung, Abklärung der Ursachen bei Hydrops fetalis, engmaschige Verlaufskontrollen.

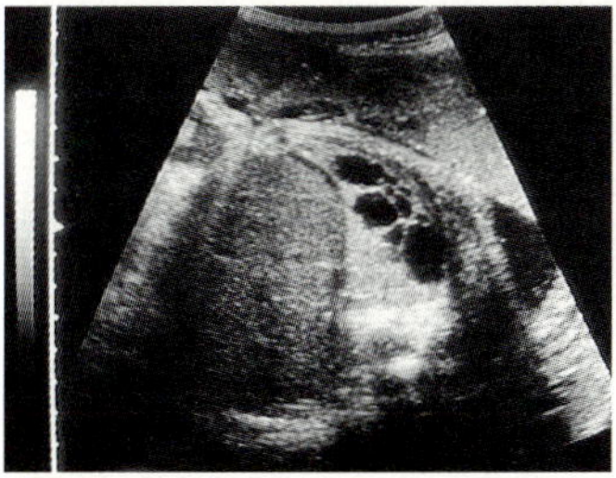

Abb. 183 Großzystische Lungenmalformation. Nach dorsal Darstellung von unauffälligem Lungengewebe. Nach kaudal Abgrenzung gegen die echoärmere Leber und das intakte Zwerchfell

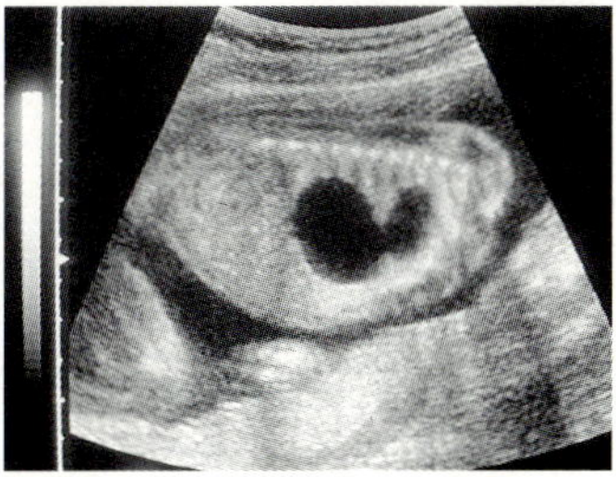

Abb. 184 Solitäre Lungenzyste

Omphalozele

- **Definition:** In der Mittellinie gelegener Bauchwanddefekt mit Vorverlagerung von Abdominalorganen, die von einem Bruchsack umgeben sind. Der Nabelschnuransatz ist in den Bruchsack, der innen aus Peritoneum und außen aus Amnion besteht, einbezogen. Der Inhalt des Bruchsackes (Darm, Leber, Gallenblase, Magen) ist abhängig von der Größe der Bruchpforte.
- **Inzidenz:** 1 : 5800 Lebendgeburten.
- **Assoziation:**
  - In 5 – 50% der Fälle Chromosomenstörungen, insbesondere Trisomie 18 und 13.
  - Im Rahmen eines Wiedemann-Beckwith-Syndroms (EMG-Syndrom) mit Exomphalos, Makroglossie und Gigantismus.
  - Im Rahmen einer Cantrell-Pentalogie: Omphalozele mit Sternumdefekt, Zwerchfell- und Perikarddefekt und Vitium cordis.
- **Begleitfehlbildungen:**
  - In 30 – 60% der Fälle:
    - Herzfehler (ca. 16 – 49%).
    - Extremitätenanomalien (ca. 28%).
- **Sonographische Kriterien:**
  - Vor dem Abdomen liegender, scharf begrenzter (Bruchsack-)Tumor, der alle fetalen Bewegungen mitmacht.
  - Der Abdomendurchmesser entspricht nicht dem Gestationsalter.
  - Häufig Nachweis der fetalen Leber im Bruchsack.
  - Die Nabelschnurgefäße sind auf dem Bruchsack zu erkennen.
- **Differentialdiagnose:**
  - Bis zur 11. SSW Ausschluß eines physiologischen Nabelbruchs (S. 46).
  - Gastroschisis (S. 103).
  - Totale ventrale Eventeration (Syndrom der kurzen oder fehlenden Nabelschnur, Aplasie der vorderen Bauchwand).
- **Procedere:**
  - Karyotypisierung.
  - Bei normalen Karyotyp abwartendes Verhalten:
    - Engmaschige Größenkontrolle des Bruchsackes.

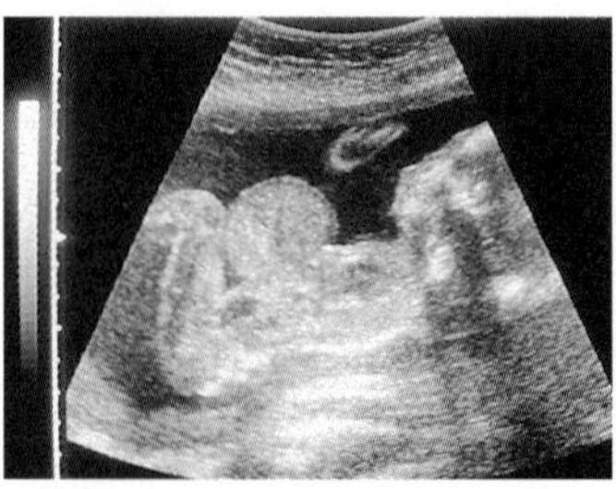

Abb. 185 Omphalozele in der 14. SSW

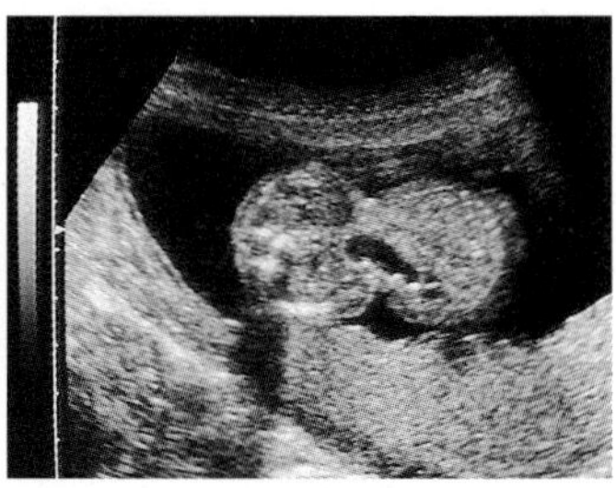

Abb. 186 Omphalozele. Der Magen ist teilweise in den Bruchsack prolabiert

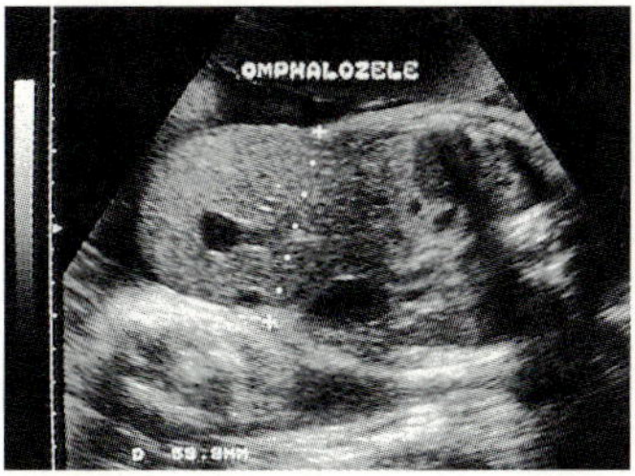

Abb. 187 Omphalozele mit relativ breiter Bruchpforte

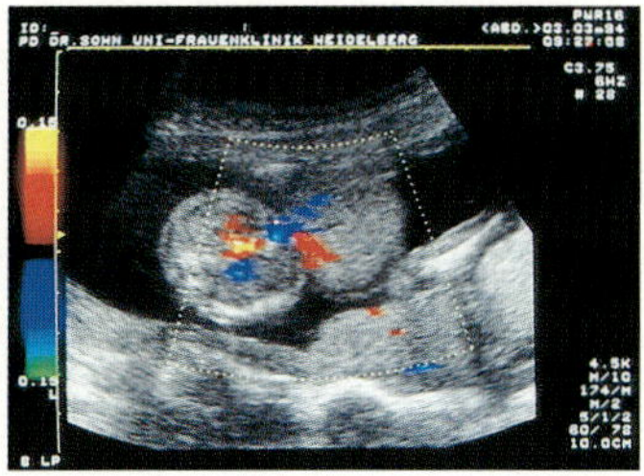

Abb. 188 Omphalozele mit Gefäßdarstellung

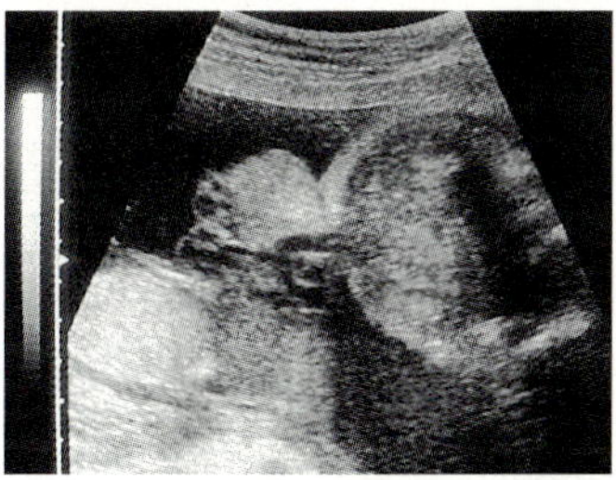

Abb. 189 Darstellung eines soliden Nabelschnurtumors. DD: Omphalozele

- Ausschluß von Sekundärveränderungen im kaudalen Intestinaltrakt, bspw. von Stenose- oder Obstruktionszeichen. Großzügige Indikation zur Sektio.
- Bei zu erwartendem geburtsmechanischem Hindernis primäre Sektio im Perinatalzentrum (Kinderchirurg!).
- Subtiler Ausschluß von Begleitfehlbildungen (Herz, Caput, Extremitäten).

➤ **Prognose:** Abhängig von assoziierten Fehlbildungen und Karyotyp.

Gastroschisis

➤ **Definition:** Paraumbilikaler, meist rechts gelegener Defekt der ventralen Bauchwand mit Vorverlagerung von Abdominalorganen ohne Bedeckung durch einen Bruchsack. Bei kleinen Defekten liegt meist nur Darmkonvolut vor der Bauchwand.

➤ **Inzidenz:** 1 : 10 000 – 1 : 15 000.

➤ **Assoziation:** Selten mit Aneuploidien.

➤ **Begleitfehlbildungen**: Sehr selten.

➤ **Sonographische Kriterien:**
  - Vor dem Abdomen liegender,unscharf begrenzter Tumor, der sich bei fetalen Bewegungen träge mitbewegt. Bild eines „Blumenkohls" vor der Bauchwand.
  - Abdomendurchmesser entspricht meist nicht dem Gestationsalter.
  - Im weiteren Schwangerschaftsverlauf zunehmende Weitstellung der Darmschlingen.

Zweites und drittes Trimenon: Abdomen und Zwerchfell

- **Differentialdiagnose:**
  - Bis zur 11. SSW Ausschluß eines physiologischen Nabelbruchs (S. 46).
  - Omphalozele (S. 102).
  - Totale ventrale Eventeration.
- **Procedere:**
  - Karyotypisierung.
  - Ausschluß von Sekundärveränderungen im kaudalen Intestinaltrakt, bsw. von Stenose- oder Obstruktionszeichen.
  - Ausschluß von Begleitfehlbildungen.
  - Unter Berücksichtigung des Befundes (Progredienz, Zeichen eines Mekoniumileus) Fortsetzung der Schwangerschaft bis nahe an den Termin.
  - Indikation zur Sektio im Perinatalzentrum mit kinderchirurgischer Erstversorgung im Kreissaal.
- **Prognose:** In Abhängigkeit von der Größe des Befundes meist sehr gut.

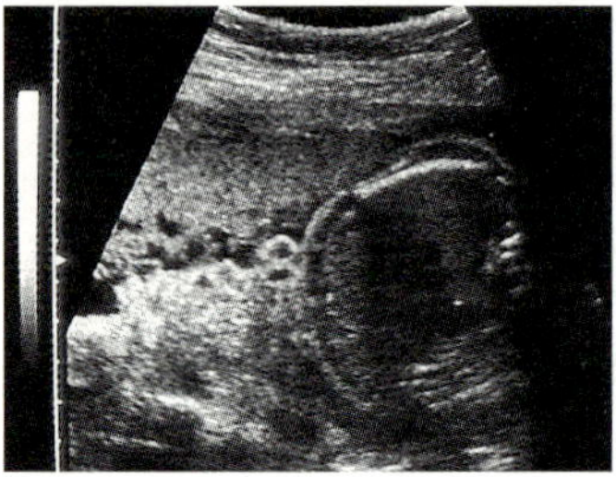

Abb. 190 Gastroschisis. Die Darmschlingen sind ohne Umhüllung durch einen Bruchsack vor dem Thorax zu erkennen.

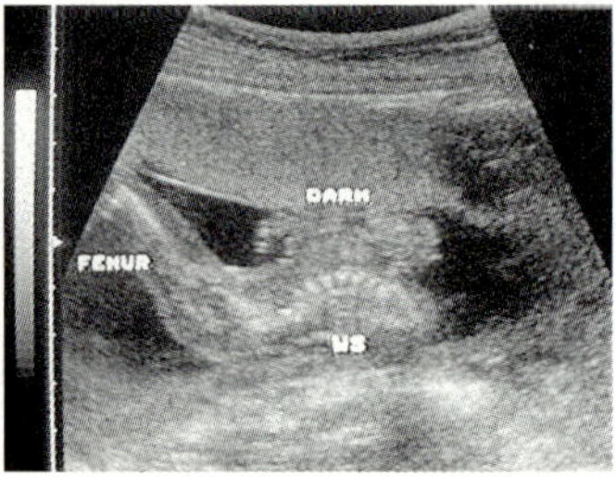

Abb. 191 Komplettes Fehlen der vorderen Bauchwand

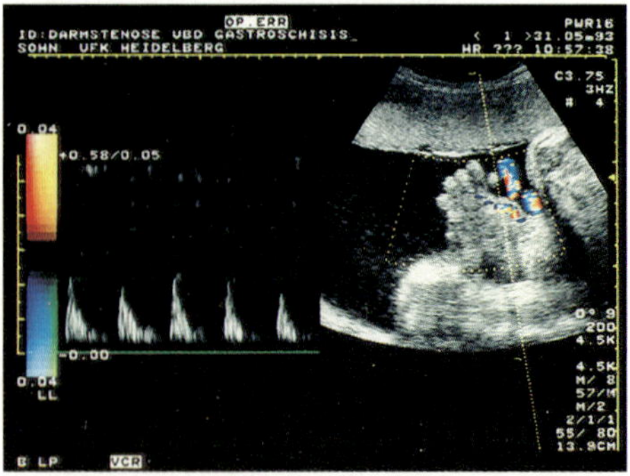

Abb. 192 Durchblutungsdiagnostik der A. mesenterica superior bei einer Gastroschisis

Ösophagusatresie

- **Definition:** Fehlbildung der Speiseröhre, die innerhalb eines Abschnittes entweder überhaupt nicht angelegt ist oder nur als fibröser Strang. In ca. 90% der Fälle besteht gleichzeitig eine Ösophagotrachealfistel.
- **Inzidenz:** 1 : 800 – 1 : 5000.
- **Assoziation**: Trisomie 21.
- **Begleitfehlbildungen:** Urogenitale und kardiale Fehlbildungen.
- **Sonographische Kriterien:**
  - Sonographisch sehr schwierig zu diagnostizierende Fehlbildung.
  - Flaue Darstellbarkeit des Magens durch Existenz einer ösophagotrachealen Fistel möglich.
  - Nachweis von nur gering mit Flüssigkeit gefüllten Darmschlingen im dritten Trimenon.
  - Hydramnion.
  - Fehlende fetale Schluckbewegungen.
- **Differentialdiagnose:**
  - Durch den zirkadianen Rhythmus bedingter unterschiedlicher Füllungszustand des Magens.
  - Zwerchfellhernie mit Verlagerung des Magens.
  - Fehlender Schluckreflex bei ZNS-Anomalien (z. B. Pena-Shokeir-Syndrom).
- **Procedere:**
  - Bei dem geringsten Verdacht Vorstellung in einem Perinatalzentrum.
  - Keine antepartalen spezifischen Therapiemöglichkeiten.
  - Bei Bedarf Entlastung des Hydramnions.
  - Entbindung möglichst in Terminnähe in einem perinatologischen Zentrum.
- **Prognose:**
  - Abhängig von der Länge der Stenose bzw. Atresie.
  - Je länger der atretische Anteil ist, desto schwieriger ist die postpartale operative Versorgung.

Stenosen und Atresien des Darmes

- **Grundlagen:**
  - *Definition:* Verlegung des Darmes mit konsekutiver Erweiterung der vorgeschalteten Darmabschnitte.
  - *Inzidenz:* 1 : 27 000 Lebendgeburten.
  - *Häufigste Lokalisation:* Duodenum.
  - *Allgemeine Vorbemerkungen*:
    - Sonographisch kann zwischen einer Atresie und einer Stenose nicht sicher unterschieden werden.
    - Die Höhenlokalisation der Engstelle gelingt ebenfalls nicht zuverlässig.
    - Die Ausbildung eines Hydramnions ist allen Stenosen gemeinsam. Eine Ausnahme bilden nur die tiefen Stenosen, bei denen der Fruchtwasserkreislauf ungestört bleibt.
- **Duodenalstenose und Duodenalatresie:**
  - *Inzidenz:* 1 : 10 000.
  - *Assoziation:* In 30% der Fälle mit Trisomie 21.
  - *Begleitfehlbildungen:* Häufig Herzfehler, Skelettdeformitäten und Nierenfehlbildungen.

- *Sonographische Kriterien:*
  - „Double-Bubble"-Phänomen: Zwei nebeneinander liegende zystische Befunde, die dem erweiterten, mit Flüssigkeit gefüllten Magen und den proximal der Stenose liegenden Dünndarmabschnitten entsprechen.
  - ✓ **CAVE:** „Double-Bubble"-Phänomen immer in zwei Ebenen sichern, da sonst eine Verwechslungsmöglichkeit mit dem tangential getroffenen Magen besteht.
  - Pylorus meist gut darstellbar.
  - Fast immer vermehrte Amnionflüssigkeit bis zum Polyhydramnion, bedingt durch die fehlende Rückresorption des Fruchtwassers im Darm.
- *Procedere:*
  - Karyotypisierung.
  - Ausschluß von Begleitfehlbildungen.
  - Spontangeburt in Terminnähe im Perinatalzentrum.
- *Prognose:* Nach chirurgischer Intervention gut.

➤ **Obstruktionen des unteren Dünndarmes und Dickdarmes:**
- *Inzidenz:*
  - 1 : 5000 – 1 : 20 000.
  - Obstruktionen des Dünndarmes sind ca. 4mal häufiger als Obstruktionen des Dickdarmes.
- *Ätiologie:* Meist vaskuläre Störungen.
- *Assoziation:* In 25 – 40% mit Mukoviszidose.
- *Begleitfehlbildungen:*Mikrokolon, Ösophagusobstruktion.
- *Sonographische Kriterien:*
  - Zystische Erweiterungen der Darmschlingen mit echoleerem bis echoarmem Inhalt.
  - Typische proximal der Stenose auftretende Hyperperistaltik.
  - Bei Kolonobstruktionen häufig Nachweis der Haustrierung möglich.
  - Häufig vermehrte Amnionflüssigkeit bis zum Polyhydramnion, bedingt durch die fehlende Rückresorption des Fruchtwassers im Darm.
  - Bei Nachweis von Begleitaszites Verdacht auf Darmperforation, dann ist auch der Nachweis von Kalzifikationen möglich.
  - Bei Stenosierungszeichen ohne Hyperperistaltik Verdacht auf M. Hirschsprung.
- *Differentialdiagnose:*
  - Andere Formen von Stenosen oder Atresien des Magen-Darm-Trakts.
  - Rotationsanomalien.
  - Obstruktive Uropathien mit Hydroureter, daher Beurteilung der Nieren.
  - Zystische Auftreibungen im Abdomen, bspw. Ovarialzysten, Mesenterialzysten oder Gallenwegszysten.
- *Procedere:*
  - Abwartendes Verhalten mit engmaschigen sonographischen Kontrollen zur Beurteilung einer möglichen Progredienz.
  - Spontangeburt am Termin möglichst im Perinatalzentrum.
  - Bei Perforationsverdacht ist unserer Erfahrung nach eine vorzeitige Entbindung nicht notwendig. Der Fet sollte 1 – 2 wöchentlich kontrolliert werden.
- *Prognose:*
  - Abhängig von weiteren Fehlbildungen.
  - Ansonsten durch optimale postpartale Behandlungsmöglichkeiten gut.

- **Analatresie:**
  - *Definition:* Angeborenes Fehlen der Analöffnung.
  - *Inzidenz:* 1 : 10000
  - Begleitfehlbildungen: Fehlbildungen des Urogenitaltrakts im Sinne einer fehlenden Trennung zwischen Blase und Rektum (Kloakenbildung).
  - *Sonographische Kriterien:*
    - Keine Vermehrung des Fruchtwassers.
    - Eine isolierte Analatresie kann sonographisch nicht identifiziert werden, da auch die Dilatation proximaler Darmabschnitte fehlen kann.
    - Meist gelingt die Diagnose über assoziierte Fehlbildungen im Rahmen von Syndromen.
  - *Assoziierte Fehlbildungen*: Kaudales Regressionssyndrom, VACTERL-Syndrom.
  - *Prognose:* Abhängig von Ausprägung und Form. Bei der tiefen Form gute Voraussetzungen für eine kontinenzerhaltende OP.

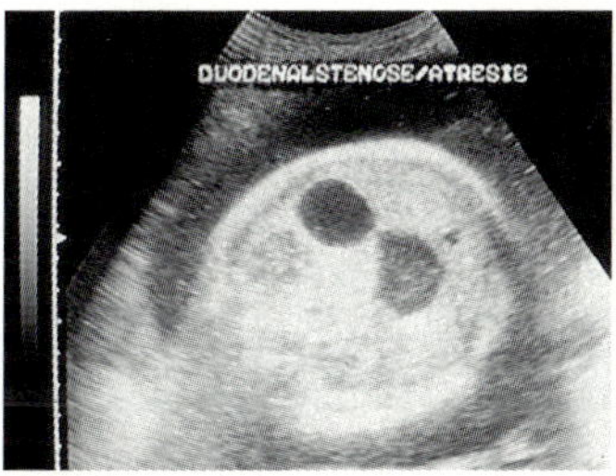

Abb. 193 Duodenalstenose. Darstellung des Double-bubble Phänomen

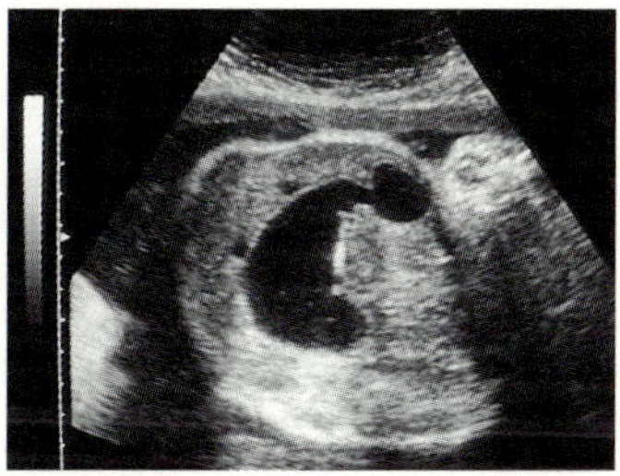

Abb. 194 Darstellung einer großen Magenblase bei Duodenalstenose

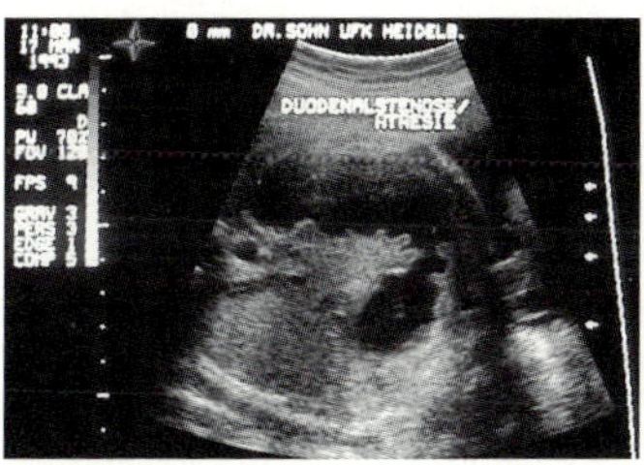

Abb. 195 Darstellung einer extrem gefüllten Magenblase bei Duodenalstenose oder -atresie

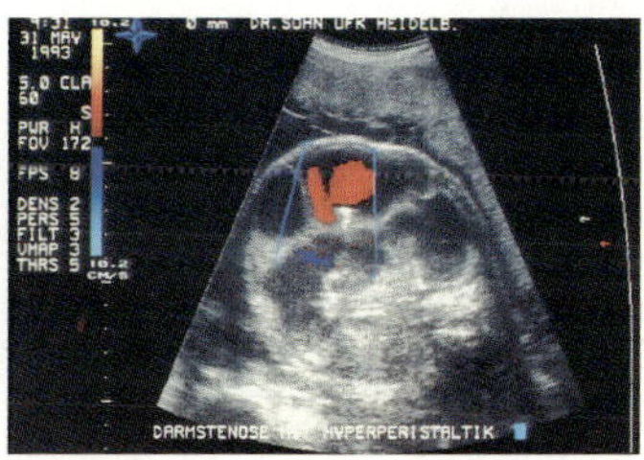

Abb. 196 Darmstenose. Die Hyperperistaltik wird in der Farbdarstellung deutlich sichtbar

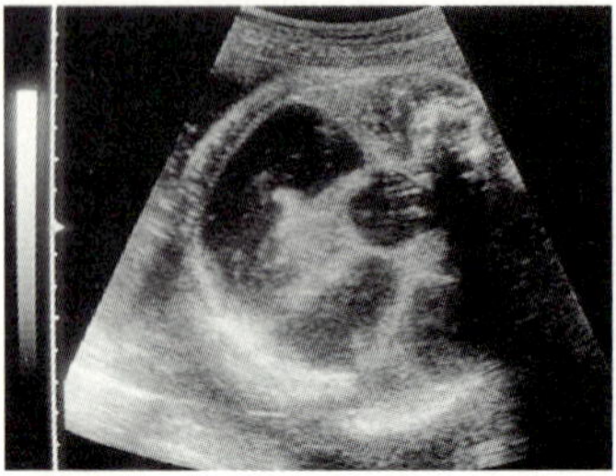

Abb. 197 Darmstenose mit deutlich erkennbarer Haustrierung

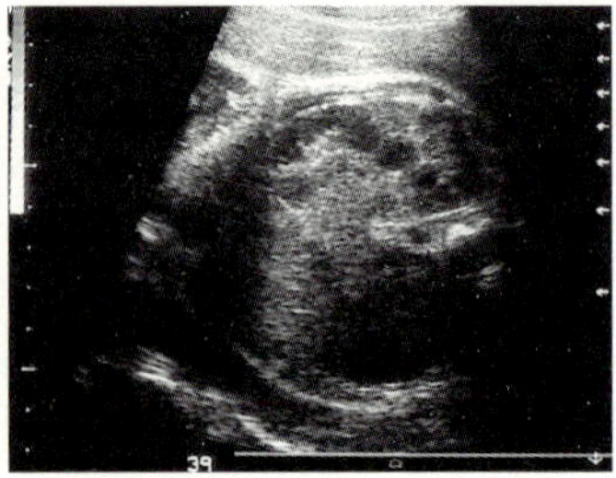

Abb. 198 Schlaff erweiterter Darm bei Plazentainsuffizienz. DD: Stenose im Gastrointestinalbereich

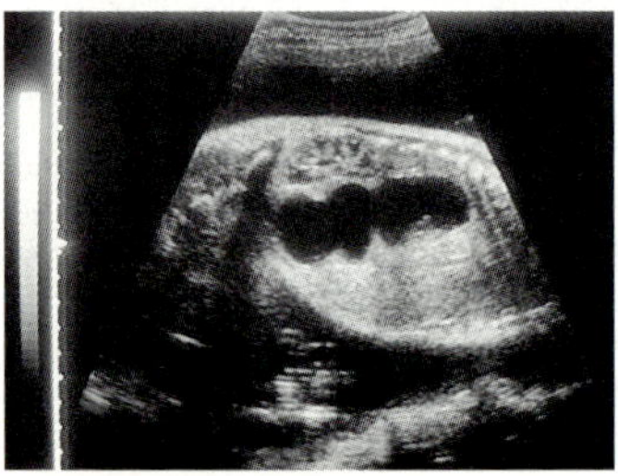

Abb. 199 Darmstenose. Bei unauffälliger, gut abgrenzbarer Niere ist ein Megaureter als Differentialdiagnose ausgeschlossen

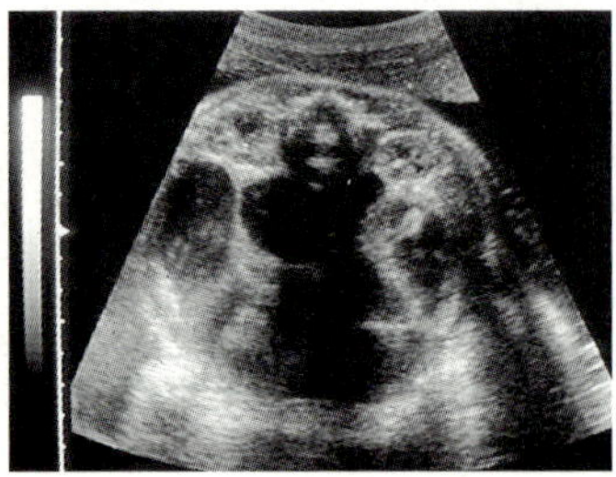

Abb. 200 Darstellung des Abdomen im Querschnitt. Nachweis dilatierter Darmschlingen bei Darmstenose, die Nieren sind beidseits der Wirbelsäule gut abgrenzbar

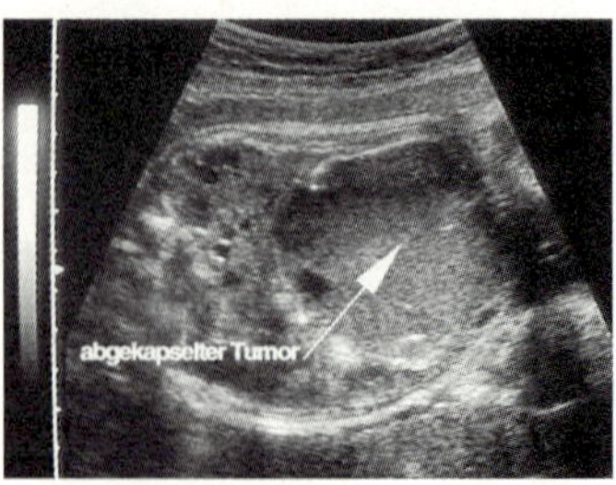

Abb. 201 Darmperforation. Darstellung eines abgekapselten intraabdominellen Tumors

Intraabdominale Zysten

- **Definition:** Flüssigkeitsgefüllte, die Umgebung verdrängende Strukturen, die meist in anatomisch präformierten Organen oder Hohlräumen auftreten, z. B. in den Gallenwegen, im Pankreas, in der Milz, in den Ovarien, im Urachus oder im Mesenterium.
- **Inzidenz:** selten.
- **Sonographische Kriterien:**
  - Nachweis von echoleeren, gut abgrenzbaren Strukturen. Magen und Harnblase lassen sich differentialdiagnostisch gut isoliert darstellen.
  - Bei Flüssigkeitsansammlungen in präformierten Hohlräumen stellen sich Zysten meist rund dar.
- **Differentialdiagnose:**
  - Stenosierungen im Magen-Darm-Trakt mit proximaler Aufweitung, bspw. Megacolon.
    - *Hinweis*: Auf Peristaltik bzw. Hyperperistaltik achten.
  - Erweiterungen im harnableitenden System,z. B. Megazystis.
    - *Hinweis*: Unterschiedliche zirkadiane Füllungszustände beachten, z. B. von Harnblase und Magen.
  - Die primäre Darstellung der Nieren hilft bei der Unterscheidung zwischen Strukturveränderungen des Gastrointestinal- bzw. Urogenitaltrakts. Bei unauffälligen Nieren sind die zystischen Veränderungen fast ausschließlich dem Magen-Darm-Trakt oder dem Genitale (Ovarien) zuzuordnen.
- **Procedere:**
  - Abwartendes Verhalten mit engmaschigen sonographischen Kontrollen zur Beurteilung einer möglichen Progredienz.
  - Komplikationen durch Stieldrehungen extrem selten.
  - Komplikationen, die durch die Raumforderung verursacht werden, beachten (z. B. Ureteraufstau).
  - Spontangeburt am Termin anstreben.
  - Postpartale operative Intervention.
- **Prognose:** Abhängig von Größe und Lage, die für mögliche Komplikationen wie Stieldrehung oder Ruptur verantwortlich sind.

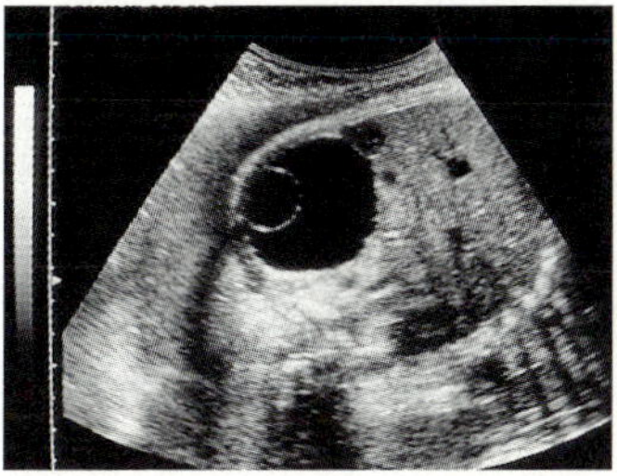

Abb. 202 Darstellung einer zweikammerigen Ovarialzyste

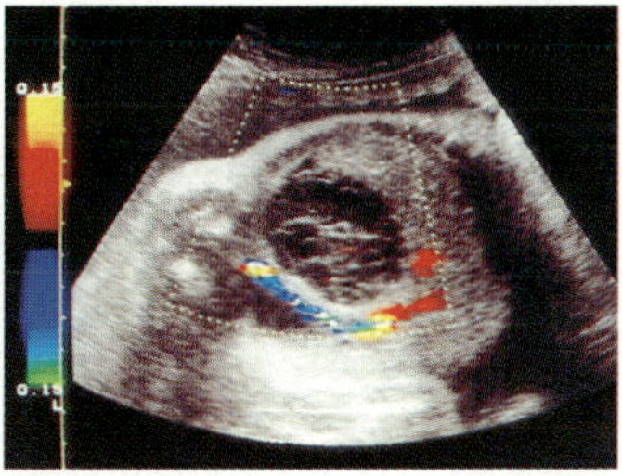

Abb. 203 Eingeblutete Ovarialzyste, dahinter Darstellung der fetalen Aorta

Zwerchfellhernie, Hiatushernie, Zwerchfellaplasie

- **Definition:** Fehlbildung des Zwerchfells durch unvollständige Vereinigung der dorsalen und ventralen Zwerchfellanlage.
- **Formen**: Je nach Ausprägung werden drei Formen unterschieden. Je nach Lokalisation und Größe des Defektes finden sich unterschiedliche Abdominalorgane im Thoraxraum. Die Spannbreite geht von der kongenitalen Hiatushernie bis zur vollständigen Zwerchfellaplasie als größtmöglichem Defekt (1 – 2%).
- **Lokalisation**:
  - In 85 – 90% liegt die Hernie posterolateral auf der linken Seite (Bochdalek).
  - Retrosternale, vor allem rechts gelegene Hernien (Morgagni) sind sehr selten.
- **Inzidenz:** 1 : 2000 bis 1 : 5000.
- **Assoziation:** Selten mit chromosomalen Störungen, z. B. Trisomie 18.
- **Begleitfehlbildungen**: In bis zu 75%, z. B. Herzfehler, Neuralrohrdefekte.
- **Sonographische Kriterien:**
  - Darstellung von dislozierten Abdominalorganen wie Magen, Teilen des Darmes oder der Leber im Thorax mit sekundärer Verdrängung des Herzens.
  - Pathologischer Vierkammerblick mit seitlicher Verdrängung des Herzens. Neben dem Herz liegt der gefüllte Magen, der sich analog zum pulsierenden Herzen mitbewegt.
  - Fehlender Nachweis der Zwerchfellkontur in 2 Ebenen.
  - Hydramnion, falls eine Passagebehinderung durch den verlagerten Magen besteht.
- **Differentialdiagnose:** Selten primär zystisch-solide Lungentumoren, die das Bild dislozierter Abdominalorgane mit Herzverdrängung vortäuschen. Sonographischer Nachweis des intakten, über die gesamte Länge ausgebildeten Zwerchfells.
- **Procedere:** Karyotypisierung. Bei dem geringsten Verdacht Vorstellung und ggf. Entbindung im Perinatalzentrum. Intrauterine Therapieansätze sind derzeit noch im klinisch-experimentellen Stadium.
- **Prognose:** Mit 25 – 80% hohe Mortalität. Abhängig von der Defektgröße. Entscheidend ist das Ausmaß der Lungenhypoplasie

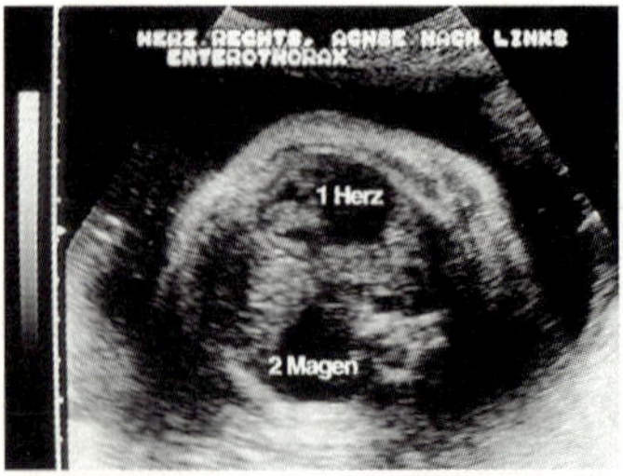

Abb. 204 Enterothorax bei Zwerchfellhernie. Darstellung des Magen (2) auf der linken, des Herzens (1) auf der rechten Seite

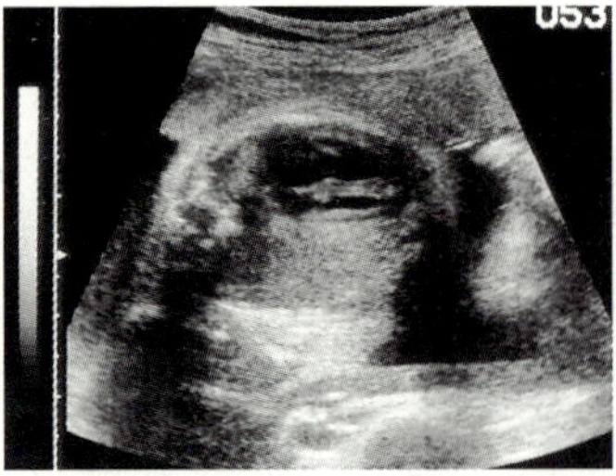

Abb. 205 Dextroposition des Herzens bei Zwerchfellhernie. Es fällt außerdem die deutlich veränderte Herzachse auf

Grundlagen zu den Nierenfehlbildungen

- Nieren1fehlbildungen führen zu einer Oligo- bzw. Anhydramnie, da nach der 15. SSW die Menge des Fruchtwassers der fetalen Harnproduktion und deren Sekretion über die Nieren entspricht. Daher kommt der Beurteilung der Fruchtwassermenge eine zentrale Bedeutung für die Beurteilung der Nierenfunktion zu.
- Alle fetalen Nierenerkrankungen lassen sich der POTTER-Klassifikation zuordnen.

Infantile Form der polyzystischen Nieren (Typ POTTER I)

- **Definition:** Zystische Nierenfehlbildung mit autosomal-rezessivem Erbgang und hoher Genpenetranz. Beide Nieren sind auffallend groß und schwammartig verändert.
- **Inzidenz:**
  - 1 : 10000.
  - Wiederholungsrisiko 25 %.
- **Assoziation:** Mit Leber- und Pankreasfibrose (sonographisch nicht diagnostizierbar).
- **Sonographische Kriterien:**
  - Nieren beidseits deutlich vergrößert.
  - Sehr echoreiche Darstellung des Nierenparenchyms („Salz-und Pfefferniere").
  - Nur angedeutete Darstellung der inneren Nierenkonfiguration.
  - Fehlende Darstellung eines typischen Nierenbeckens.
  - Fehlende Darstellung der Harnblase.
  - Nachweis einer Anhydramnie.
  - ✓ **CAVE:** Relativ späte Manifestation (16.–20. SSW) bei primär unauffälligem sonographischem Befund.
  - Keine erhöhte Rate an Begleitfehlbildungen.
- **Prognose**: Infauste Prognose aufgrund der beidseits fehlenden Nierenfunktion. Das daraus resultierende Anhydramnion bedingt eine Lungenhypoplasie.

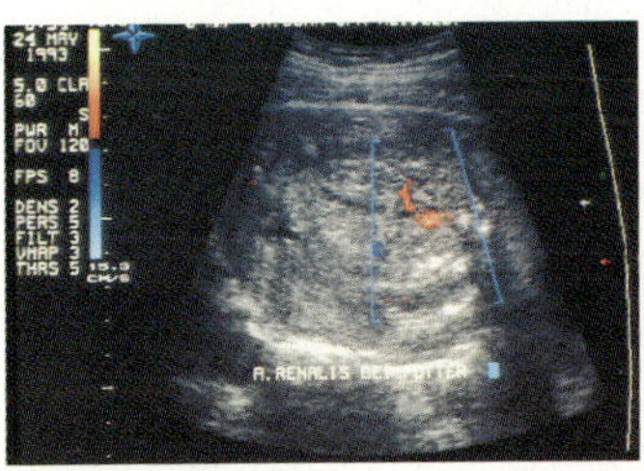

Abb. 206 Potter I. Darstellung eines Anhydramnions, die Nieren sind schwer abgrenzbar

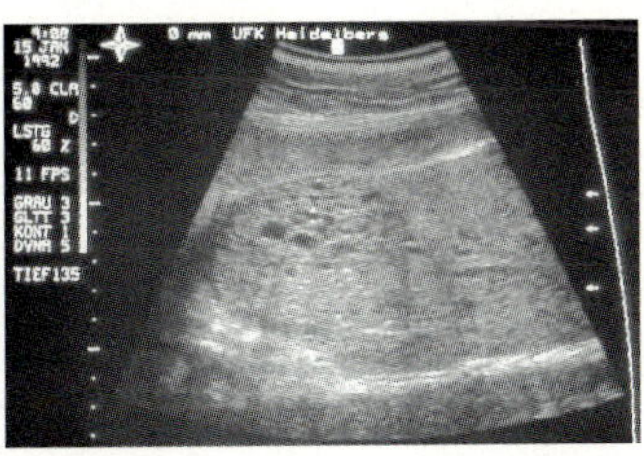

Abb. 207 Potter I. Darstellung einer mikrozystisch echoreichen Niere („Salz- und Pfeffer-Niere")

Multizystische dysplastische Nierenfehlbildung (Typ POTTER IIa und IIb)

- **Definition:** Meist (70 – 80 %) unilaterale und/oder segmentale, seltener bilaterale zystische Degeneration der Nieren,.
- **Formen:**
  - Beim Typ POTTER IIa ist die Niere durch multiple, nicht kommunizierende Zysten vergrößert.
  - Beim Typ POTTER IIb ist die Niere hypoplastisch.
- **Inzidenz:**
  - 1 : 40 000.
  - Wiederholungsrisiko unter 5 %.
  - Geschlechtsverteilung: m : w = 2 : 1.
- **Assoziation:**
  - Mit Syndromen, z. B. VACTER-L-Syndrom (50 %), Meckel-Gruber-Syndrom (100 %).
  - Mit Chromosomenaberrationen (Trisomie 13, Trisomie 18 u. a.)
  - Mütterlicher Diabetes mellitus.
- **Begleitfehlbildungen:** Fehlbildungen des ZNS, des Herzens, des Gastrointestinums und des Skelettsystems.
- **Sonographische Kriterien:**
  - *POTTER IIa:*
    - Einseitig vergrößerte, traubenförmige, multizystisch deformierte Niere. Die Zysten können unterschiedlich groß sein und kommunizieren nicht.
    - Verlust der typischen Nierenkontur.
    - Fehlende Darstellung eines typischen Nierenbeckens.
    - Segmentaler Befund möglich.
    - Kontralaterale Niere meistens sonographisch unauffällig.
    - Nachweis der Funktionsfähigkeit der kontralateralen Niere durch Darstellung einer gefüllten Harnblase.
    - Fruchtwassermenge normal bis leicht reduziert.
  - *POTTER IIb:*
    - Darstellung einer hypoplastischen Niere, oft ist die Darstellung sonographisch nicht möglich.
    - ✓ **CAVE:** Häufig nimmt die vergrößerte Nebenniere den Platz der fehlenden Niere ein und täuscht normale anatomische Verhältnisse vor.
    - Die kontralaterale Niere ist meistens sonographisch unauffällig.
    - Nachweis der Funktionsfähigkeit der kontralateralen Niere durch Darstellung einer gefüllten Harnblase.
    - Fruchtwassermenge normal bis leicht reduziert.
- **Procedere:**
  - Karyotypisierung.
  - Ausschluß von Begleitfehlbildungen.
  - Fortsetzung der Schwangerschaft, sofern keine anderen, die Prognose beeinträchtigenden Fehlbildungen vorliegen.
- **Prognose:**
  - *Bei einseitigem Befall:* Das Überleben mit einer gesunden Niere ist gewährleistet.
  - *Bei beidseitigem Befall:* Infaust aufgrund der begleitenden Lungenhypoplasie.

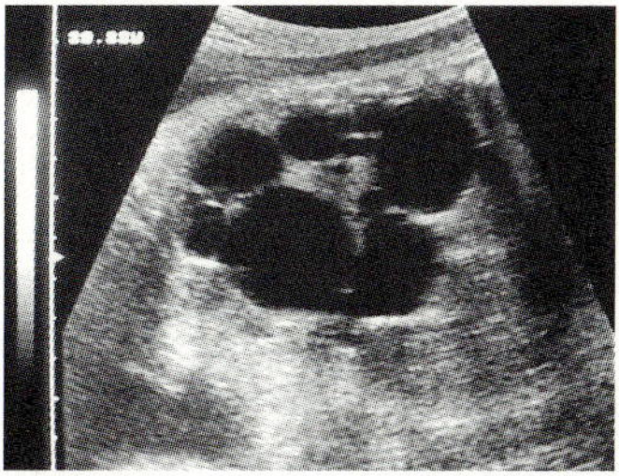

Abb. 208 Potter IIa. Darstellung einer multizystischen Nierendysplasie. Die kontralaterale Niere ist auf dieser Abbildung nicht zu erkennen

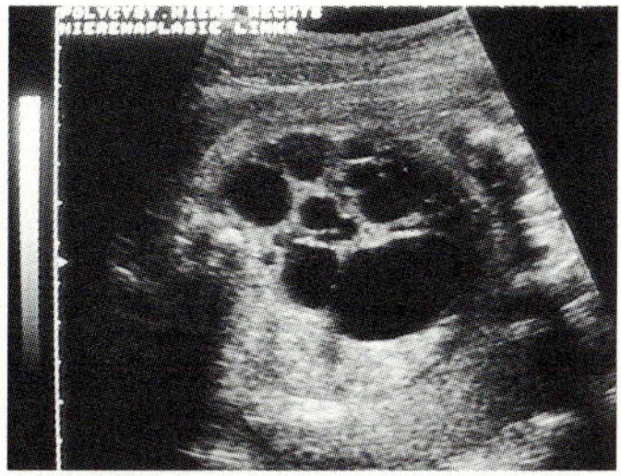

Abb. 209 Potter IIa, Potter IIb kontralateral. Darstellung eines Anhydramnions

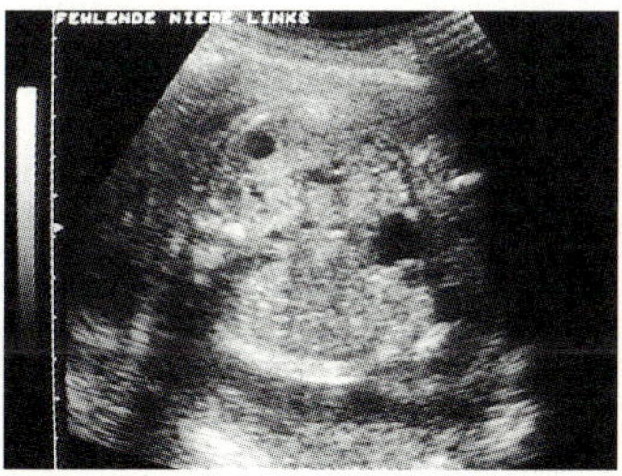

Abb. 210 Potter II. Darstellung einer dysplastischen Niere auf der schallkopfnahen Seite, schallkopffern ist keine Niere abgrenzbar

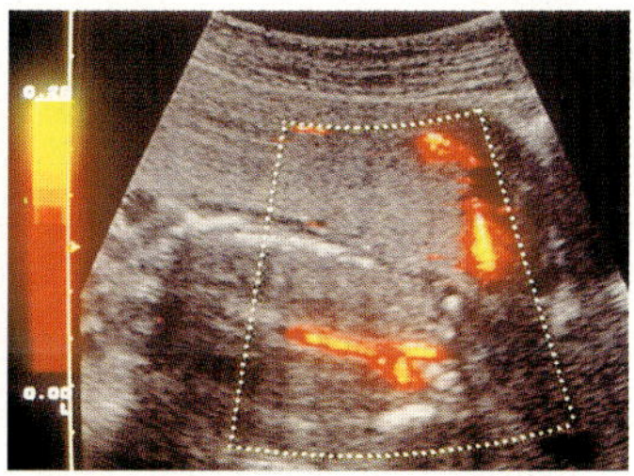

Abb. 211 Darstellung einer beidseitigen Nierenaplasie. Die Aa. renales sind nicht nachweisbar, während die Aorta bis zur Bifurkation unauffällig zur Darstellung kommt

Adulte Form der zystischen Nieren (Typ POTTER III)

- **Definition:** Polyzystische Nierenerkrankung mit autosomal-dominantem Erbgang. Klinische Manifestation erst im 4.–5. Lebensjahrzehnt. Beidseitiges Vorkommen.
- **Inzidenz**: 1 : 1000, Wiederholungsrisiko 50%.
- **Begleitfehlbildungen:**
  - Zystenbildung an zahlreichen weiteren Organen möglich.
  - Fehlbildungen des ZNS, des Herzens, des Gastrointestinums und des Skelettsystems.

- **Sonographische Kriterien:**
  - Diagnose pränatal normalerweise nicht möglich.
  - Bei pränatalem Verdacht, z. B. aus der Familienanamnese, ähnliches sonographisches Bild wie bei POTTER I, allerdings ist durch die Funktionsfähigkeit der Nieren die Fruchtwassermenge normal und die Harnblase gefüllt.
- **Procedere:** Bei pränatalem Verdacht regelmäßige Kontrollen der Fruchtwassermenge.
- **Prognose**: Dialyseindikation bei klinischer Manifestation im Erwachsenenalter.

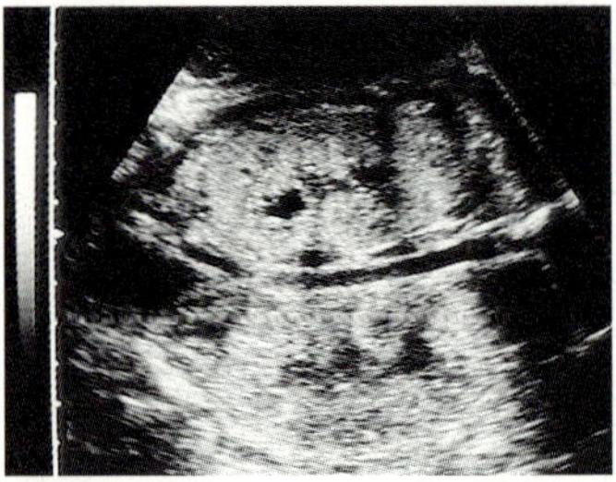

Abb. 212 Potter III. Darstellung der vergrößerten und echoreichen Nieren. Das Nierenbeckenkelchsystem ist gut abgrenzbar

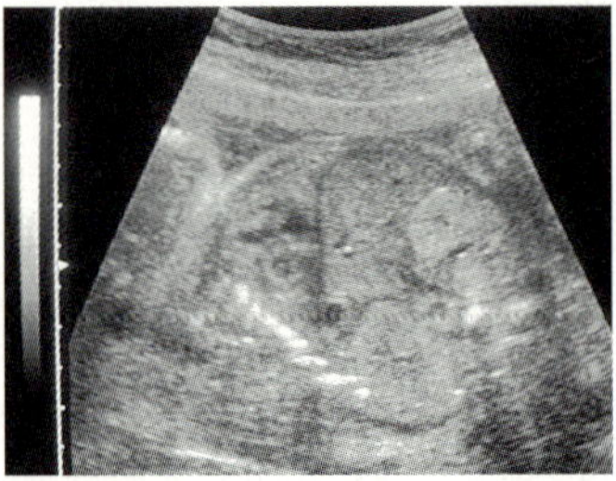

Abb. 213 Potter III. Darstellung der echoreichen Nieren beidseits

Multizystische Nierenfehlbildung (Typ POTTER IV)

- **Definition:** Sekundäre, nicht erbliche, durch einen Harnstau bedingte Nierenveränderung, die durch eine Stenose bzw. Obstruktion im harnableitenden System verursacht wird:
  - Stenose der Ureteren, ein- oder beidseitig.
  - Urethralklappe mit Reflux in die Harnblase, in die Ureteren und letztlich bis in die Nieren.
- **Inzidenz:** Unbekannt, das männliche Geschlecht ist fünfmal häufiger betroffen.
- **Sonographische Kriterien:**
  - Wegen der guten Reproduzierbarkeit sollte der Aufstau im a.-p. Durchmesser gemessen werden. Werte > 10 mm sind in jedem Fall kontrollbedürftig.
  - In Abhängigkeit von Höhe und Ausmaß der Obstruktion oder Stenose einseitige bzw. beidseitige Hydronephrose bzw. Hydroureter.
  - Bei Progredienz erhebliche Nierenbeckenerweiterung mit Kompression des Restparenchyms und Parenchymverlust durch Druckatrophie mit konsekutivem Verlust der Nierenfunktion.
  - Bei Vorliegen einer Urethralklappe Megazystis und Hydroureter beidseits.
- **Differentialdiagnose:**
  - Zystische Raumforderungen des Abdomens, Ovarialzysten.
  - Unauffällige Darstellung der Nieren bei Zysten extraurogenitaler Genese (s. S. 109)

- **Procedere:**
  - *Bei einseitigem Harnstau*: Kontrolle der Funktion der kontralateralen Niere über die Fruchtwassermenge. Bei unauffälligem Befund keine weiteren Maßnahmen erforderlich. Evtl. vorzeitige Entbindung, wenn die „gesunde" Niere ebenfalls Stauungszeichen zeigt.
  - *Bei beidseitigem Harnstau*: Abhängig vom Schwangerschaftsalter und dem Schweregrad des Staus.
    - Bei mäßigem Stau und normaler bis leicht verminderter Fruchtwassermenge sind engmaschige sonographische Kontrollen ausreichend.
    - Tritt ein ausgeprägter Harnstau jenseits der 32. SSW auf, ist eine vorzeitige Entbindung indiziert.
    - Unterhalb der 32. SSW ist die vesikoamniale Shunteinlage zu diskutieren. Vorher sollte per Vesikozentese, d. h. Punktion der fetalen Harnblase, die Nierenfunktion überprüft werden.
    - Bei frühzeitigem Aufstau der Nieren (> 10 mm um 20. SSW) ist das Risiko für eine chromosomale Anomalie erhöht. Dann sollte ein sorgfältiger Ausschluß von Begleitfehlbildungen sowie eine Karyotypisierung durchgeführt werden.

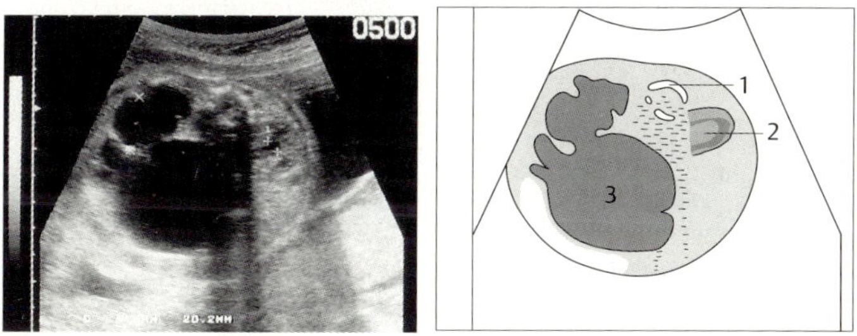

Abb. 214 Hydronephrose. Die kontralaterale Niere (Pyelon 5,5 mm) sowie die Fruchtwassermenge erscheinen unauffällig. 1) Wirbelsäule, 2) unauffällige Niere, 3) Hydronephrose

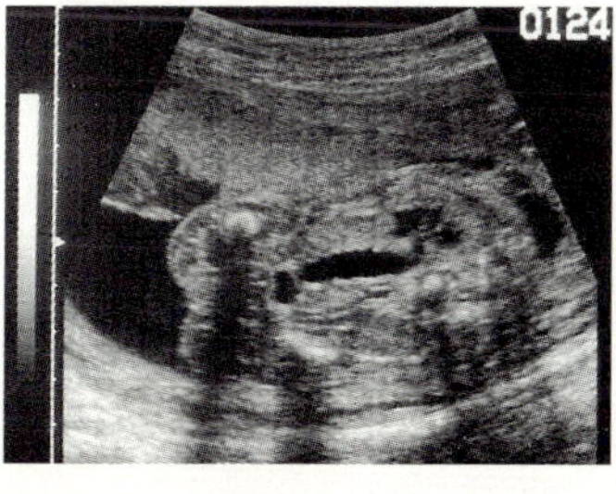

Abb. 215 Darstellung einer unilateralen Hydronephrose und eines Hydroureters bei normaler Fruchtwassermenge und gefüllter Harnblase

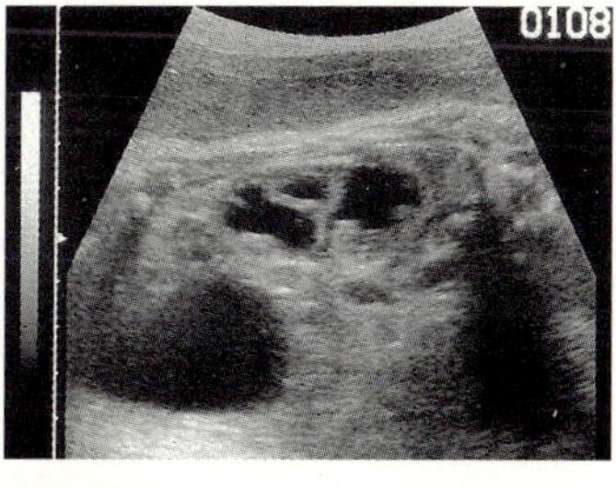

Abb. 216 Darstellung einer Hydronephrose bei Doppelniere

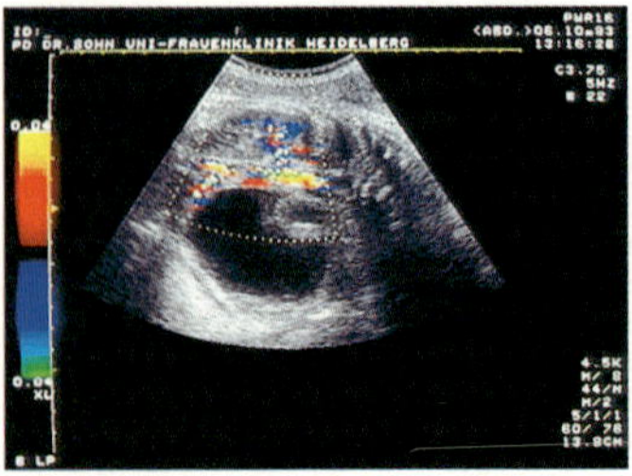

Abb. 217 Darstellung einer Hydronephrose. Die kontralaterale Seite erscheint unauffällig

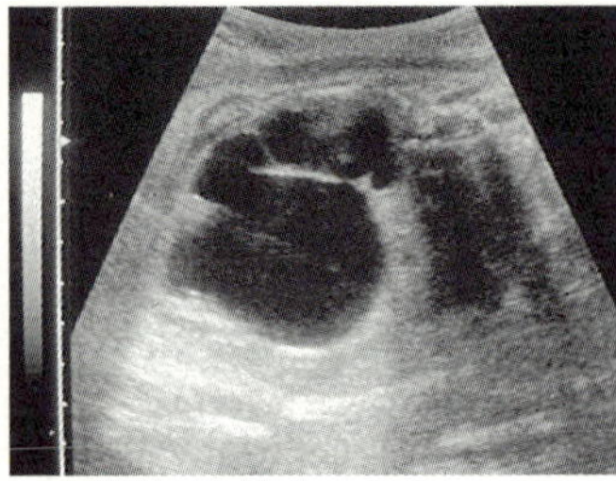

Abb. 218 Darstellung einer ausgeprägten Hydronephrose mit Megaureter

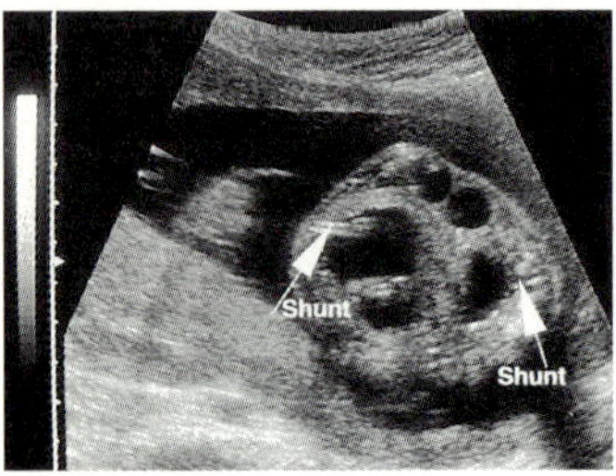

Abb. 219 Z.n. Shunteinlage beidseits bei Hydronephrose und Anhydramnion. Darstellung der normalisierten Fruchtwassermenge, die Shunts sind als Doppelkontur in situ sichtbar

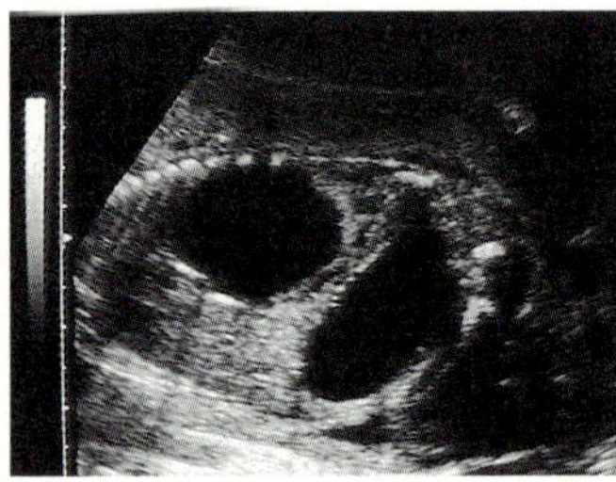

Abb. 220 Darstellung einer Hydronephrose mit Megazystis und Anhydramnion

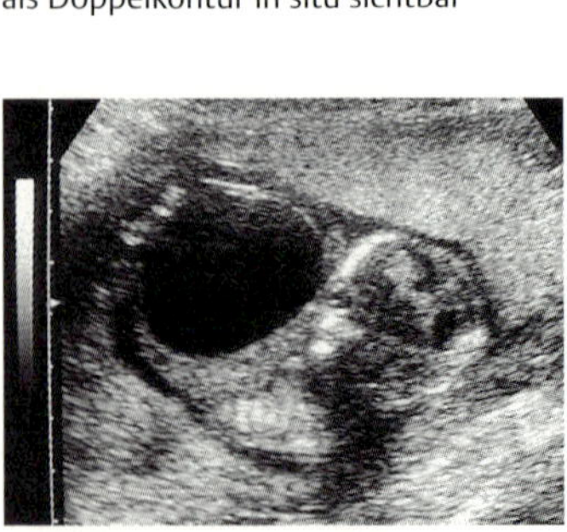

Abb. 221 Darstellung einer Megazystis und eines Anhydramnion in der 15. SSW. Die Harnblase füllt fast das gesamte Abdomen aus

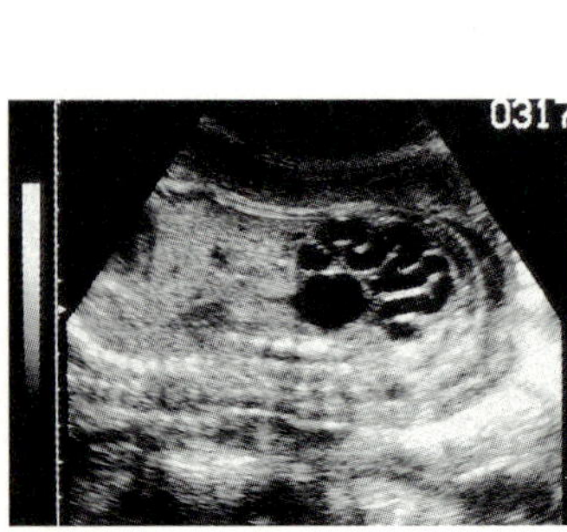

Abb. 222 Darstellung eines geschlängelten, gestauten Ureters

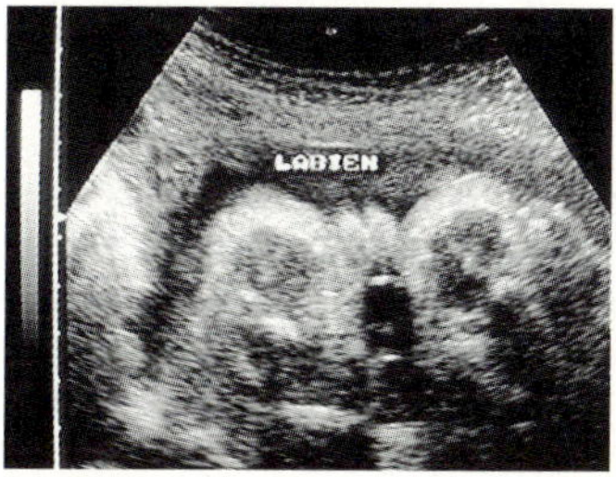

Abb. 223 Darstellung einer typischen Labienkontur

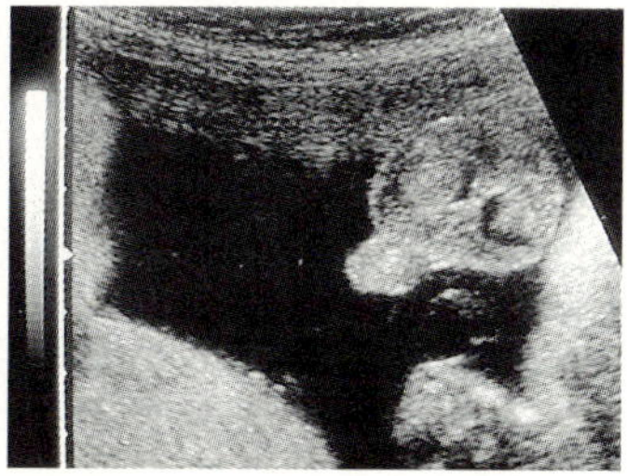

Abb. 224 Darstellung von Skrotum und Penis

- *Messung der Urinelektrolyte und der Urinosmolarität*:
  Bei Na > 100 mEq/ml, Cl > 90 mEq/ml und einer Osmolarität > 210 mOsm ist die Nierenfunktion pathologisch.
- *SDS-Polyacrylamid-Gel-Elektrophorese*: Nachweis von mikromolekularen Proteinen, Beweis für eine schwere tubuläre Reabsorptionsstörung.

➤ **Prognose:** Die Shunteinlage ist nur bei ausreichender Nierenfunktion sinnvoll.

Sonderformen: Prune-belly-Syndrom, Megazystis-Mikrokolon-Syndrom

➤ **Definition:** Fehlbildung aus dem Bereich der obstruktiven Uropathien mit Megazystis und aufgetriebenem Abdomen aufgrund einer fibrösen Umwandlung der Bauchwand.

➤ **Formen:** Die eigentliche Prune-belly-Sequenz, durch eine Störung der Pars membranacea urethrae hervorgerufen, betrifft nur männliche Feten. Ähnliche Krankheitsbilder bei weiblichen Feten sind unter dem Megacystis-Mikrokolon-Komplex zusammengefaßt.

➤ **Sonographische Kriterien:**
- Große, häufig sanduhrförmige Harnblase.
- Aufgetriebenes Abdomen.
- Zystische Veränderungen in beiden Nieren.
- Oligo- bis Anhydramnion.

➤ **Assoziationen**: Chromosomale Anomalien (Trisomie 13, 18).

➤ **Procedere**: Überprüfung der Nierenfunktion per Vesikozentese. Davon abhängig z. B. Shunteinlage (vgl. PotterIV).

➤ **Prognose:** Sehr unterschiedlich. Bei ausschließlich stauungsbedingten Nierenveränderungen meist gut. Es scheint aber Hinweise zu geben, daß die Nierendysplasie nicht nur im Sinne einer Sekundärveränderung entstehen kann, sondern daß schon vorher zystisch-dysplastische Veränderungen, die irreversibel sind, abgelaufen sein können.

Klassische Potter-Sequenz

- **Synonym**: Nierenagenesie, Nierenaplasie, Nierenhypoplasie.
- **Definition:** Bilaterales Fehlen der Nieren (-Agenesie) oder Vorkommen von funktionslosem, nur mikroskopisch nachweisbarem Nierengewebe (Aplasie/ Hypoplasie).
- **Vorkommen**: Das männliche Geschlecht ist 2,5 mal häufiger betroffen als das weibliche.
- **Assoziation**:
  - VATER-Assoziation.
  - Trisomie 7.
  - Zerebrookulofaziales Syndrom (COFS).
  - Kaudales Regressionssyndrom.
  - Es sind außerdem verschiedene, sowohl autosomal rezessive und dominante als auch x-gebundene Erbgänge bekannt.
- **Sonographische Kriterien:**
  - Oligo/Anhydramnion.
  - Fehlende Nierendarstellung.
  - ✓ **CAVE:** Die Nebennieren können vergrößert sein und somit das Vorhandensein von Nieren vortäuschen.
  - Fehlende Harnblasendarstellung und -dynamik.
  - A. renalis nicht darstellbar.
  - Zwangshaltung der Extremitäten.
- **Procedere**: Ist die Diagnosestellung aufgrund der erschwerten Beurteilbarkeit bei Anhydramnion nicht möglich, so kann eine Fruchtwasserauffüllung Klarheit bringen.
  - ✓ **Fruchtwasserauffüllung:** Bei der Fruchtwasserauffüllung wird unter sonographischer Sicht die Fruchthöhle punktiert, ähnlich wie bei der Amniozentese. Am besten erfolgt die Punktion im Bereich des kindlichen Rückens. Retrograd werden nun in Abhängigkeit vom Schwangerschaftsalter bis zu 500 ml einer sterilen Infusionslösung (z. B. Sterofundin) infundiert. Um einen vorzeitigen Blasensprung auszuschließen, sollte ein Farbstoff zugesetzt werden, die Karyotypisierung sollte in gleicher Sitzung erfolgen.

Teratome

- **Definition:** Ein Teratom ist ein dysontogenetischer Keimzelltumor, in dem sowohl zystische als auch solide Anteile vorkommen können. Es stellt den am häufigsten pränatal diagnostizierten Tumor dar und ist überwiegend benigne. Teratome können eine beeindruckende Größe erreichen und aufgrund der starken Vaskularisation zur fetalen Kreislaufinsuffizienz und Ausbildung eines Hydrops fetalis führen.
- **Formen**: In Abhängigkeit von ihrer Lage werden verschiedene Typen unterschieden, z. B.:
  - Steißteratom (am häufigsten).
  - Intraabdominelles Teratom.
  - Kopfteratom.
  - Nabelschnurteratom.
  - Plazentateratom.
- **Inzidenz**: 1 : 35 000.

- **Begleitfehlbildungen:** In ca 15% der Fälle:
  - Fehlbildungen der Wirbelsäule.
  - Analatresie.
  - Ösophagusatresie.
  - Pylorusstenose.
  - Hydrozephalus.
- **Sonographische Kriterien von Steißtumoren:**
  - Teils zystische, teils solide dem Steiß anliegende Tumoren.
  - Darstellung der Hypervaskularisation im Farbdoppler.
  - Eventuell Darstellung eines sekundären Hydrops durch Beeinflussung der fetalen Zirkulation.
  - ✓ **CAVE:** bei BEL auch im zweiten und dritten Trimenon vaginalsonographische Darstellung.
- **Differentialdiagnose:**
  - Myelomeningozele.
  - Hämangiom.
  - Einfache Steißbeinzyste.
  - Fetale Struma.
- **Procedere:**
  - Ausschluß von Begleitfehlbildungen.
  - Karyotypisierung.
  - Vorstellung im Perinatalzentrum.
  - Engmaschige Kontrollen, vor allem zum Ausschluß eines sich entwickelnden Hydrops.
  - Entbindung in Terminnähe im Perinatalzentrum.
  - Indikation zur primären Sektio aufgrund der geburtsmechanischen Problematik und der Rupturgefahr.
- **Prognose:** Abhängig vom Ausmaß des Teratoms und den Begleitfehlbildungen, bei guter kinderchirurgischer Interventionsmöglichkeit günstige Prognose.

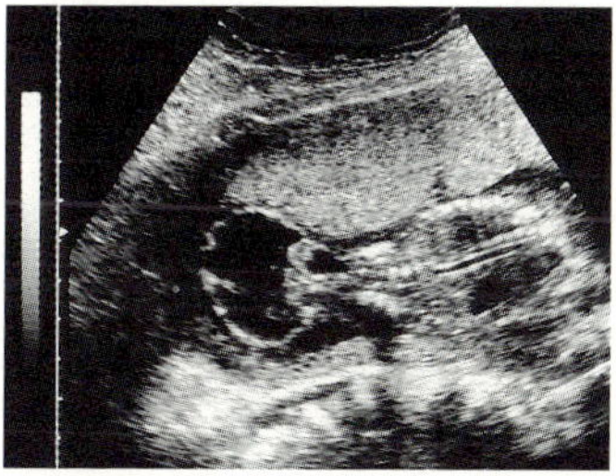

Abb. 225 Darstellung eines vorwiegend zystischen Steißteratoms

Zweites und drittes Trimenon: Fehlbildungen des Skeletts

Grundlagen

- Fehlbildungen des Skeletts treten unter Einbeziehung weniger gravierender Fehlbildungen bei ca. 2% aller Neugeborenen auf.
- Aufgrund der Vielzahl und der Seltenheit der einzelnen Krankheitsbilder erscheint die Orientierung an Leitsymptomen sinnvoll.
- Die exakte Diagnosestellung ist pränatal nicht immer möglich.
  - Schwere Formen sind bereits im zweiten Trimenon sonographisch zu erkennen.
  - Es gibt jedoch auch Formen (z. B. die Achondroplasie), bei denen das Wachstum der Diaphysen erst im dritten Trimenon zurückbleibt.
- Postnatal ist ein Röntgenbabygramm unerläßlich, da die Klassifizierung meistens aufgrund radiologischer Kriterien vorgenommen wird und zur Abschätzung des Wiederholungsrisikos beiträgt.
- **Inzidenz und Formen**: Siehe Tab. 1.

Tabelle 1 Häufigkeit von Skelettdysplasien bei Geburt (pro 10.000)

Thanatophore Dysplasie	0.69	0.09
Achondrodysplasie	0.37	0.46
Achondrogenesis	0.23	0.03
Osteogenesis imperfecta	0.18	0.43
Asph. Thoraxdysplasie	0.14	–
Chondrodysplasia punctata	0.09	0.06
Kamptomele Dysplasie	0.05	0.09
	Camera u. Mastroiacovo 1982	Orioli et.al. 1986

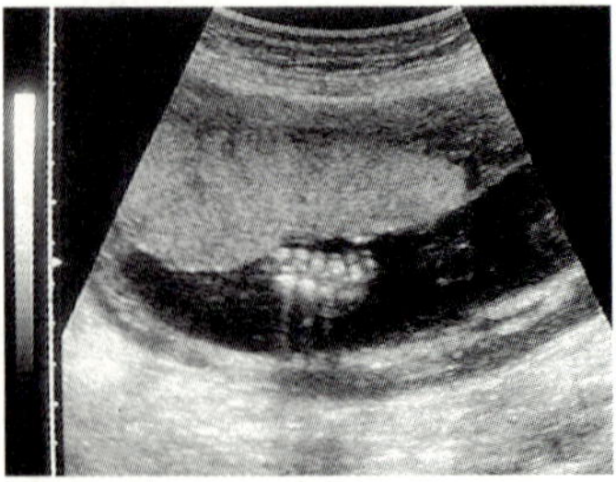

Abb. 226 Polydaktylie

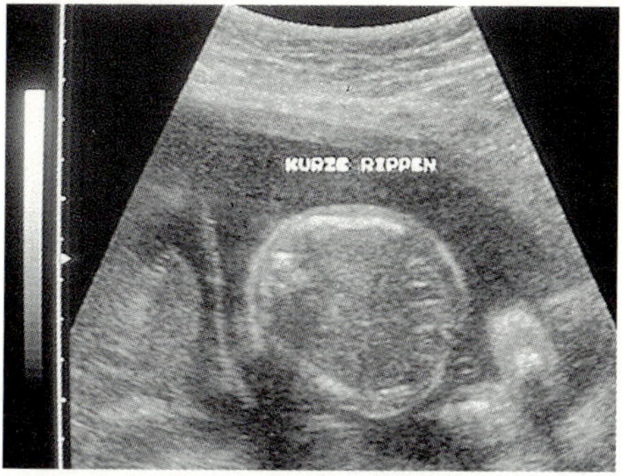

Abb. 227 Short ribs

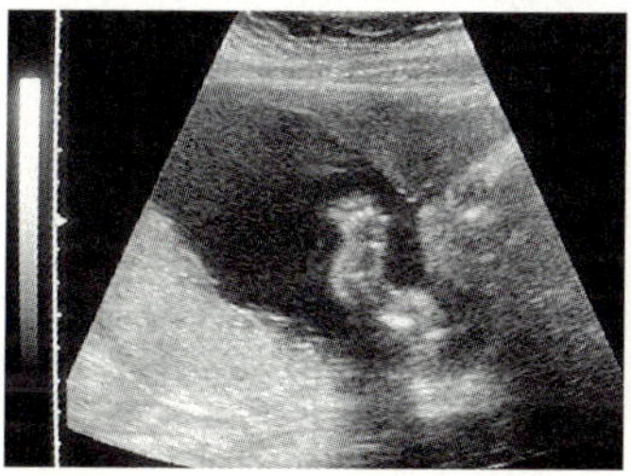

Abb. 228 Darstellung verkürzter und deformierter Extremitäten

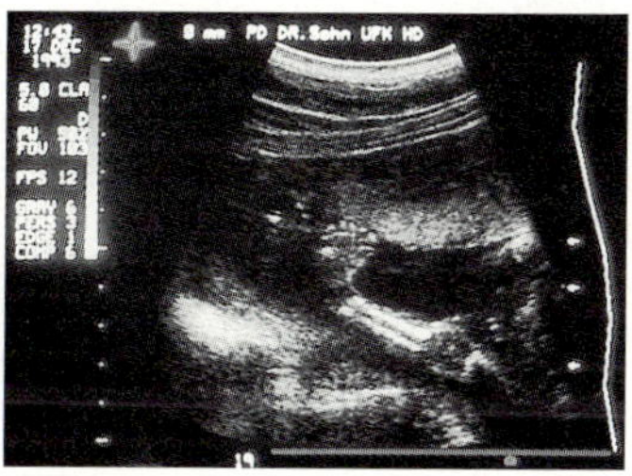

Abb. 229 Pes equinovarus

- **Sonographische Leitsymptome:**
  - Short ribs („Sektkorkenphänomen").
  - Verkürzung und Verformung der Diaphysen.
  - Ossifikationsrückstand.
  - Polydaktylie.
  - Anormale Schädelformen.
  - Intrauterine Bewegungseinschränkung.
  - Vorliegen eines Polyhydramnions.

Thanatophore Dysplasie

- **Ätiologie:**
  - Sporadisches Vorkommen (Typ I).
  - Autosomal-rezessive Vererbung (Typ II).
- **Sonographische Leitsymptome:**
  - Makrozephalie mit oder ohne Hydrozephalus („Kleeblattschädel"), selten bei Typ I.

- Verkürzte und verbogene Extremitäten bei Typ I. Typ II zeigt verkürzte, gerade Röhrenknochen.
- Breite Hände mit plumpen Fingern („Tatzenhand").
- Schmaler Thorax durch zu kurze Rippen. Dadurch Ausbildung einer Lungenhypoplasie.
- Anormales Profil mit eingesunkener Nasenwurzel und Mikrognathie.
- Ggf. Hydrops fetalis.

➤ **Prognose:** Aufgrund der sekundären Lungenhypoplasie infaust.

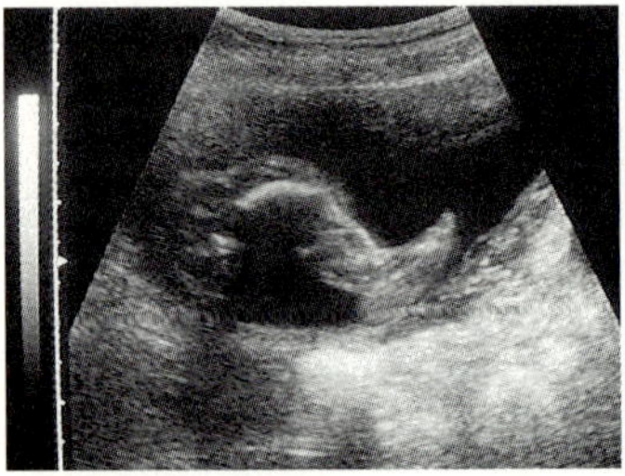

Abb. 230 Thanatophore Dysplasie. Darstellung des verkürzten und verbogenen Femur

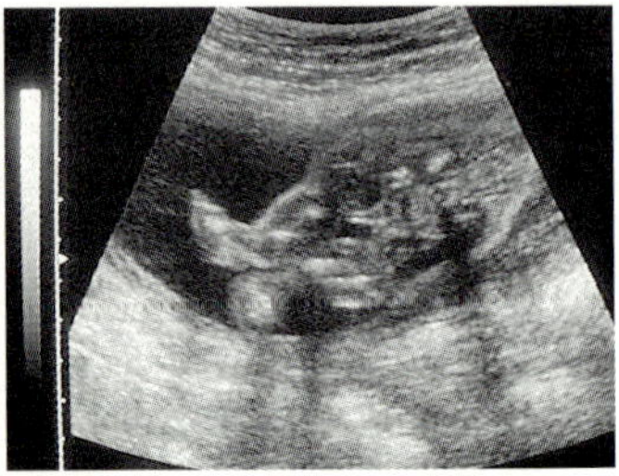

Abb. 231 Thanatophore Dysplasie. Mikromelie der unteren Extremität

Osteogenesis imperfecta

➤ **Einteilung:**
Einteilung nach Sillence in vier Typen aufgrund genetischer und phänotypischer Kriterien (insgesamt sehr heterogenes Krankheitsbild):
- Typ I: Autosomal-dominante Vererbung. Manifestation üblicherweise erst in der Kindheit, in 35% mit Taubheit.
- Typ II: Autosomal-rezessive oder als Neumutation autosomal-dominante Vererbung. Letale Osteochondrodysplasie. Pränatale Diagnostik über CVS.
- Typ III: Autosomal-rezessive Vererbung. Ein Teil der Kinder erreicht das Erwachsenenalter.
- Typ IV: Autosomal-dominante Vererbung. Manifestation üblicherweise erst in der Kindheit, pränatal nicht diagnostizierbar.

➤ **Sonographische Leitsymptome (Typ II):**
- Ossifikationsrückstand – der kindliche Schädel ist durch leichten Druck mit dem Schallkopf verformbar.
- Verkürzung der Diaphysen durch Frakturen – Pseudomikromelie.
- Glockenförmiger Thorax.

➤ **Prognose:** Bei Typ II infaust, Typ I und III und IV sind lebensfähig.

Zweites und drittes Trimenon: Fehlbildungen des Skeletts

Asphyxierende Thoraxdysplasie (M. Jeune)

- **Definition**: Autososmal rezessive Skelettdysplasie.
- **Sonographische Leitsymptome:**
  - Glockenförmiger Thorax – dadurch Lungenhypoplasie (Leitsymptom).
  - Geringe Verkürzung der Extremitäten.
  - Polydaktylie in 20% der Fälle.
- **Prognose:** Abhängig vom Grad der Lungenhypoplasie, häufig letal.

Achondroplasie

- **Definition:** Störung der enchondralen Ossifikation, die zu disproportioniertem Zwergwuchs führt.
- **Vorbemerkungen:**
  - Die Expressivität der einzelnen Krankheitsbilder ist aufgrund unterschiedlicher Erbgänge sehr variabel.
    - In 20% autosomal-dominanter Erbgang.
    - In 80% sporadisches Vorkommen
  - Diagnosestellung häufig erst nach der 24. SSW.
- **Sonographische Leitsymptome:**
  - Disproportionierter Zwergwuchs mit Makrozephalie und rhizomele Mikromelie.
  - Kyphoskoliose.
  - Eventuell obstruktiver Hydrozephalus.
  - Hydramnion.
  - Schmaler Thorax und verengtes Becken, bei der homozygoten Form wesentlich stärker ausgeprägt.
- **Prognose:**
  - *Heterozygote Form*: Lebensfähig.
  - *Homozygote Form:* Infaust aufgrund des zusätzlich vorliegenden schmalen Thorax und der daraus resultierenden Lungenhypoplasie.

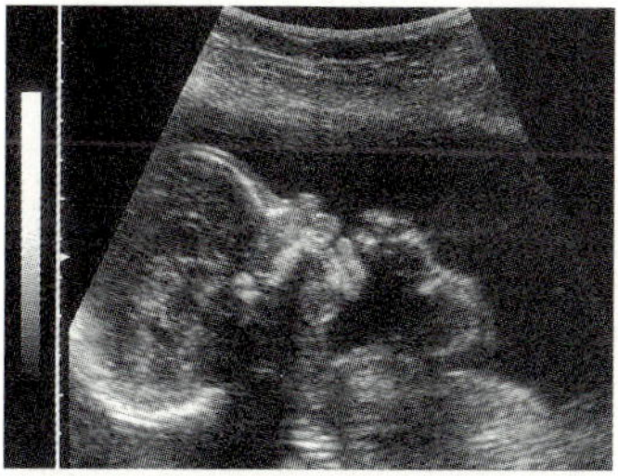

Abb. 232 Achondroplasie. Darstellung des prominenten Stirnschädels. Mikromelie der oberen Extremität

Zweites und drittes Trimenon: Fehlbildungen des Skeletts

Chondrodysplasia punctata

- **Vorbemerkung:** Die Einteilung erfolgt röntgenologisch anhand der typischen kalkspritzerartigen Veränderungen der Epiphysen und der Wirbelsäule. Die sonographische Diagnose ist ab dem 2. Trimenon möglich.
- **Einteilung:**
  - *Rhizomeler Typ:* Autosomal-rezessive Vererbung, symmetrisches Vorkommen der Verkalkungen, stärkere Verkürzung der Röhrenknochen.
  - *Conradi-Hünermann-Syndrom:* Autosomal-dominante Vererbung (mildere Ausprägung).
- **Ätiologie:**
  - *Genetischer Defekt:* Autosomal-rezessiver Erbgang oder autosomal-dominanter Erbgang.
  - *Exogene Noxe:* Marcumar.
- **Begleitfehlbildungen:**
  - LKG-Spalten.
  - Herzfehler.
- **Sonographische Leitsymptome:**
  - Kalksspritzerartige Veränderungen in den Epiphysen und der Wirbelsäule.
  - Verkürzung und Verformung der Diaphysen.
  - Glockenförmiger Thorax, milde Ausprägung.
  - Hydramnion.
- **Prognose:**
  - *Rhizomeler Typ:* Frühkindliche Todesfälle durch rekurrierende Infektionen.
  - *Conradi-Hünermann-Syndrom:* Günstige Prognose.

Kurzrippen-Polydaktylie-Syndrom

- **Einteilung:** Es werden drei Formen unterschieden:
  - Saldino-Noonan-Syndrom.
  - Majewski-Syndrom (sehr selten).
  - Verma-Naumoff-Syndrom (sehr selten).
- **Begleitfehlbildungen:** Es können unterschiedliche Fehlbildungen innerer Organe vorkommen. Fehlbildungen des Urogenital- und Gastrointestinaltraktes bei Typ I, Lippen-Kiefer-Gaumen-Spalten bei Typ II, renale Anomalien bei Typ III.

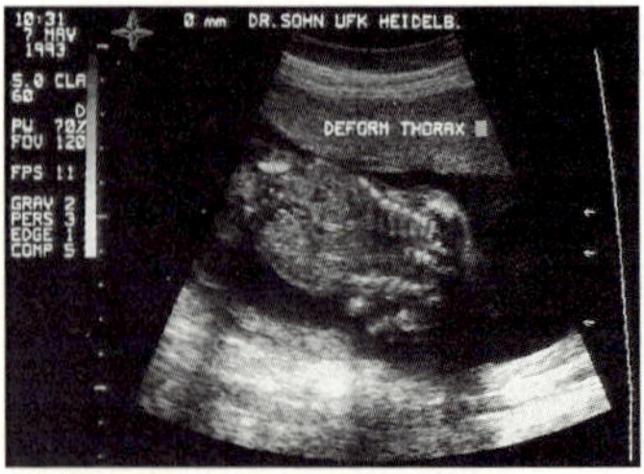

Abb. 233 Short ribs. Darstellung des typisch glockenförmigen Thorax

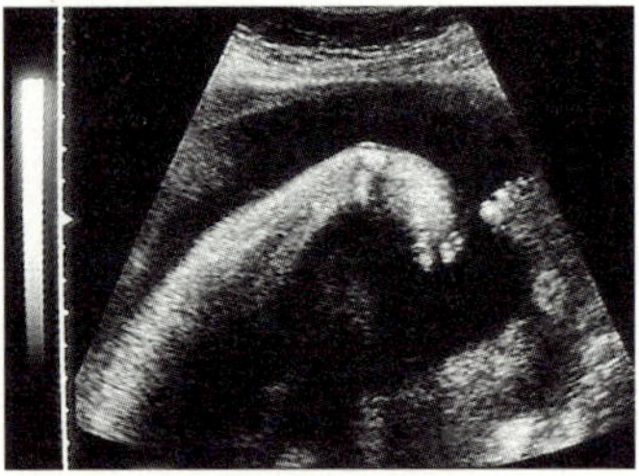

Abb. 234 Anormale Fußhaltung beidseits

- **Sonographische Leitsymptome:**
  - Extrem kurze Rippen – dadurch Lungenhypoplasie.
  - Polydaktylie.
  - Verkürzung der Extremitäten (Metaphyse), vor allem bei Typ I.
  - Vitium cordis (nur bei Typ I und III).
- **Prognose:** Infaust aufgrund der Lungenhypoplasie.

Achondrogenesis

- **Definition**: Letale Chondrodystrophie mit autosomal-rezessivem Erbgang. Die Verkürzung der Extremitäten ist hier von allen Skelettdysplasien am ausgeprägtesten.
- **Formen**: Abhängig vom Schweregrad der Mikromelie und des Ossifikationsrückstandes werden 5 Typen unterschieden, eine sichere Einteilung ist jedoch pränatal nicht möglich.
- **Assoziierte Fehlbildungen:** Hydrocephalus, zystisches Hygrom, LKG-Spalte, Vitium cordis.
- **Sonographische Leitsymptome:** Extrem verkürzte Röhrenknochen, Makrozephalus, ggf. Ossifikationsrückstand des Schädels, ggf. Hydrops und Hydramnion, schmaler Thorax.
- **Prognose**: Letale Fehlbildung.

Kamptomele Dysplasie

- **Definition**: autosomal-rezessive Erkrankung, die vor allem durch die Verkürzung und Verkrümmung der unteren Extremität auffällt.
- **Assoziierte Fehlbildungen:** Hydrozephalus, LKG-Spalte, Vitium cordis, Hydronephrose.
- **Sonographische Leitsymptome:**
  - Verkrümmung und Verkürzung von Femur und Tibia.
  - Unauffällige andere Röhrenknochen.
  - Schmaler Thorax.
  - Hypoplastische Scapula.
  - Klumpfüße.
- **Prognose**: Häufig letal, abhängig vom Grad der Lungenhypoplasie.

Zweites und drittes Trimenon: Sonographische Leitsymptome

An/Oligohydramnion

- Fetale Retardierung
- Vorzeitiger Blasensprung
- **Syndrome**: Potter-Syndrom I–IV

Diaphysenverkürzung

- **Syndrome**: Verschiedene Formen der Skelettdysplasie

Hydramnion

- **Mütterliche Ursachen:**
  - Gestationsdiabetes
  - Diabetes Typ I
  - Infektionen: TORCH
- **Fehlbildungen:**
  - Anenzephalus
  - Chorangiome
  - Kongenitale zystische adenomatoide Lungenmalformation
  - Stenosen im Gastrointestinaltrakt
  - Zwerchfellhernien
- **Syndrome:** Pena-Shokeir-Syndrom
- Feto-fetales-Transfusions-Syndrom

Hydrozephalus/Ventrikulomegalie

- **Chromosomenaberrationen:**
  - Trisomie 13
  - Trisomie 18
  - Trisomie 21.
- **Syndrome:** Meckel-Syndrom, Skelettdysplasien.
- **Infektionen:**
  - Listeriose
  - Lues
  - Parvovirus B 19
  - Toxoplasmose
  - Zytomegalie
- **Pharmakologische Noxen:**
  - Heroin
  - Kokain
  - Quecksilber
- **Fehlbildungen:** Neuralrohrdefekt

Hydrops fetalis

- **Immunologische Form:** Siehe S. 130.
- **Nicht-immunologische Form:**
  - *Fehlbildungen*: adenomatoide Lungenmalformation, Angiome, fetale Tumoren, generalisierte Gefäßsklerose, pulmonale Sequestrationen, Teratome, Vitium cordis, Reizleitungsstörungen, Zwerchfellhernien.

- *Erbkrankheiten:* Alpha-Thalassämie, Hämochromatose, kongenitales nephrotisches Syndrom.
- *Syndrome:* Achondrogenesis, Kurzrippen-Polydaktylie-Syndrom.
- Feto-fetales-Transfusions-Syndrom.
- *Chromosomenaberrationen*: Trisomie 18, Trisomie 21, Turner Syndrom, Trisomie 13.
- *Infektionen*: Herpes simplex, Parvovirus B 19, Toxoplasmose, Zytomegalie.

Hygroma colli

- **Chromosomenaberrration:**
  - Turner Syndrom
  - Trisomie 18
  - Trisomie 21

Lippen-Kiefer-Gaumen-Spalte

- Familiäres Vorkommen
- Alkoholembryopathie
- **Chromosomenaberrationen:**
  - Trisomie 13
  - Trisomie 18
  - Trisomie 21
- **Assoziierte Fehlbildungen:**
  - Holoprosenzephalie
  - Klumpfuß
  - Polydaktilie
- **Syndrome:**
  - Amnionband-Syndrom
  - Mittelliniensyndrom

Makrozephalie

- **Syndrome:** Achondrogenesis

Mikrozephalie

- **Chromosomenaberration:** Trisomie 13
- **Syndrome:**
  - Holoprosencephalie-Syndrom
  - Meckel-Gruber-Syndrom
  - Pena-Shokeir-Syndrom
- Familiäres Vorkommen, Infektionen

Omphalozele

- **Syndrome:**
  - Cantrell-Pentalogie
  - Beckwith-Wiedemann-Syndrom
- **Chromosomenanomalien:** Meist Trisomie 18

Zweites und drittes Trimenon: Sonographische Leitsymptome

Polydaktilie

- **Syndrome:**
  - AsphyxierendeThoraxdysplasie (M. Jeune)
  - Kurzrippen-Polydaktylie-Syndrom
  - Meckel-Gruber-Syndrom

Profilauffälligkeiten

- **Chromosomenaberrationen:**
  - Trisomie 13
  - Trisomie 18
  - Trisomie 21
- **Fehlbildungen:**
  - Zervikale Tumoren
  - Enzephalozele
- **Pharmakologische Noxen:** Warfarin
- **Syndromc:**
  - Skelettdysplasien
  - Beckwith-Wiedemann-Syndrom
  - Kongenitale Ichthyosis

Retardierung

- **Syndrome:** Pena-Shokeir-Syndrom
- Chromosomenaberrationen
- Plazentainsuffizienz

Short ribs

- **Syndrome:**
  - Achondrogenesis und andere Skelettdysplasien
  - Kurzrippen-Polydaktilie-Syndrom I–III

Singuläre Nabelschnurarterie

- **Fehlbildungen:**
  - Anomalien des Urogenitaltraktes
  - Vitium cordis
- Retardierung
- Chromosomale Auffälligkeiten

Zweites und drittes Trimenon: Sonographische Leitsymptome

Vitium Cordis

- **Chromosomenaberrationen:**
  - Trisomie 21 (50%)
  - Trisomie 18 (99%)
  - Trisomie 13 (90%)
  - Turner-Syndrom (40%)
  - Cat-eye-Syndrom (= partielle Trisomie 22) (50%)
  - Klinefelter-Syndrom (50%)
- **Syndrome:**
  - Holt-Oram-Syndrom (50–100%)
  - VA(C)TER-L-Assoziation
- **Medikamente:**
  - Alkohol (30%)
  - Hydantoin (3%)
  - Trimethadion (30%)
  - Sexualhormone (3%)
  - Lithium (10%)
- **Maternale Erkrankungen:**
  - Diabetes mellitus (3–5%)
  - Phenylketonurie (25–50%)
  - Lupus erythematodes viszeralis (20–40%)

Hydrops fetalis, fetofetales Transfusionssyndrom

Hydrops fetalis

- **Definition:** Pathologische Flüssigkeitsansammlung in serösen Höhlen mit ödematöser Aufquellung des subkutanen Fettgewebes.
- **Formen:**
  - Nicht immunologischer Hydrops fetalis (NIHF)
  - Immunologischer Hydrops fetalis (IHF)
- **Inzidenz:**
  - *NIHF*: 1 : 1500 – 1 : 4000.
  - *IHF*: Inzidenz in den letzten Jahren durch ante- und postpartale Gabe von Anti-D-Gammaglobulin gesunken.
- **Ätiologie:**
  - *NIHF (heute häufigste Form):*
    - In 30 – 60% idiopathisch.
    - Herzinsuffizienz bei: Herz-Kreislauf-Erkrankungen, Herzrhythmusstörungen (23%).
    - Chromosomendefekte (15%).
    - Fehlbildungssyndrome.
    - Feto-fetales Transfusionssyndrom (9%).
    - Schwere infektionsbedingte Anämie, z. B. durch: Parvo-Viren, Toxoplasmose, Zytomegalie, Herpes simplex, andere Anämieformen, z. B. Thalassämie (homozygote Form).
    - Stoffwechselerkrankungen, z. B. Hämochromatose, Morbus Gaucher
  - *IHF*:
    - Meistens Rh-Inkompatibilität
    - Andere Blutgruppenunverträglichkeiten verursachen antenatal selten das Vollbild des Morbus hämolyticus neonatorum.
- **Sonographische Kriterien:**
  - Aszites.
  - Pleura- und Perikarderguß.
  - Generalisiertes Hautödem.
  - Hydropische Plazenta.
  - Hydramnion.
- **Procedere:**
  - Bei Darstellung eines Hydrops fetalis im ersten Trimenon ist in erster Linie an chromosomale Anomalien zu denken. Eine Karyotypisierung (AC oder CVS) ist hier dringend indiziert. Ebenso sollten Infektionen ausgeschlossen werden (TORCH).
  - Eine Rhesus-Inkompatibilität wird normalerweise vor Ausbildung eines Hydrops fetalis durch steigende Titer im AK-Suchtest erkannt (vgl. Mutterschaftsrichtlinien).
  - Bei signifikantem Titeranstieg besteht die Indikation zur Cordozentese zur Hb-Bestimmung und ggf. zur Transfusion (ab Hämatokrit 30).
  - Ein Hydrops bildet sich unter einem fetalen Hb von 5 g% aus.
  - Regelmäßige Folgecordozentesen und -transfusionen in Abhängigkeit der Dynamik des Hb-Abfalls sind nötig (ca. 2 Wochen).
  - *Bei NIHF:*
    - Ausschluß möglicher ursächlicher Erkrankungen wie Thalassämie, Bestimmung der TORCH-Serologie, Stammbaumanalyse bei Erbkrankheiten.

- Cordozentese zur Chromosomenanalyse und fetalen Hb- und Serumeiweiß-Bestimmung.
- Ausschluß weiterer Fehlbildungen, vor allem des Herzens.
- Bei fetaler Anämie mit Hb < 10 g% Transfusion. Hier besteht meistens die Notwendigkeit von Mehrfachtransfusionen. Aufgrund der sehr guten Prognose ist die fetale Anämie eine Indikation zur Maximaltherapie.

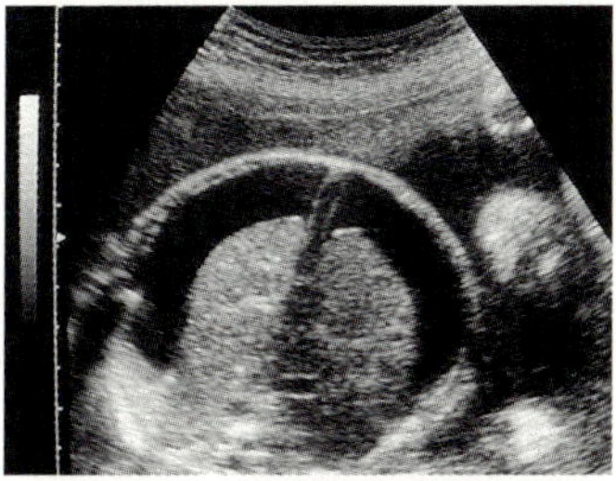

Abb. 235 Darstellung eines ausgeprägten fetalen Aszites. Der intraabdominelle Verlauf der Nabelvene ist deutlich zu sehen

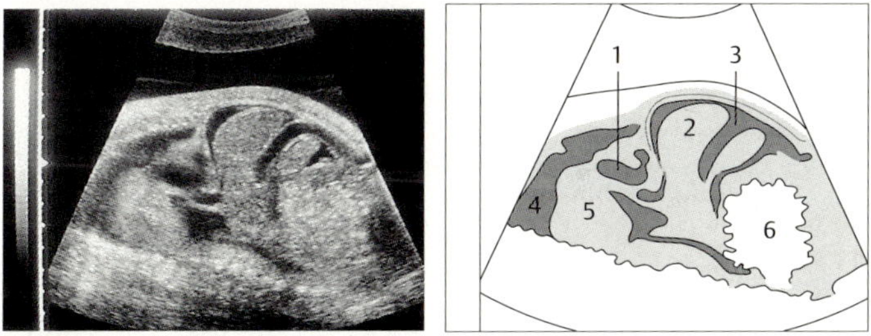

Abb. 236 Sagitalschnitt bei Pleuraerguß und mäßigem Aszites. 1) Herz, 2) Leber, 3) Ascites, 4) Hydrothorax, 5) Lunge, 6) Darmkonvolut

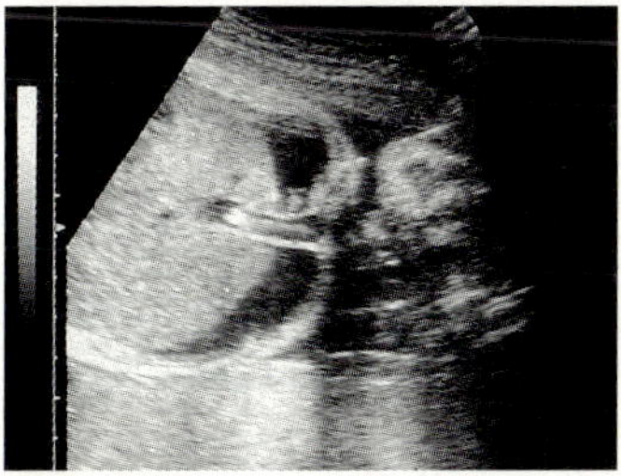

Abb. 237 Punktion der intraabdominellen Nabelvene bei ausgeprägtem Aszites

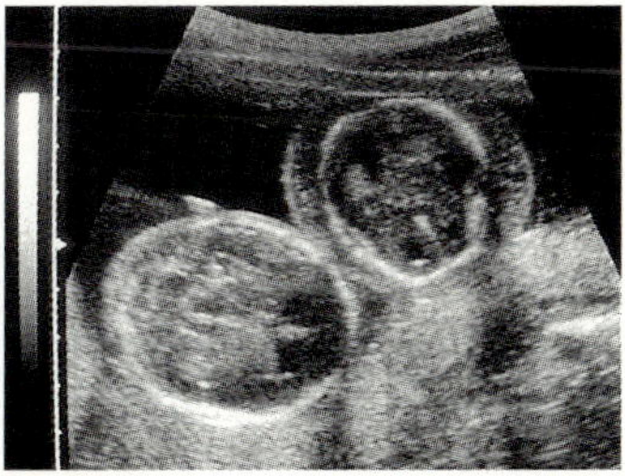

Abb. 238 Geminigravidität. Darstellung eines ausgeprägten Hautödems bei dem weiter links gelegenen Geminus

Hydrops fetalis, fetofetales Transfusionssyndrom

- **Prognose:**
  - Perinatale Mortalität ohne intrauterine Therapiemöglichkeit 70–90%.
  - Ausnahme: Liegt dem NIHF eine Anämie zugrunde, ist die Prognose sehr gut.
  - Die Prognose der Rhesus-Inkompatibilität ist ebenfalls gut.

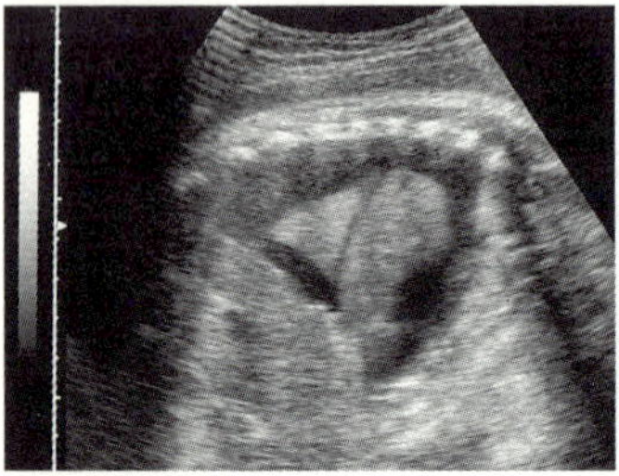

Abb. 239 Darstellung eines ausgeprägten Pleuraergusses

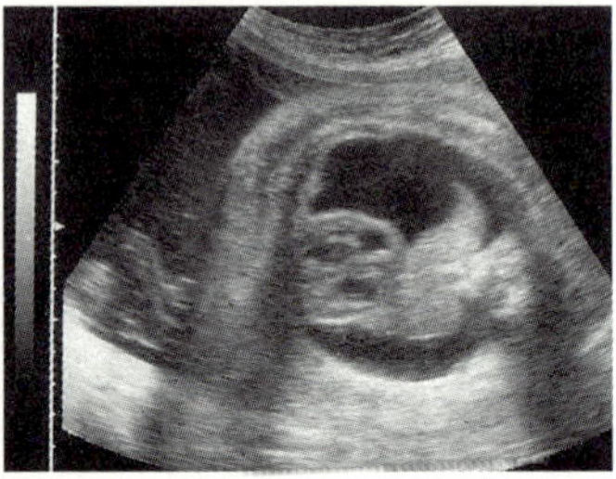

Abb. 240 Darstellung einer hypoplastischen Lunge und eines verdickten Myokards bei ausgeprägtem Hydrothorax

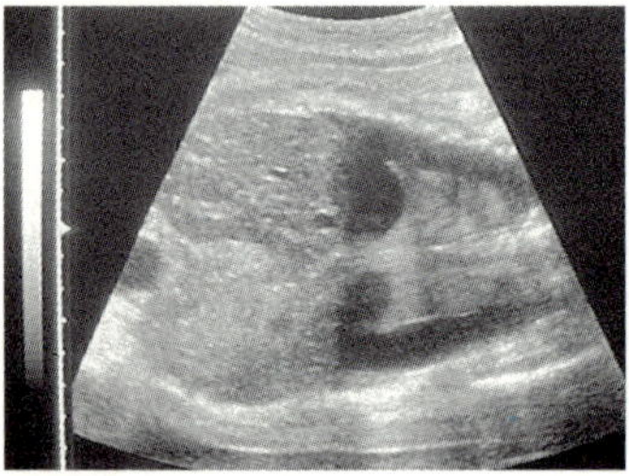

Abb. 241 Darstellung eines Hydrothorax

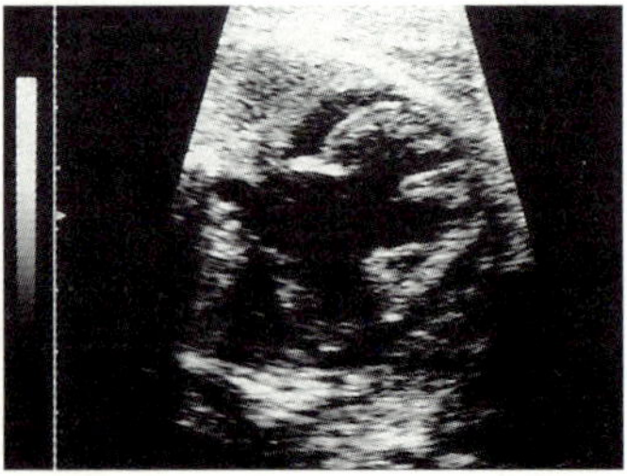

Abb. 242 Perikarderguß bei atrioventrikulärem Septumdefekt

Fetofetales Transfusionssyndrom

- **Definition**: Einseitiger Bluttransfer über arterio-venöse Shunts bei monochorialer Geminigravidität vom Donator (Pumpzwilling) zum Akzeptor (Empfängerzwilling).
- **Häufigkeit**: Bis zu 20% bei monochorialen Zwillingsschwangerschaften.
- **Sonographische Kriterien:**
  - Donor: Retardierung, Oligohydramnion, „stuck twin".
  - Akzeptor: Deutlich größer als Pumpzwilling, Hydramnion, ggf. Hydrops fetalis.
  - ✓ **CAVE:** Die Diagnosesicherung gelingt nicht bei monoamnialen Gemini.

- **Symptomatik:**
  - Zum klassischen FFTS gehören: eine Gewichtsdifferenz von mehr als 15 % und eine Hb-Differenz > 5 g%.
  - *Donor*: Anämie, Hypovolämie, verminderte Urinproduktion.
  - *Akzeptor*: Polyzythämie, Hypervolämie, gesteigerte Diurese.
- **Differentialdiagnose**: Diskordantes Geminiwachstum aufgrund einer Mangelversorgung – in diesem Fall fehlt die Ausbildung des Hydrops und des Hydramnions des größeren Zwillings.
- **Procedere**:
  - Serielle Entlastungspunktionen.
  - Ein neuer Therapieansatz ist die Unterbindung der Shuntgefäße mittels Laser.
- **Prognose**:
  - Umso schlechter, je früher sich das FFTS ausbildet.
  - Hohe Mortalitätsrate von bis zu 60 %.
  - Hohe Morbiditätsrate des überlebenden Kindes (Leukomalazie).

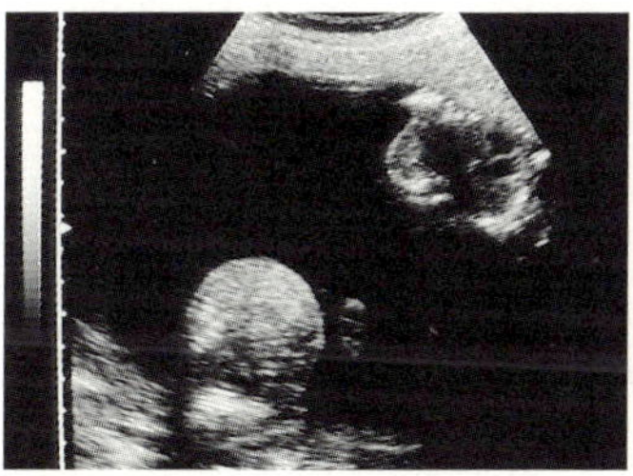

Abb. 243 Fetofetales Transfusionssyndrom. Der Donator liegt als „Stuked twin" direkt der Vorderwandplazenta an. Darstellung des Polyhydramnion

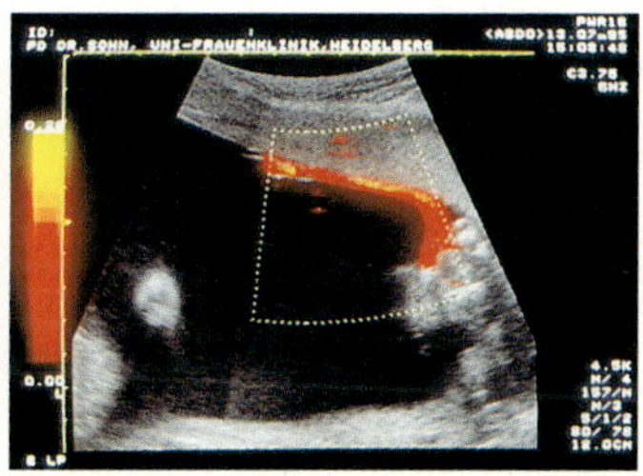

Abb. 244 Darstellung eines Shuntgefäßes bei fetofetalem Transfusionssyndrom

Fruchtwasser

Grundlagen

- **Synthese des Fruchtwassers:**
  - *Im ersten Trimenon:* Ausschließlich Filtrat aus mütterlichem Plasma, das von Plazenta, Nabelschnur und Eihäuten abgegeben wird.
  - *Im zweiten Trimenon:* Kombination aus fetaler Nierenfunktion und Filtrat aus dem mütterlichen Plasma.
  - *Im dritten Trimenon:* Hauptsächlich aktive Funktionsleistung der fetalen Nieren.
- **Faustregel zur sonographischen Bestimmung der Fruchtwassermenge** (Die Beurteilung ist stets subjektiv. Orientierung am größten sichtbaren Depot):
  - *Oligohydramnie*: Die Größe des Fruchtwasserdepots ist kleiner als der Fet selbst.
  - *Anhydramnie*: Kein freies Fruchtwasserdepot erkennbar. Darstellung des Nabelschnurkonvoluts mittels Farbdoppler in vermeintlich freien Depots. Der Fet liegt fast regungslos in der Fruchthöhle.
  - *Polyhydramnie*: Das Fruchtwasserdepot ist so groß, daß ein zweiter, gleich großer Fet genügend Platz hätte.

Oligo- bzw. Anhydramnie

- **Definition:** Fruchtwasserverminderung.
- **Ätiologie:**
  - Vorzeitiger Blasensprung.
  - Fehlbildung der fetalen Nieren.
  - Plazentainsuffizienz.
  - ✓ **NOTA:** Eine intrauterine Mangelentwicklung aufgrund einer Plazentainsuffizienz geht nahezu immer mit einer Fruchtwasserverminderung einher.
- **Procedere:**
  - Aufgrund der schlechten Untersuchungsbedingungen (fehlende physiologische Wasservorlaufstrecke) ist die artefizielle Fruchtwasserinstillation in seltenen Fällen, in denen eine Diagnosestellung nicht anders möglich ist, gerechtfertigt.
  - ✓ **Fruchtwasserinstillation:**
    - *Vorgehen*: Intraamniale Instillation von 100 – 250 ml (in Abhängigkeit vom Gestationsalter) vorgewärmter Glucose 2,5 %/ NaCl 0,45 %-Lösung in einen nabelschnurgefäßfreien Bereich. *Cave*: Retroamniale Applikation.
    - Dadurch deutlich verbesserte Untersuchungsbedingungen für einen Fehlbildungsausschluß. Bei normalen anatomischen Verhältnissen füllt sich nach kurzer Zeit der Magen und später auch die Harnblase.
    - Durch Zugabe eines Farbindikators lassen sich nach intravaginaler Einlage einer Kompresse auch klinisch stumme Blasensprünge diagnostizieren.
  - Im dritten Trimenon zusätzlich Differenzierung zwischen kompensierter und dekompensierter Plazentainsuffizienz mittels Dopplersonographie.
- **Prognose:** Abhängig von der Ursache und ggf. der sekundär auftretenden Lungenhypoplasie. Beim Bestehen eines Anhydramnions vor der 24. SSW über zwei Wochen hinaus besteht eine sehr hohes Risiko für das Auftreten einer sekundären Lungenhypoplasie.

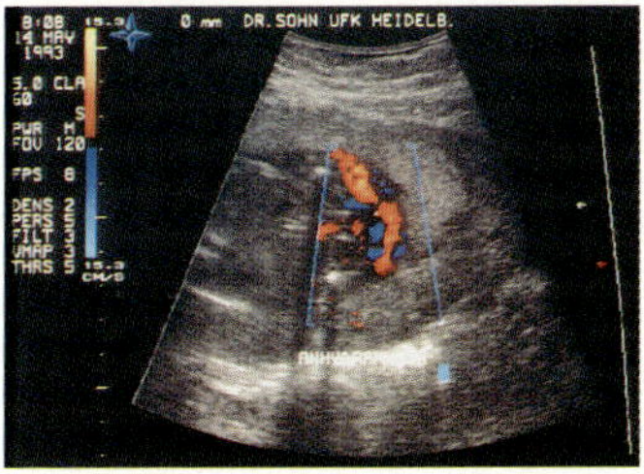

Abb. 245 Anhydramnion. Im Farbdoppler Darstellung der Nabelschnur, die den vermeintlich „freien Raum“ ausfüllt

Polyhydramnie

- **Definition:** Fruchtwasservermehrung
- **Ätiologie:**
  - Störungen des Gleichgewichts zwischen Produktion und Resorption:
    - Störung der intestinalen Resorption aufgrund einer Stenose oder Atresie im Gastrointestinaltrakt.
    - Vermehrte Urinproduktion (z. B. FFTS).
    - Verminderte pulmonale Resorption (z. B. Zwerchfellhernie oder CCAML).
    - Zentralbedingte Schluckstörungen (z. B. Anenezephalus, fetale Akinesien).
  - Diabetes mellitus der Mutter.
  - Infektionen.
- **Procedere:**
  - Ausschluß und evtl. Therapie der zugrunde liegenden Erkrankungen.
  - Entlastungspunktionen in Abhängigkeit von der klinischen Situation.

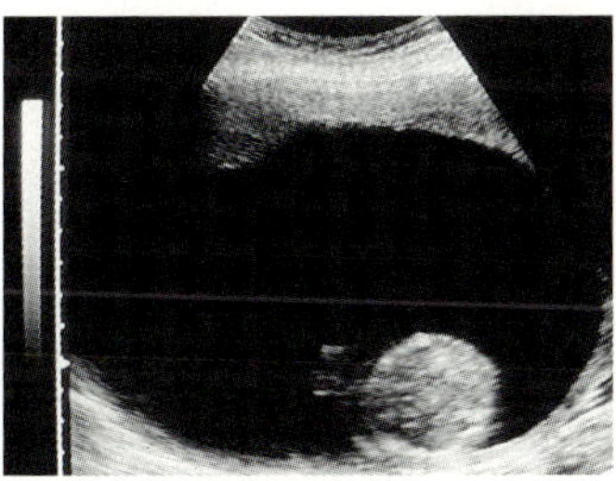

Abb. 246 Polyhydramnion

Vom Gestationsalter unabhängige Befunde: Plazenta

Grundlagen

- **Vorbemerkung**: Die strukturelle Plazentabeurteilung ist seit dem Einsatz der Dopplersonographie (siehe S. 150) in den Hintergrund getreten.
- **Darstellbarkeit der Plazenta:**
  - *Ab der 6. SSW* Differenzierung von:
    - Chorion frondosum: zottenreich, wird später zur Plazenta.
    - Chorion laeve: avillös.
  - *Im weiteren Verlauf des ersten Trimenon* Darstellung der Lokalisation der Plazenta (wichtig für die Mehrlingsdiagnostik).
  - *Anfang des zweiten Trimenon* Darstellung der drei unterschiedlichen Plazentaanteile:
    - Chorionplatte: fetale, von Amnion bedeckte Seite der Plazenta, die sich echoreich darstellt.
    - Plazentares Zottengewebe: Plazentaparenchym mit homogener Echogenität.
    - Basalplatte: Trennung des Parenchyms von Myometrium und retroplazentarem Gefäßbett mit hypodenser Echostruktur, differentialdiagnostisch vom retroplazentaren Hämatom zu unterscheiden.
- **Pathologische Lokalisationen der Plazenta:**
  - *Vorbemerkung*: Eine endgültige sonographische Diagnose der Plazenta prävia sollte erst Ende des zweiten Trimenons erfolgen, da aus der Plazenta praevia der Frühschwangerschaft durch Migration (bedingt durch die Ausdehnung des unteren Uterinsegmentes) in 90% der Fälle ein normaler bzw. tiefer Plazentasitz wird.
  - *Definition des tiefen Plazentasitzes:* Der Plazentarand reicht an den inneren Muttermund heran, der Abstand beträgt weniger als 5 cm.
  - *Placzenta praevia marginalis:* Die Plazenta reicht bis zum inneren Muttermund.
  - *Placenta praevia partialis:* Die Plazenta überdeckt den inneren Muttermund teilweise.
  - *Placenta praevia totalis:* Die Plazenta überdeckt den inneren Muttermund vollständig.

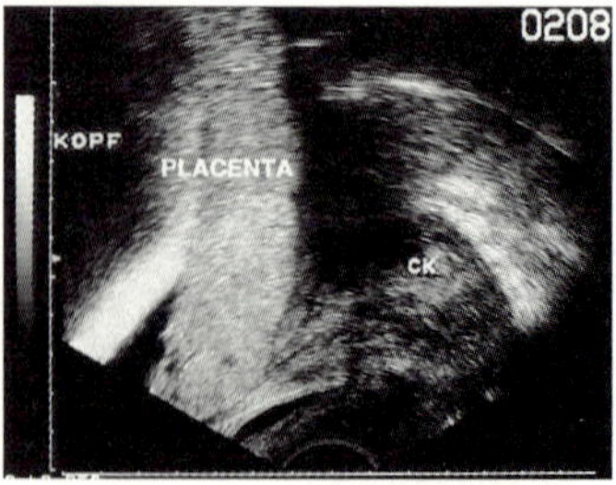

Abb. 247 Darstellung einer Plazenta praevia totalis

Sonographische Bestimmung der Reifegrade der Plazenta

- **Gradeinteilung**: Interpretation der Plazentaentwicklung anhand folgender Einteilung (Grannum et al. 1979):
  - *Grad 0:*
    - Chorionplatte: Glatte Begrenzung.
    - Plazentaparenchym: Homogenes Echomuster.
    - Basalplatte: Homogenes Echomuster.
  - *Grad 1:*
    - Chorionplatte: Wellenförmig/ gezackt.
    - Plazentaparenchym: Vereinzelte Echoverdichtungen.
    - Basalplatte: Homogenes Echomuster.
  - *Grad 2:*
    - Chorionplatte: Wellenförmig. Verdichtungen bzw. Einziehungen in Richtung der Basalplatte, ohne diese zu erreichen.
    - Plazentaparenchym : Vereinzelte Echoverdichtungen.
    - Basalplatte: Gute Abgrenzbarkeit durch kleine Echos.

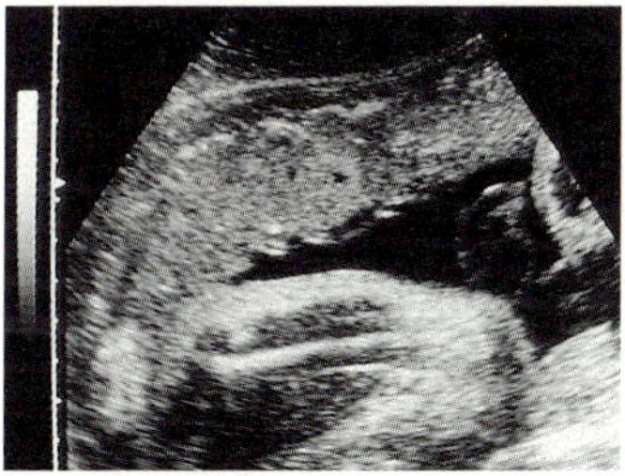

Abb. 248 Darstellung einer Vorderwandplazenta mit Reifegrad 2 nach Grannum

  - *Grad 3:*
    - Chorionplatte: Kompartimentierung der Plazenta.
    - Plazentaparenchym: Inhomogenes Echomuster.
    - Basalplatte: Echogen.
- **Pathologische Reifung der Plazenta:**
  - *Vorbemerkung*: Das Stadium III nach Grannum wird in der normalen Schwangerschaft erst jenseits der 36. SSW erreicht. Tritt diese Verkalkung früher ein, ist mit dem gehäuften Auftreten einer fetalen Mangelentwicklung zu rechnen.
  - *Frühzeitige Reifung* (Grad 3 nach Grannum):
    - Bei schwangerschaftsinduzierter Hypertonie oder vorbestehender maternaler Hypertonie.
    - Bei Nikotinabusus.
    - Bei Mehrlingsgravidität.
    - Bei intrauteriner Wachstumsretardierung.
  - *Verspätete Reifung* (Grad 3 nach Grannum):
    - Bei Diabetes mellitus.
    - Bei RH-Inkompatibilität.

Vom Gestationsalter unabhängige Befunde: Plazenta

Plazentazysten

- **Definition:** Plazentazysten sind einkammrige, echoleere, glatt begrenzte Strukturen.
- **Inzidenz:** Bei ca. 20% aller Plazenten zum Zeitpunkt der Geburt.
- **Bedeutung:** Plazentazysten sind funktionell ohne Bedeutung.
- **Assoziation:**
  - Mit mütterlichem Diabetes mellitus.
  - Mit RH-Inkompatibilität.
- **Sonographische Kriterien:** Siehe bei Definition.

Plazentatumoren

- **Blasenmole** (vgl. S. 47, gestörte Frühgravidität):
  - *Definition:* Komplette Degeneration des Chorions bzw. der Plazenta.
  - *Vorkommen*: Bei diploidem Genom
  - *Inzidenz:*1 : 2000 Schwangerschaften.
- **Partialmole:**
  - *Definition:* Partielle Degeneration von Chorion bzw. Plazenta.
  - *Vorkommen*: Bei Triploidie, selten auch bei Zwillingsgravidität, hier besteht dann eine intakte Gravidität neben einer kompletten Mole.
  - *Begleitfehlbildungen:*
    - Fehlbildungen des ZNS, des Herzens und der Nieren.
    - Schwerwiegende Retardierungen.
  - *Sonographische Kriterien:*
    - Darstellung einer extrem vergrößerten, schwammartigen Plazenta.
  - *Procedere:* Bei intakter Gravidität sollte eine Karyotypisierung durchgeführt werden.
  - *Prognose:*
    - Geringes Entartungsrisiko, wenn die Partialmole bei Triploidie auftritt. Triploide Schwangerschaften enden häufig als Spontanabort.
    - Besteht die Gravidität jenseits des ersten Trimenon weiter, ist der Verlauf häufig durch eine Retardierung oder das Auftreten einer Präeklampsie kompliziert.

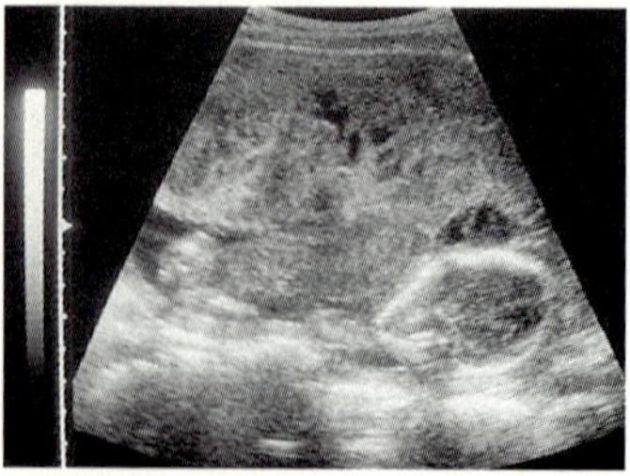

Abb. 249 Partialmole in 18. SSW. Man sieht eine deutlich inhomogene Vorderwandplazenta, sowie ein Anhydramnion mit einem schwer abgrenzenden Feten

- **Chorangiome**:
  - *Definition*: Gutartiger mesenchymaler Tumor, der nicht aus Trophoblastgewebe besteht.
  - *Inzidenz*: 1%, (in etwa 1% systematisch untersuchter Plazenten finden sich kleine Chorangiome, die klinisch nicht auffallen, größere Formen sind deutlich seltener).
  - *Lokalisation*: Normalerweise auf der fetalen Plazentaseite.
  - *Sonographische Kriterien*: Gut abgrenzbare echoarme Strukturen mit zum Teil wabenartigem Muster.
  - *Komplikationen* (nur bei größeren Befunden):
    - Hydramnion und Hydrops fetalis bei Kreislaufdekompensation.
    - Vorzeitige Wehen.
    - Plazentainsuffizienz.
  - *Procedere*: Wachstumskontrolle des Feten und Ausschluß von Insuffizienzzeichen.

Vaskularisationsstörungen der Plazenta

- **Plazentare Kavernen:**
  - *Definition:* Plazentare Kavernen sind echoleere Areale mit turbulenter Strömung, die im zweiten und dritten Trimenon vorkommen und bereits im B-Bild gesehen werden können.
  - *Sonographische Kriterien:* Siehe bei Definition.
  - *Procedere*: Kontrolluntersuchungen.
  - *Wertung:* Bleibt der Befund hinsichtlich Größe, Form und Lage bei mehrfachen Kontrolluntersuchungen gleich, so ist er pathologisch unbedeutend. Ändern sich jedoch Größe und Form im Verlauf, muß an die Entwicklung einer Plazentathrombose (s. u.) gedacht werden.
- **Plazentathrombose**:
  - *Definition:* Intervillöse Thromben aus fetalem und mütterlichem Mischblut.
  - *Inzidenz*: 40% aller reifen Plazenten nach unkompliziertem Schwangerschaftsverlauf zeigen Thrombosen.
  - *Bedeutung:*
    - Vereinzelt auftretende subchoriale oder marginale Thrombosen sind ohne klinische Relevanz.
    - ✓ **Cave:** Großlumige Thromben, die das Chorion vom Parenchym abheben (Breus-Mole). Aufgrund der resultierenden Plazentainsuffizienz kann es zur fetalen Asphyxie kommen.
  - *Sonographische Kriterien großer Thromben:*
    - Echogenitätszunahme der gesamten Plazenta.
    - Darstellung großer, echoleerer Räume, direkt unter dem Chorion gelegen, Plazenta vergrößert.
  - *Differentialdiagnose:* Plazentainfarkt (s. u.) bei einer alten Thrombose.
- **Infarkte:**
  - *Definition:* Minderdurchblutung infolge von Thrombosen.
  - *Inzidenz:* Kleinere Infarkte häufig (30%) auch im Verlauf ansonsten unauffälliger Schwangerschaften.

- *Ätiologie:*
  - Essentielle Hypertonie.
  - Präeklampsie.
  - Die Schwere der Erkrankung korreliert wahrscheinlich mit dem Ausmaß der Infarzierung.
- *Sonographische Kriterien:*
  - Darstellung einer im Akutstadium echoarmen, nahe an der Basalplatte gelegenen Struktur.
  - Im weiteren Verlauf Darstellung bezüglich der Echogenität wie normales Plazentagewebe und daher sehr schwer zu diagnostizieren.
- *Prognose:* Sind mehr als 10% der Plazentafläche infarziert, kommt es zur fetalen Mangelentwicklung.

➤ **Hämatome:**

- *Ätiologie:* Ruptur eines Choriongefäßes.
- *Inzidenz*: Vorzeitige Plazentalösung, in 0.5% aller Schwangerschaften.
- *Sonographische Kriterien*:
  - Im Akutstadium echoarme, gut abgrenzbare Areale.
  - Durch Organisation des Hamatoms erscheint dies echoreich und ist damit schwer vom normalen Plazentagewebe zu unterscheiden.
- *Prognose*:
  - In der Frühgravidität finden sich häufiger kleine Hämatome, die von vaginalen Blutungen begleitet sein können. Bei kleineren Befunden ist der Verlauf meist ungestört.
  - Ausgeprägte Hämatome bei einer vorzeitigen Lösung sind Zufallsbefunde, da die Abruptio plazentae eine fetale Notsituation darstellt und klinisch diagnostiziert wird.
- *Differentialdiagnose*:
  - Myome.
  - Plazentatumoren.

Übersicht

- Infektionen, die eine pränatale Gefährdung des Kindes bedeuten können, sind unter dem Begriff TORCH-Komplex bekannt.
- **T**: Toxoplasmose
- **O**: Other infectious microorganisms: Varizellen, Masern, Mumps, Coxsacki, Hepatitis, HIV, LCM, Parvovirus, Papillomviren, Epstein-Barr-Virus, Lues, Gonokokken, Chlamydien, Borrelien, ß-hämolysierende Streptokokken)
- **R**: Röteln
- **C:** Cytomegalie
- **H:** Herpes simplex

Röteln

- **Erreger:** Rubivirus aus der Gruppe der Togaviren.
- **Inkubationszeit**: 14 – 16 Tage.
- **Mütterliche Infektion:** Circa 12 % der Schwangeren sind nicht immunisiert und somit gefährdet. Bei flüchtigem Kontakt mit Erkrankten besteht ein Infektionsrisiko von etwa 10%, bei engem Kontakt von etwa 70%.
- **Übertragung:**
  - Tröpfcheninfektion.
  - Diaplazentar.
  - Röteln sind eine Woche vor bis zehn Tage nach Exanthemausbruch anstekkend.
- **Diagnostik:**
  - Nachweis von IgG- und IgM-Antikörpern bei der Mutter.
  - In der 22. – 24. SSW Nachweis von IgM-Antikörpern beim Kind mittels Cordozentese.
  - Virusnachweis in embryonalem Gewebe:
    - Bei Infektion vor der 12. SSW in 75 – 91 %.
    - Bei Infektion in der 13. – 14. SSW in 54%.
    - Bei Infektion in der 15. – 25. SSW in 25 – 30%.
- **Schädigungsrate des Embryos bzw. Feten:**
  - Bei Infektion im ersten und zweiten Trimenon 35%.
  - Bei Infektion nach der 17. SSW in der Regel ohne Folgen für den Fetus.
- **Prophylaxe:**
  - Aktive Immunisierung aller Mädchen und Frauen im gebärfähigen Alter mittels eines Lebendimpfstoffes.
  - Bei versehentlicher aktiver Immunisierung in der Schwangerschaft besteht nur ein minimales Risiko für eine Rötelnembryopathie.
  - Passive Immunisierung bei Rötelnkontakt in der Schwangerschaft mit negativem oder unbekanntem Immunstatus ist bis zum 8. Tag post expositionem sinnvoll.
- **Procedere:**
  - Infektion in der 1.– 12. SSW: ggf. Abruptio.
  - Infektion in der 13.– 17. SSW: Pränatale Diagnostik (IgM-Nachweis).
  - Infektion nach der 17. SSW: Keine weiteren Maßnahmen erforderlich (Ggfs. IgM-Nachweis beim Fetus).

- **Rötelnembryopathie (GREGG-Syndrom):** Die Rötelnembryopathie ist gekennzeichnet durch das Auftreten von Herzfehlbildungen, Innenohrschwerhörigkeit, Katarakt, ggfs. Hornhauttrübung, ggfs. Splenomegalie, ggfs. geistiger Retardierung.

Zytomegalie

- **Erreger:** Zytomegalievirus (CMV) aus der Gruppe der Herpesviren.
- **Inkubationszeit:** 2 bis 10 Wochen.
- **Übertragung:** Speichel, Harn, Vaginalsekret, Sperma, Tränen, Blut, transplazentar.
- **Diagnostik:**
  - Virusnachweis im Fruchtwasser.
  - Von der 22. – 24. SSW Bestimmung des fetalen IgM-Titers.
- **Schädigungsrate:** Häufigste konnatale und frühpostnatale Infektion. Bei Erstinfektion in der Schwangerschaft muß mit einer kindlichen Infektionsrate von 40% und einer Schädigungsrate von 5 – 15% gerechnet werden.
- **Prophylaxe:** Zur Zeit weder aktive noch passive Immunisierung möglich.
- **Procedere:** Bei Nachweis von fetalem IgM Abruptio erwägen.
- **Konnatale Zytomegalie:**
  - *Symptome, die bei der Geburt vorhanden sein oder auch noch fehlen können:* Hepatosplenomegalie, Thrombozytopenie, Petechien, Hyperbilirubinämie, hämolytische Anämie, Mikrozephalie, Chorioretinitis, Enzephalitis, Krämpfe, Lymphozytose, Fehlbildungen des Herzens und des Magen-Darm-Traktes sind nicht sicher bewiesen.
  - *Mögliche Spätschäden:* Geistige und körperliche Retardierung, Sprachschwierigkeiten, Hörschäden.

Herpes simplex

- **Erreger:** Herpes-simplex-Virus Typ 1 und 2.
- **Mütterliche Infektion:** Infektion der *Mutter* während der Schwangerschaft sind dreimal häufiger als außerhalb der Schwangerschaft.
- **Inkubationszeit:** 2 – 7 Tage bei der Primärinfektion.
- **Übertragung:** Genitale Infektion, transplazentar.
- **Diagnostik:**
  - *Klinische Symptome bei der Mutter* nur bei 50% der Erstinfektionen.
  - *Infektionsnachweis durch:*
    - Virusisolierung.
    - Zytologischen Nachweis.
    - Antigennachweis.
    - Serodiagnostik.
    - PCR.
- **Schädigungsrate:** Die kindliche Infektionsrate ist gering und die neonatale Erkrankung selten, dann jedoch meist tödlich.
- **Prophylaxe:**
  - Aktive Immunisierung der Mutter nicht erfolgversprechend.
  - Passive Immunisierung der Mutter nur begrenzt sinnvoll.

- **Procedere:**
  - *Infektion während der Frühschwangerschaft:* Keine Intervention nötig.
  - *Infektion am Entbindungstermin:*
    - Ohne Blasensprung: Großzügige Indikation zur Sektio.
    - Blasensprung vor weniger als 4 Stunden: Großzügige Indikation zur Sektio.
    - Blasensprung vor mehr als 4 Stunden: Kein Vorteil durch Sektio nachweisbar.
  - *Therapie beim Neugeborenen:* Antivirale Chemotherapie.
- **Transplazentare (konnatale) Infektion im ersten Trimenon:**
  - Mikrozephalie.
  - Mikroophtalmie.
  - Intrakranielle Verkalkungen.
  - Mukokutaner Herpes bei Geburt.
  - Es liegen nur Einzelfallbeschreibungen vor.
- **Genitale mütterliche Infektion zum Entbindungszeitpunkt (peripartal):**
  - Sepsisähnliche Erkrankung beim Kind mit Enzephalitis, Konjunktivitis, Chorioretinitis, Exanthem und Organbefall.
  - Letalität ca. 60%.
  - Überlebende zeigen meist schwere bleibende neurologische Schäden.

Varizellen-Zoster

- **Erreger:** Varizellen-Zoster-Virus aus der Gruppe der Herpesviren.
- **Mütterliche Infektion:** In der Gravidität auch Reaktivierung in Form einer Zosterinfektion möglich.
- **Inkubationszeit**: 2 – 3 Wochen.
- **Übertragung:** Tröpfchen, Kontaktinfektion.
- **Diagnostik:** Intrauterine Diagnostik durch Fetalblutentnahme nicht sicher möglich, da beim Feten in der Regel kein Nachweis von IgM oder IgA möglich.
- **Schädigungsrate:**
  - *Erstinfektion der Mutter in den ersten 20 Wochen* der Schwangerschaft bedingt eine kindliche intrauterine Infektionsrate von 25 – 30% und somit ein relativ geringes Risiko für das Auftreten eines konnatalen Varizellensyndroms.
  - *Infektion der Mutter um den Entbindungstermin* (Ausnahme s. u.): Ebenfalls in 25 – 30% Übertragung auf das Kind.
  - *Infektion der Mutter 4 Tage vor bis 2 Tage nach der Entbindung:* Schwerer Verlauf der neonatalen Infektion.
  - *Bei Zostererkrankungen* sehr geringes Risiko als bei mütterlicher Varizellenerstinfektion.
- **Prophylaxe:**
  - Aktive Immunisierung der Mutter mittels Lebendimpfstoff.
  - Passive Immunisierung der Mutter mit Zoster-Hyperimmunglobulin innerhalb von 24 – 96 Stunden nach Kontakt bei negativer Immunitätslage.
  - Impfung in der Schwangerschaft meist nicht notwendig.
- **Procedere:** Antivirale Chemotherapie.
- **Konnatales Varizellensyndrom:** Hauterscheinungen, Gliedmaßenhypoplasie, psychomotorische Retardierung, Paralyse, Krämpfe, Hirnatrophie, Chorioretinitis, Katarakt.
- **Peripartal:** Schwere Infektion des Neugeborenen möglich (s. o.).

Konnatale und Peripartale Infektionskrankheiten

Epstein-Barr-Virus-Infektion (Mononukleose)

- **Erreger:** Epstein-Barr-Virus aus der Gruppe der Herpesviren.
- Inkubationszeit: 4 – 14 Tage.
- **Übertragung:** Tröpfcheninfektion.
- **Schädigungsrate:** Kein Zusammenhang zwischen Infektion und kindlichen Fehlbildungen nachweisbar.
- **Prophylaxe:** Passive Immunisierung der Mutter mit Standardglobulin.

Masern

- **Erreger:** Masernvirus.
- **Inkubationszeit**: 9 – 12 Tage.
- **Übertragung:** Tröpfcheninfektion.
- **Diagnostik:** Fetalblutentnahme zur IgM-Bestimmung möglich.
- **Schädigungsrate:**
  - Bei Infektion in der Schwangerschaft während Masern-Epidemien (Virgin-soil.-Epidemien) Auftreten von schweren Fehlbildungen bis hin zum Abort (s. u.). In anderen Studien wurden keine Fehlbildungen beobachtet.
  - Bei Infektion um den Geburtstermin schwere neonatale Infektion möglich.
- **Prophylaxe:** Passive Immunisierung der Mutter mit Immunglobulin bei negativer Immunitätslage.
- **Procedere:** In der Regel keine Indikation zur Abruptio.
- **Konnatale Maserninfektion:** Abort, Totgeburt, Frühgeburt, Extreme Fehlbildungen (s. o.).
- **Peripartal:** Schwere Infektion des Neugeborenen möglich.

Mumps

- **Erreger:** Mumpsvirus.
- **Inkubationszeit:** 18 Tage (14 – 24 Tage).
- **Übertragung:** Tröpfcheninfektion.
- **Diagnostik:** Fetalblutentnahme zur IgM-Bestimmung möglich.
- **Schädigungsrate:**
  - *Bei Infektion in der Schwangerschaft:* Kein Zusammenhang mit dem Auftreten von fetalen Fehlbildungen.
  - *Bei Infektion um den Geburtstermin*: Schwere neonatale Infektion möglich.
- **Prophylaxe:** Passive Immunisierung der Mutter mit Immunglobulin bei negativem Immunstatus.
- **Procedere:** In der Regel keine Indikation zur Abruptio.
- **Konnatale Mumpsinfektion:** Nicht bekannt.
- **Perinatal**: Schwere Infektion.

Coxsackie-Echo-Virus-Infektion

- **Erreger:** Coxsackie-A- und B-Viren (Echoviren) aus der Gruppe der Enteroviren.
- **Inkubationszeit**: Wenige Tage.
- **Übertragung:** Tröpfcheninfektion, Schmierinfektion.
- **Schädigungsrate:** Bei Infektion um den Geburtstermin schwere neonatale Infektion möglich.

- **Prophylaxe:** Passive Immunisierung der Mutter mit Immunglobulin bei negativem Immunstatus.
- **Procedere:** In der Regel keine Indikation zur Abruptio.
- **Perinatale Infektion:** Vor allem Meningoenzephalitis und Myokarditis.

Hepatitis A

- **Erreger:** HA-Virus, ein RNS-Virus aus der Gruppe der Picornaviren.
- **Inkubationszeit**: 14–45 Tage.
- **Übertragung:** Fäkal-orale Schmierinfektion.
- **Schädigungsrate:** Kein Einfluß auf Schwangerschaftsverlauf, kein Einfluß auf den Fet.
- **Prophylaxe:** Passive Immunisierung der Mutter mit Standardimmunglobulin möglich.
- **Procedere:** In der Regel keine Indikation zur Abruptio. Impfung des Neugeborenen mit Standard Immunglobulin, wenn die Mutter unmittelbar ante partum, im Wochenbett oder während der Stillzeit erkrankt.

Hepatitis B

- **Erreger:** HB- Virus aus der Gruppe der Hepatitis-DNA-Viren.
- **Inkubationszeit:** 90 Tage (40–160 Tage).
- **Übertragung:** Während der Geburt , sehr selten transplazentar.
- **Schädigungsrate:**
  - Keine embryonale oder fetale Schädigung.
  - Risiko der kindlichen Infektion:
    - 70–80% bei Müttern mit chronisch infektiösem Trägerstatus.
    - 70–80% bei Müttern mit akuter Infektion und positivem HbsAg und HBeAg.
    - 10% bei Müttern mit akuter Infektion und positivem HBsAg ohne positiven HBeAg.
- **Prophylaxe:** Passive Immunisierung der Mutter mit Hepatitis-B-Hyperimmunglobulin möglich.
- **Procedere:** Postpartale passive bzw. aktive Immunisierung des Kindes erforderlich.

Non-A-Non-B-Hepatitis (meist Hepatitis C)

- **Erreger**: RNS-Viren.
- **Inkubationszeit**: 6–12 Wochen.
- **Übertragung**: Hauptsächlich parenteral.
- **Mütterliche Erkrankung**: Bei Hepatitis C und E fulminanter Verlauf in der Schwangerschaft möglich.
- **Schädigungsrate**: Peripartale Infektion des Kindes wird angenommen.
- **Procedere**: Gabe von Standardimmunglobulin ans Kind postpartal.

Konnatale und Peripartale Infektionskrankheiten

HIV-Infektion

- **Erreger:** Lymphotropes Retrovirus.
- **Inkubationszeit:**
  - Akute HIV-Krankheit: 2 – 4 Wochen.
  - Antikörperbildung: 3 – 12 Wochen.
  - Aids: 8 Monate – 15 Jahre.
- **Mütterliche Erkrankung:** Die Schwangerschaft kann die Entwicklung von AIDS bei HIV-positiven Müttern beschleunigen.
- **Übertragung:** Über Blut, beim Stillen, beim Geschlechtsverkehr, Das HI-Virus ist plazentagängig, die peripartale Infektion scheint jedoch gegenüber der transplazentaren Infektion mehr Bedeutung zu haben.
- **Diagnostik:** Die pränatale Diagnostik ist wegen der möglichen Verschleppung der Infektion von der Mutter auf das Kind nicht zu empfehlen.
- **Schädigungsrate:** Das Risiko steigt mit der Infektionsdauer der Mutter.
- **Prophylaxe:** Keine Immunisierung möglich.
- **Procedere:**
  - Ggf. Indikation zur Abruptio bei Gefährdung der Mutter und hoher Wahrscheinlichkeit der HIV-Übertragung auf das Kind.
  - Vaginale Entbindung unter entsprechenden Schutzmaßnahmen in einem separaten Kreissaal.
  - Vermeidung einer Kopfschwartenelektrode.
  - Asservation von Nabelschnurblut zur Antikörperbestimmung.
  - Stillen nicht empfehlenswert.
  - Längerfristige Antikörper-Kontrolle des Kindes.
- **Konnatale und perinatale HIV-Infektion:**
  - Mangelhafte körperliche und geistige Entwicklung.
  - Enzephalopathie.
  - Infektionen.
  - Sepsis.
  - Kaposi-Sarkom.

Papillomavirusinfektion

- **Erreger:** Papillomavirus aus der Gruppe der Papovaviren.
- **Inkubationszeit:** Nicht bekannt, da wegen des langsamen Wachstums sichtbarer Veränderungen der Zeitpunkt der Infektion nicht bestimmbar ist.
- **Übertragung:** Kontaktinfektion, transplazentar, peripartal.
- **Prophylaxe:** Behandlung der Mutter mittels Lasertherapie oder mittels elektrochirurgischer bzw. kryotherapeutischer Behandlung. Die prophylaktische Sektio bei mütterlicher Infektion zeigt in prospektiven Studien keinen eindeutigen Effekt auf das Infektionsrisiko des Kindes.
- **Procedere:** Normale vaginale Entbindung.
- **Konnatale und peripartale Infektion:** Sie kann beim Neugeborenen bzw. Kleinkind ein Larynxpapillom hervorrufen.

Ringelröteln (Erythema infectiosum)

- **Erreger:** Parvovirus B19.
- **Inkubationszeit**: 1 – 4 Wochen.

- **Übertragung:** Tröpfcheninfektion, geringe Kontagiosität.
- **Mütterliche Infektion:** Die Infektion kann eine aplastische Anämie verursachen und damit einen Hydrops fetalis. Ggf. Abort, keine Embryopathie.
- **Diagnostik:**
  - Vor der Entwicklung des Hydrops kann das mütterliche Serum-AFP ansteigen.
- **Schädigungsrate:** Für das Kleinkind eine harmlose Infektion, für das Ungeborene sehr gefährlich, in 40% entwickelt sich ein Hydrops fetalis und intrauteriner Fruchttod. Von der Infektion der Mutter bis zum Auftreten von Komplikationen beim Feten kann es 2 – 8 Wochen dauern.
- **Procedere:** Während der Schwangerschaft engmaschige Ultraschallkontrollen, bei Nachweis eines Hydrops Cordozentese und Transfusion entsprechend dem fetalen Hb-Wert.

Toxoplasmose

- **Erreger:** Toxoplasma gondii, ein Protozoon.
- **Inkubationszeit:** Tage bis Wochen.
- **Übertragung:** Rohes bzw. ungenügend erhitztes Fleisch, Katzen, transplazentar.
- **Schädigungsrate:** Ein Risiko besteht nur bei einer Erstinfektion in der Schwangerschaft, die völlig uncharakteristisch verlaufen kann.
  - In 45 – 50% kommt es zur transplazentaren Infektion des Feten, wobei diese in der Frühschwangerschaft längere Zeit benötigt als in der späteren Schwangerschaft. Vor der 16. SSW tritt eine Infektion des Feten aufgrund der langsamen plazentaren Passage praktisch nicht auf. Es kommt daher zu einer Erkrankung des Feten und nicht zu einer Embryopathie.
  - Infektion des Feten ohne Behandlung der Mutter:
    - Im ersten Trimenon in 15%.
    - Im zweiten Trimenon in 45%.
    - Im dritten Trimenon in 68%.
- **Prophylaxe:**
  - Bei Toxolasmose negativer Serologie sollte sich die Mutter von Katzenfaeces fernhalten und kein rohes Fleisch essen.
  - Bei Infektion Therapie der Mutter mit Pyrimethamin (Daraprim) und Sulfonamiden für 4 Wochen. *Cave:* Vor der 16. SSW aufgrund möglicher Teratogenität kein Pyrimethamin sondern Spiramycin-Monotherapie.
- **Procedere:**
  - Regelmäßige Ultraschallkontrollen, ggf. AC oder Cordozentese.
  - Eine Indikation zur Interruptio besteht nicht.
- **Peripartal:** Generalisierte Infektion mit Hepatitis, Myokarditis, Pneumonie.
- **Konnatale Toxoplasmose:** Retardierung, Mikrozephalie, Hydrozephalus, intrakranielle Verkalkungen, Chorioretinitis, Hepatosplenomegalie, Thrombozytopenie.

Listeriose

- **Erreger:** Listeria monocytogenes.
- **Mütterliche Infektion:** Häufiger im 2. und 3. Trimenon und in den Frühjahrs- und Sommermonaten. Zweiphasiger Verlauf der Infektion mit Amnioninfektionssyndrom in der 2. Phase.

- **Inkubationszeit**: 2 Wochen.
- **Übertragung:** Diaplazentar, über Tiere und Tierprodukte (Milch, Milchprodukte).
- **Schädigungsrate:** Diaplazentare Übertragung des Feten zu jedem Zeitpunkt möglich.
- **Prophylaxe:**
  - Verzicht auf rohes Fleisch und rohe Milch, Vorsicht bei Kontakt mit Haustieren.
  - Therapie der Mutter mit Aminopenicillin, Ampicillin (Tetracyclin, Erythromycin, Chloramphenicol, Gentamycin) ist auch bei Verdacht zu empfehlen, da eine hohe kindliche Mortalität besteht.
- **Konnatale Infektion:**
  - Granulome im Nasen-Rachen-Raum.
  - Atemstörungen bei konnataler Pneumonie.
  - Meningitis, Enzephalitis, Hepatosplenomegalie, Ikterus.

Syphilis

- **Erreger:** Treponema pallidum
- **Mütterliche Erkrankung:**
  - Es werden 5 Stadien unterschieden: Inkubationsstadium, Primärstadium, Sekundärstadium, frühes und spätes Latenzstadium, Spät- bzw. Tertiärstadium.
  - Antikörper bieten keinen Schutz vor erneuter Infektion.
  - In ca. 60% Spontanheilung im Primär- oder Sekundärstadium.
- **Inkubationszeit**: 1 – 3 Wochen.
- **Übertragung:** Geschlechtsverkehr, transplazentar, die transplazentare Infektion erfolgt selten vor der 16. SSW.
- **Diagnostik:**
  - VDRL-Test (Veneral disease search laboratory) und TPHA (Treponema pallidum Hämagglutinationstest) als Suchreaktion im Rahmen der Schwangerenvorsorge.
  - Bei postivem Ergebnis IGM-Antikörperbestimmung. 14 – 21 Tage nach Erstkontakt Bildung von IgM-Antikörpern.
- **Schädigungsrate:** Bei unbehandelter Syphilis der Mutter ist das Risiko der Übertragung auf das Kind im ersten Jahr der Infektion der Mutter am höchsten. Sehr häufig Totgeburten, sehr selten erfolgt die Geburt eines gesunden Kindes, die perinatale Sterblichkeit ist sehr hoch.
- **Prophylaxe:**
  - *Therapie der Mutter:* Frühsyphilis im Primär- bzw. Sekundärstadium: Procain-Penicillin 600.000 IE/die über 10 Tage oder 2,4 Mega I.E. 3 × wöchentlich. Bei Allergie Cephalosporine.
- **Syphilis connata:**
  - Das Krankheitsbild ist in Abhängigkeit vom Zeitpunkt der Infektion sehr unterschiedlich und kommt teils erst Jahre nach der Geburt zur vollen Ausprägung.
    - Früh- und Totgeburt.
    - Hydrops fetalis.
    - Hautveränderungen.
    - Befall innerer Organe.
    - Knochenveränderungen.
    - Hörstörungen.

Borrelien

- **Erreger:** Borrelia burgdorferi.
- **Inkubationszeit:** 7 Tage bis mehrere Monate.
- **Übertragung:** Durch Zeckenbiß.
- **Diagnostik:** Zur intrauterinen Diagnostik ggf. Cordozentese.
- **Schädigungsrate:** In Einzelfällen wurden fetale Fehlbildungen und intrauteriner Fruchttod mit dieser Erkrankung in Verbindung gebracht.
- **Prophylaxe:** Therapie der Mutter ähnlich wie bei Syphilis mit hochdosiertem Penicillin.

Chlamydien

- **Erreger:** Chlamydia psittaci (Ornithoseerreger) und Chlamydia trachomatis (Erreger von Urogenitalinfektionen).
- **Übertragung:** Auf dem Geburtsweg.
- **Prophylaxe:** Therapie der Mutter mit Erythromycin.
- **Konnatale Infektion:** Amnionitis, Totgeburt, Frühgeburt, postpartal kommt es zu Pneumonie, Otitis, Nasopharyngitis.

Mykoplasmen

- **Erreger:** Mycoplasma hominis und Ureaplasma urealyticum.
- **Prophylaxe:** Therapie der Mutter mit Erythromycin bei Infektion durch Ureaplasma urealyticum und mit Tetracyclin bei Infektion durch Mycoplasma hominis (kurze Behandlungsdauer). (Nach neuerer Auffassung auch in der Gravidität möglich.)
- **Konnatale Infektion:** Chorioamnionitis, Abort, Totgeburt, Retardierung, Frühgeburt. Postnatal kommt es zu Meningitis.

Pertussis

- **Erreger:** Bordetella pertussis.
- **Schädigungsrate:**
  - Eine Infektion des Fetus ist nicht zu erwarten, da weder der Erreger noch das Toxin hämatogen streuen.
    - Cave: Hustenanfälle in der Schwangerschaft.
  - Bei Infektion einer Schwangeren um den Geburtstermin ist eine Infektion des Neugeborenen möglich.
- **Prophylaxe:** Therapie der Mutter mit Erythromycin.

Scharlach

- **Erreger:** β-hämolysierende toxinbildende A-Streptokokken.
- **Inkubationszeit:** 2–4 (1–9) Tage.
- **Übertragung:** Tröpfcheninfektion.
- **Diagnostik:** Rachenabstriche für Schnelltestung.
- **Schädigungsrate:** Geringes Erkrankungsrisiko für Neugeborene.
- **Prophylaxe:** Therapie der Mutter mit Penicillin und/oder Erythromycin.

Dopplersonographie in der Geburtshilfe

Grundlagen

- **Vorbemerkung:** Die Dopplersonographie ist eine mittlerweile etablierte Methode zur Abschätzung des fetalen Risikos. Ihre Beurteilung läßt sich in zwei Kategorien unterteilen, die zu unterschiedlichen Schwangerschaftszeiten relevant sind. Sie erlaubt im ersten Trimenon eine *prognostische* Aussage den Schwangerschaftsausgang betreffend (s. u.), im zweiten und dritten Trimenon eine *diagnostische* den Zustand des Feten betreffend
- **Im ersten und zweiten Trimenon:** Prognostische Aussage bezüglich des Schwangerschaftsausganges durch Untersuchung der mütterlichen Gefäße zum Ausschluß von Störungen des Trophoblasten.
- **Im dritten Trimenon:** Diagnostische Aussage bezüglich des Zustandes des Feten durch:
  - Untersuchung der fetalen Gefäße, wobei zwischen peripheren und zentralen fetalen Gefäßen unterschieden wird.
  - Primär Darstellung der peripheren Gefäße, vor allem der Aorta und der A. umbilicalis.
  - Darstellung der zentralen Gefäße zur weiterführenden Diagnostik bei pathologischen Befunden der peripheren Gefäße.
- **Indikationen** (laut Arbeitsgemeinschaft Dopplersonographie):
  - Begründeter Verdacht auf intrauterine Wachstumsretardierung.
  - Begründeter Verdacht auf fetale oder plazentare Fehlbildungen oder Erkrankungen.
  - Mehrlingsschwangerschaften bei diskordantem Wachstum.
  - Auffälligkeiten der fetalen Herzfrequenzregistrierung.
  - Abklärung bei V.a. Herzfehler/Herzerkrankungen.
  - Präexistente maternale gefäßrelevante Erkrankungen.
  - Schwangerschaftsinduzierte Hypertonie/Präeklampsie/Eklampsie.
  - Z.n. Mangelgeburt/IUFT.
  - Z.n. Präeklampsie/Eklampsie.

Darstellung der mütterlichen Gefäße

- **Vorbemerkung**: Untersucht werden in erster Linie die beiden Aa. uterinae, die der A. iliaca interna entstammen und sich im Myometrium in kleinere uterine Äste aufteilen. Untersuchung der Aa. uterinae mittels Farbdoppler, da diese Gefäße im Schwarz-Weiß-Bild nicht sicher genug darstellbar sind.
- **Untersuchung der Aa. uterinae im ersten Trimenon:**
  - *Bedeutung*: Mit Abschluß der zweiten Trophoblasteninvasion ist entschieden, ob ab dem Ende des zweiten Trimenon die Versorgung mütterlicherseits ausreichend ist.
  - *Lokalisation:* Lokalisation mit Hilfe des Farbdopplers am unteren uterinen Pol beidseits im Myometrium. Darstellung des Gefäßverlaufs meist möglich.
  - *Strömungsprofil:*
    - Mäßig steiler Anstieg in der Systole und kontinuierlicher Abfall zur Enddiastole.
    - Schlechte Abgrenzbarkeit der Frühdiastole von der Systole.
  - *Normwert:* Ein Resistance-Index unter 50% ist normal.

- *Pathologische Befunde:*
  - Erhöhte Widerstandsparameter wie ein hoher Resistance-Index oder das jenseits der 20. SSW weitere Bestehen bestimmter Kurvencharakteristika wie das sogenannte „notching", eine frühdiastolische Einkerbung, zeigen ein Schwangerschaftsrisiko an.
  - ✓ **Notch** (englisch für Kerbe): Frühdiastolische Einkerbung. Spricht in der zweiten Schwangerschaftshälfte für eine pathologische Pulswellenreflexion im Bereich der Spiralarterien, vermutlich infolge mangelhafter Trophoblastinvasion.
  - Bezüglich der Vorhersage eines Schwangerschaftsrisikos sind veränderte Dopplerparameter weniger wichtig als der Nachweis des Notchings, der in bis zu 70% der Fälle der entscheidende Hinweis für die Entwicklung einer EPH-Gestose oder einer schwangerschaftsinduzierten Hypertonie sein soll.
- *Procedere*: Bei pathologischen Befunden gibt es Versuche, das Schwangerschaftsrisiko durch medikamentöse Behandlung, z. B. durch Gabe von ASS, zu verringern, ob dadurch eine utero-plazentare Insuffizienz verhindert werden kann, konnte jedoch noch nicht bewiesen werden.

➤ **Untersuchung der Aa. uterinae im dritten Trimenon:** Im dritten Trimenon erscheint uns die Untersuchung der mütterlichen Gefäße von geringer Bedeutung, da sich die darstellbaren pathologischen Veränderungen bereits klinisch in Form einer EPH-Gestose bzw. einer utero-plazentaren Insuffizienz mit fetaler Wachstumsretardierung zeigen. Bei erhöhtem mütterlichem Blutdruck ist ein Notching in den Aa. uterinae zu erwarten und muß nicht nochmals zur Diagnosesicherung nachgewiesen werden.

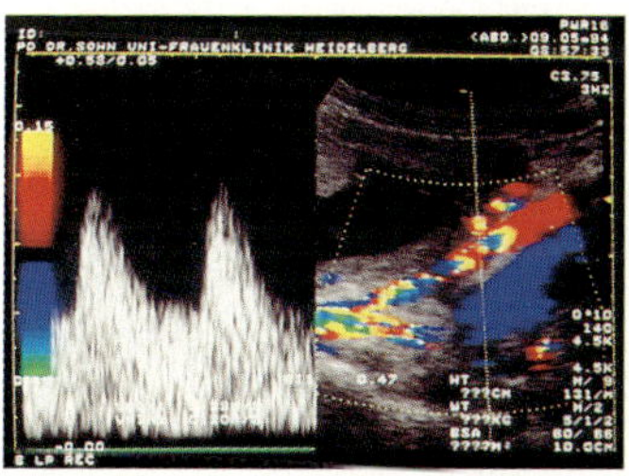

Abb. 250 Darstellung eines unauffälligen Flußprofils in der A. uterina

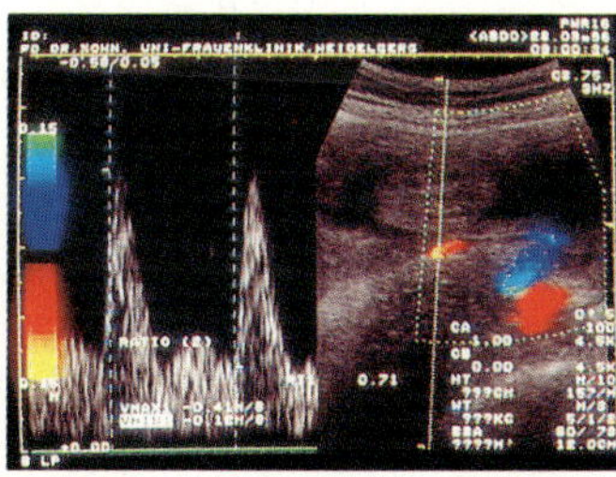

Abb. 251 Darstellung eines pathologischen Strömungsprofils der A. uterina mit Notch

Darstellung der peripheren fetalen Gefäße

➤ **Klinische Bedeutung:** Die Diagnostik der fetalen Gefäße erlangt erst im dritten Trimenon Bedeutung, wenn im Falle eines pathologischen Befundes klinische Konsequenzen für das weitere geburtshilfliche Vorgehen gezogen werden können.

➤ **Vorbemerkung:** Zur primären Diagnostik sind die peripheren Gefäße wie die A. umbilicales und die Aorta von entscheidender Bedeutung für die weiterführende Diagnostik, erst wenn die peripheren Gefäße pathologische Befunde aufweisen, werden auch die zentralen Gefäße untersucht.

- **Untersuchung der A. umbilicalis:**
  - *Lokalisation:* Problemlose Darstellung im Bereich der fetalen kleinen Teile.
  - *Stömungsprofil:*
    - Die mäßig steile Systole fällt kontinuierlich zur relativ hohen Diastole ab.
    - Sägezahnartige Darstellung des Dopplerprofils.
    - Cave: Durch den gewundenen Gefäßverlauf kann ein exakter Winkel zwischen Dopplerstrahl und Gefäß meist nicht angegeben und dadurch eine niedrige Diastole ableitungsbedingt vorgetäuscht werden.
  - *Normalbefunde*:
    - Nachweis eines systolischen Blutflusses in der A. umbilicalis ab der 8. SSW; Nachweis eines diastolischen Blutflusses ab der 15. SSW.
    - In der A. umbilicalis fallen die Widerstandsparameter physiologischerweise zwischen der 20. und 40. SSW leicht ab. Dies führt zu einer leichten Erhöhung der Diastole.
    - Ein Resistance-Index unter 70% ist normal.
    - Untersuchung des Gefäßwiderstandes des plazentaren Gefäßstrombettes.
  - *Pathologische Befunde:*
    - Als pathologischer Befund Nachweis der reduzierten bis fehlenden Diastole (sog. Null-Fluß oder Zero-Flow) als Ausdruck einer Widerstandserhöhung mit ansteigendem Resistance-Index, dies kann eine Gefahr für den Feten ankündigen.
    - Selten Nachweis einer Strömungsumkehr (sog. Reverse-Flow) während der Diastole als Maximalvariante.
  - *Vorteile der Untersuchung der A. umbilicalis:* Einfache Auffindbarkeit und leichte Untersuchung.
  - *Nachteile der Untersuchung der A. umbilicalis:*
    - Unsichere Darstellung des exakten Winkels zwischen Dopplerstrahl und Gefäßverlauf. Dadurch fälschlicherweise Messung pathologischer Dopplerparameter durch eine vorgetäuschte Erniedrigung der Diastole.
    - Bei Mehrlingsschwangerschaften Probleme bei der Zuordnung des Gefäßes zum jeweiligen Kind möglich.
  - *Vorgehen bei fraglichen Befunden:* Entweder Durchführung von Mehrfachmessungen oder Untersuchung der fetalen Aorta. Bei Zuordungsschwierigkeiten bei Mehrlingsschwangerschaften Untersuchung der Aorta.

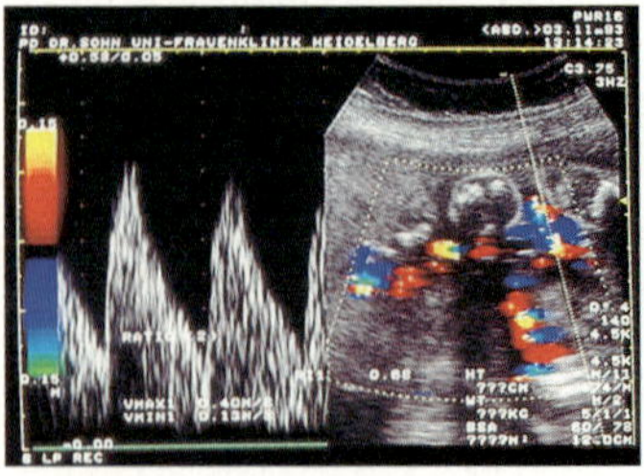

Abb. 252 Darstellung eines typischen Kurvenverlaufs einer A. umbilicalis

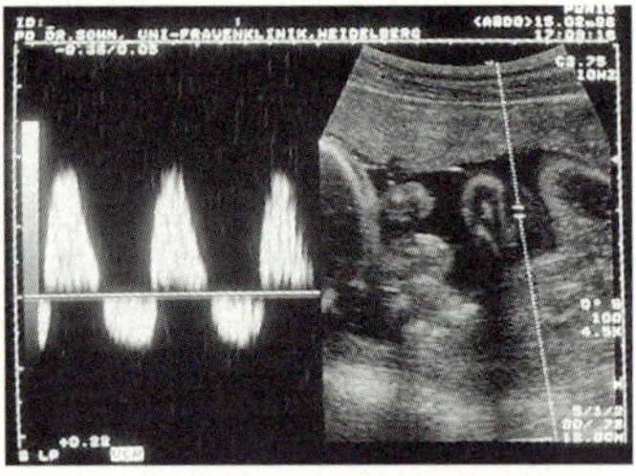

Abb. 253 Darstellung eines hochpathologischen Flows in der Nabelschnurarterie

- **Untersuchung der Aorta im zweiten und dritten Trimenon:**
  - *Lokalisation:* Darstellung möglichst weit distal vor der Bifurkation, da hier ein spitzer Winkel (kleiner als 60 Grad) zwischen Dopplerstrahl und Gefäßverlauf einstellbar ist und die Enddiastole im Normalfall ausreichend hoch ist, um gegen eine pathologische Erniedrigung abgegrenzt zu werden.
  - *Normwerte:*
    - Regelmäßig gelingt die Darstellung der Systole in der 15. SSW, der Diastole etwa in der 20. SSW.
    - In der fetalen Aorta sind die Widerstandsparameter physiologischerweise zu Beginn des dritten Trimenon etwas höher als gegen Ende. Insgesamt ist der Schwankungsbereich der Normwerte relativ begrenzt, so daß die Angabe eines konstanten Grenzwertes möglich ist.
    - Ein Resistance-Index unter 80% ist normal.
  - *Strömungsprofil:*
    - Darstellung einer spitzen Systole und einer flach gewölbten Diastole.
    - Die hohe markante Systole ist deutlich von der tiefen Frühdiastole zu unterscheiden.
  - *Pathologische Befunde:*
    - Bei drohendem fetalem Gefahrenzustand Reduktion der Diastole bis zum völligen Verschwinden („enddiastolischer Block"). Ein Rückgang des diastolischen Flusses kurz vor der Entbindung ist normal.
  - *Risikoeinschätzung anhand des Resistance-Index in der Aorta:*
    - RI kleiner 80%: Unauffälliger Befund.
    - RI von 81 – 85%: Grenzwertiger Befund.
    - RI von 86 – 95%: Pathologischer Befund.
    - RI von 96 – 100%: Hochpathologischer Befund.
  - *Vorteile der Untersuchung der fetalen Aorta:*
    - Die Untersuchung des Gefäßwiderstandes des plazentaren Gefäßstrombettes ist möglich, da sich der Gefäßabgang der A. umbilicalis in unmittelbarer Nähe befindet.
    - Eine Aussage über die Situation der fetalen Peripherie sowie über eine fetale Reaktion auf pathologische Veränderungen ist möglich.
    - Problemlose Untersuchung des Gefäßes in der Mehrlingsdiagnostik.

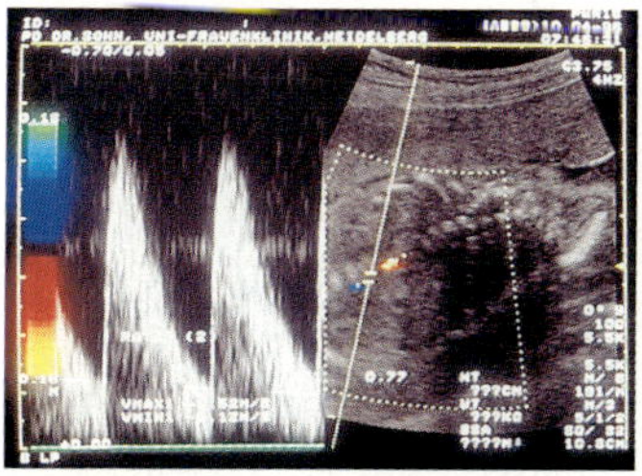

Abb. 254 Darstellung eines Normalbefundes in der Aorta fetalis descendens

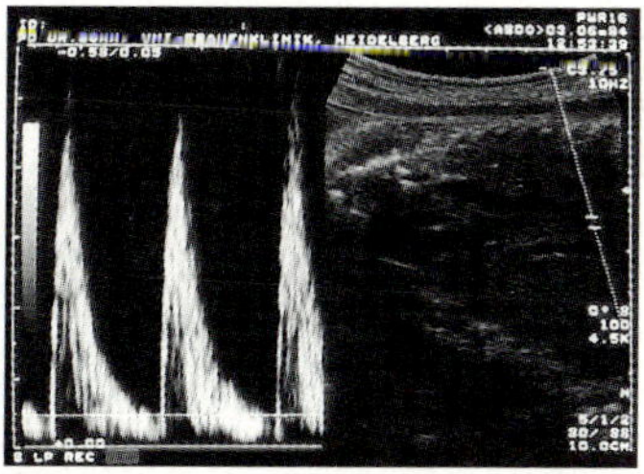

Abb. 255 Darstellung eines deutlich verringerten diastolischen Flusses bei fetaler Retardierung

Dopplersonographie in der Geburtshilfe

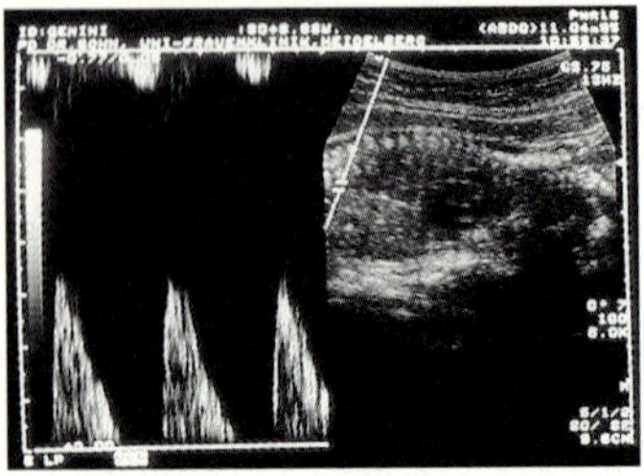

Abb. 256 Darstellung eines Zero-Flows in der Aorta bei fetaler Retardierung

Darstellung der zentralen fetalen Gefäße

- **Vorbemerkung:** Die A. cerebri media stellt das wichtigste zentrale fetale Gefäß dar.
- **Arteria cerebri media:**
  - *Indikation:* Die Untersuchung der A. cerebri media ist ohne pathologische Veränderungen der fetalen Peripherie nicht sinnvoll. Auch fetale Aktivität kann zu erniedrigten Resistance-Indices führen.
  - *Untersuchungsgang:*
    - Die Untersuchung erfolgt in einem optimalen Winkel, wenn das fetale Köpfchen wie zur Messung des biparietalen Durchmessers quergeschnitten wird und die Falx cerebri, die kranial dieses Gefäßes verläuft, senkrecht getroffen wird. Im Bereich der Schädelbasis verläuft die A. cerebri dann auf dem Os sphenoidale auf den Schallkopf zu. Untersuchung der dem Schallkopf zugewandten Arterie.
  - *Lokalisation:*
    - Problemlose Darstellung beidseits im Bereich des Thalamus.
  - *Strömungsprofil:*
    - Gute Abgrenzbarkeit der spitzen Systole gegenüber der niedrigen Diastole.
    - Im Gegensatz zur A. carotis ist eine Diastole nahezu immer nachweisbar.
  - *Normalbefund:*
    - Bis ungefähr zur 30. SSW weist die A. cerebri media keine Diastole auf. Ab der 30. SSW zunehmend Nachweis einer geringen Diastole, deren Höhe etwa $^1/_4$ der Systolenhöhe beträgt.
    - Die Höhe der Diastole kann stark variieren und hängt von vielen Faktoren ab, beispielsweise von fetalen Bewegungen, dem O_2-Gehalt des Blutes, von Aminosäuren etc. Bei pathologischen Dopplerwerten der fetalen Peripherie registriert die Mutter normalerweise keine oder reduzierte Kindesbewegungen, so daß in diesem Fall dieser Faktor als Ursache für eine Reduktion des Widerstands entfällt.
    - Die Werte für den Resistance-Index der A. carotis sind physiologischerweise etwas höher als für die A. cerebri media.
    - Ein Resistance-Index über *70%* ist normal.

- *Pathologische Befunde:*
  - Zeichen einer großen fetalen Gefährdung ist, analog der Kreislaufzentralisation des Erwachsenem im Schock, eine Widerstandserhöhung der peripheren fetalen Gefäße bei gleichzeitiger Abnahme des Widerstands in den zentralen Gefäßen (Brain Sparing Mechanism).
  - Eine ansteigende Diastole zeigt eine Zentralisation des fetalen Kreislaufs an.

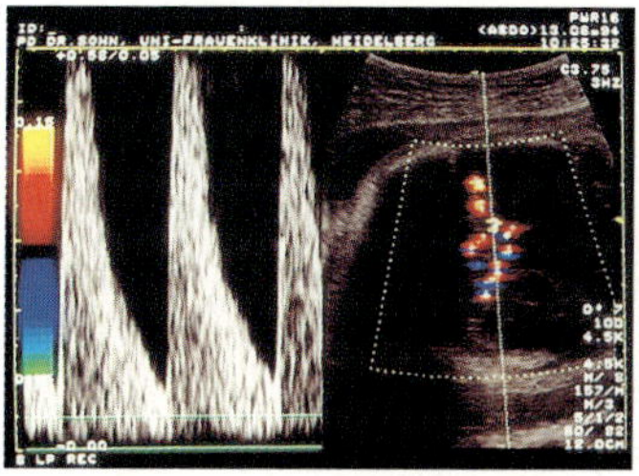

Abb. 257 Darstellung des Circulus arteriosus Willisii mit unauffälligem Flow in der A. cerebri media

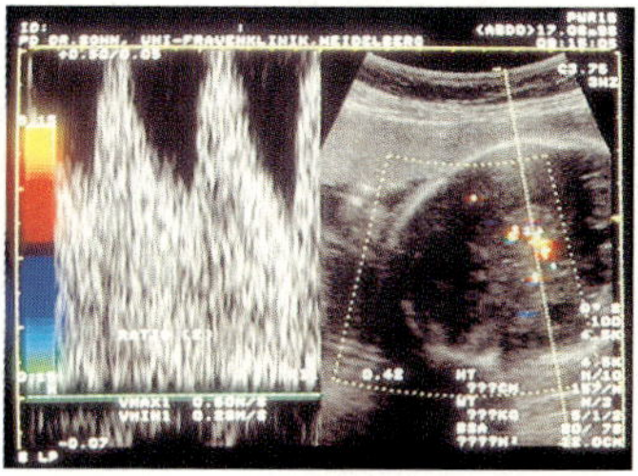

Abb. 258 Darstellung eines deutlichen Brain sparing-Effekts. Der Resistance-Index in der A. cerebri media ist pathologisch

➤ **Untersuchung der A. carotis:**
- *Indikation*: Bei pathologischen Flows in der fetalen Peripherie, wie bei der A. cerebri media.
- *Lokalisation:* Im Sagittalschnitt durch den kindlichen Hals.
- *Strömungsprofil:* Spitze Systole; ein diastolischer Flow ist erst am Ende der Schwangerschaft nachweisbar.
- *Normwerte:* Wie bei der A. cerebri media, allerdings ist der Resistance-Index physiologischerweise etwas höher.
- *Pathologische Befunde:* Eine ansteigende Diastole zeigt eine Zentralisation des fetalen Kreislaufs an.

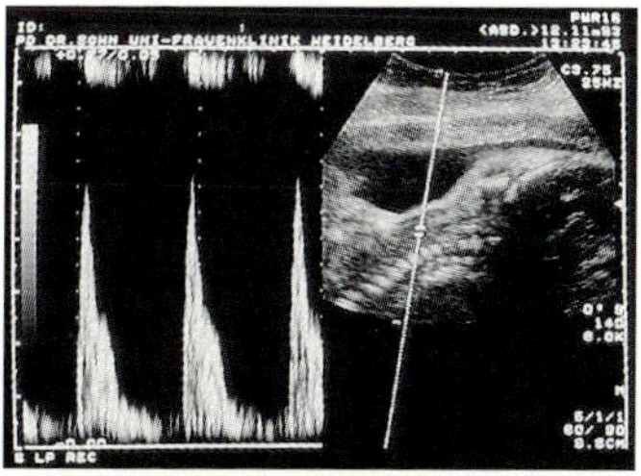

Abb. 259 Darstellung der A. carotis. Typisches Profil mit nahezu fehlender Diastole

- *Nachteile der Untersuchung der A. carotis:*
  - Die A. carotis ist schwieriger zu untersuchen, ein günstiger Dopplerwinkel ist schwierig einzustellen.
  - Die A. carotis ist im Gegensatz zur A. cerebri media kein zur Regulation befähigtes Gefäß. Die A. cerebri media scheint daher pathologische Veränderungen unmittelbarer anzuzeigen.

Bewertung der Dopplersonographie im klinischen Management

➤ Einem pathologischen dopplersonographischen Befund folgt in etwa 70% der Fälle nach 10 – 16 Tagen ein pathologisches CTG.
➤ Einem peripheren diastolischen Nullfluß folgt ein zur Sectio zwingendes CTG durchschnittlich nach 2 Tagen.
➤ Procedere: Engmaschige Kontrolle des CTG. Entscheidung über das weitere geburtshilfliche Vorgehen in Abhängigkeit vom CTG.

Invasive Eingriffe zur pränatalen Diagnostik und Therapie

Übersicht über die zur Verfügung stehenden Verfahren

- **Verfahren, die unter sonographischer Kontrolle durchgeführt werden:**
  - Amniozentese.
  - Chorionzottenbiopsie.
  - Plazentese.
  - Cordozentese.
  - Shunteinlage.
  - Fetale Punktionen.
- **Sonstige Verfahren:**
  - Offene fetale Chirurgie.
  - Intrauterine Lasertherapie.

Amniozentese

- **Definition**: Transabdominale Punktion der Amnionhöhle zur Fruchtwasserentnahme.
- **Indikation**:
  - *Frühgravidität*:
    - Karyotypisierung.
    - AFP-Bestimmung.
    - Familiäre Stoffwechseldefekte.
    - Infektionsdiagnostik.
  - *Spätschwangerschaft*:
    - Entlastungspunktion bei Hydramnion.
    - Photometrische Bilirubinbestimmung bei Rh-Inkompatibilität.
    - Reifebestimmung der fetalen Lunge (L/S-Ratio).
  - ✓ **NB.:** die Bestimmung des *Extinktionskoeffizienten* nach Liley hat kaum noch Relevanz, da die Anämiediagnostik über die Cordozentese sicherer gelingt und der gleiche Eingriff zur Therapie genutzt werden kann. Auch die Bestimmung der *L/S-Ratio* ist durch die Fortschritte in der neonatologischen Intensivmedizin überflüssig geworden.
- **Kontraindikationen:**
  - Vaginale Blutungen.
  - Zervizitis.
  - Allgemeine Frühgeburtsbestrebungen.
- **Zeitpunkt der Untersuchung:**
  - Ab der 15. SSW.
  - Frühamniozentese ab der 13. SSW.
- **Untersuchungsmaterial:**
  - Fruchtwasser.
  - Abgeschilferte Urothelzellen.
- **Instrumentarium**: Spinalnadel mit Mandrin: Außendurchmesser 0.7 – 0.9 mm, Länge 90 – 150 mm.
- **Durchführung**:
  - Orientierende Ultaschalluntersuchung.
  - Markierung der Punktionsstelle.
  - Desinfektion, z. B. mit Betaisadonna.
  - Punktion unter sonographischer Sicht.
  - Aspiration von ca. 1 ml FW/ SSW.

- Sonographische Kontrolle der Herzaktionen unmittelbar nach und eine Stunde nach der Punktion
- **Komplikationen:**
  - Ursache für einen Abort in ca. 0,5% der Fälle.
  - Auslösen von vorzeitigen Wehen.
  - Auslösen eines Blasensprungs.
  - Amnionstrangbildung (fraglich).
  - Entwicklung einer Chorionamniontis.
  - Verletzung des Feten (unwahrscheinlich).
  - Bei früher AC: Komplikationen in 1,3%, bei später AC Kompliaktionen in 0,6% der Fälle.
- **Vorteile der Amniozentese:**
  - Hohe diagnostische Sicherheit.
  - Relativ niedriges Eingriffsrisiko.
  - Bestimmung von AFP bzw. ACHE.
  - Diagnostik fetaler Zellen.
  - Infektionsdiagnostik durch direkten Erregernachweis.
  - Einsatz in der Mehrlingsdiagnostik.
- **Nachteile der Amniozentese:**
  - Lange Auswertungszeit.
  - Unsicherheit bei der Infektionsdiagnostik durch fehlende fetale Antikörperbestimmung.
  - Keine zuverlässige Anämie-Diagnostik.
- **Nachbehandlung:**
  - Bei Rhesus negativer Mutter Rhesus-Prophylaxe.
  - Mäßige körperliche Schonung ist empfehlenswert.

Chorionzottenbiopsie

- **Definition:** Transvaginale oder transabdominale Biopsie zur Entnahme von Zellen aus dem Chorion.
- **Zeitpunkt der Untersuchung:** Ab der 8. bzw. 9. SSW.
- **Indikation:** Zur Karyotypisierung.
- **Kontraindikation:**
  - Abortus imminens.
  - Zervikale und vaginale Infektionen.
  - Mehrlingsschwangerschaften bei nicht sicher differenzierbarer Plazentalokalisation.
- **Untersuchungsmaterial:** Chorionzotten aus dem Chorion frondosum.
- **Instrumentarium**: Spinalnadel mit Mandrin, 0,7 – 0,9 mm, Länge 90 – 150 mm.
- **Durchführung**:
  - Vorbereitung vgl. AC.
  - Punktion an einer möglichst dicken Plazentastelle unter sonographischer Sicht.
  - Aufsetzen einer 10 ml Spritze, gefüllt mit 1 ml Nährmedium und Erzeugen eines Vakuums.
  - „Zupfen" der Chorionzotten unter fächerförmigen Bewegungen.
  - Kontrolle des aspirierten Materials unter dem Aufsichtmikroskop.
  - Kontrolle des Feten wie nach AC.

- **Komplikationen:**
  - Ursache für einen Abort in 3,5% der Fälle (eigener Wert 1,6%).
  - Eingriff in ca. 0,5% erfolglos.
  - Blutung.
  - Retroplazentares Hämatom.
  - Vorzeitiger Blasensprung.
- **Vorteile der Chorionzottenbiopsie:**
  - Frühe Diagnostik (komplikationsärmere und psychisch weniger belastende Abruptio).
  - Rasche Auswertung.
- **Nachteile der Chorionzottenbiopsie:**
  - Keine AFP- bzw. ACHE-Bestimmung möglich.
  - Fehleinschätzungen bei Mosaikbildung.
  - Extremitätenfehlbildungen (fraglich).
  - Höheres Abortrisiko (s. o.).
- **Nachbehandlung:** Wie bei Amniozentese S. 158.

Plazentese

- **Definition:** Transabdominale Gewinnung von Plazentazotten.
- **Zeitpunkt der Untersuchung:** Zweites bis drittes Trimenon (ab der 12. SSW).
- **Indikation:**
  - Schnelle Karyotypisierung (vgl. AC).
- **Kontraindikation:** Abortbestrebungen.
- **Untersuchungsmaterial:** Plazentagewebe.
- **Instrumentarium:** Vgl. CVS.
- **Durchführung:** Wie bei CVS.
- **Komplikationen:**
  - Ursache für einen Spontanabort in ca. 1% der Fälle.
  - Eingriff in ca. 0,5% erfolglos.
  - Blutung.
  - Retroplazentares Hämatom.
  - Vorzeitiger Blasensprung.
- **Vorteile der Plazentese:**
  - Schnelle Auswertung.
  - Durchführung bei Oligo- bzw. Anhydramnie möglich.
  - Durchführung bei Polyhydramnie möglich.
- **Nachteile der Plazentese:**
  - Keine AFP- bzw. ACHE-Bestimmung möglich.
  - Fehleinschätzungen bei Mosaikbildung.
- **Nachbehandlung:** Wie bei Amniozentese S. 158.

Cordozentese

- **Definition:** Transabdominale Punktion der Nabelschnur. Am geeignetsten hierfür ist der plazentare Ansatz oder der transabdominale Verlauf der Nabelvene (z. B. bei Hydrops möglich).
- **Zeitpunkt der Untersuchung**: Ab der 16. SSW.
- **Untersuchungsmaterial:** Nabelschnurblut.

Invasive Eingriffe zur pränatalen Diagnostik und Therapie

- **Indikation:**
  - *Indikationen für einen diagnostischen Eingriff:*
    - Rasche Karyotypisierung.
    - Abklärung eines Hydrops fetalis.
    - Bei Verdacht auf eine fetale Infektion ab der 22. SSW zum IGM-Nachweis.
    - Blutgruppenunverträglichkeit.
    - Alloimmunerkrankungen.
    - Zur Blutgasanalyse (fragliche Indikation).
    - Bei Hämoglobinopathien.
    - Enzymdefekte.
    - Chromosomale Mosaikformen.
  - *Indikationen für einen therapeutischen Eingriff:*
    - Fetale Transfusion: Bei Rh-Inkompatibilität und bei anämisch bedingtem Hydrops fetalis (z. B. nach Prarvovirus-Infektion).
    - Medikamentöse Therapie: Bei Herzrhythmusstörungen und Hypothyreose.
    - Stammzellübertragung.
- **Kontraindikation:**
  - Relativ: Gefahr der Übertragung von Erkrankungen von der Mutter auf das Kind, vor allem bei HIV, Hepatitis B.
- **Untersuchungsmaterial:**
  - Untersuchung der Lymphozyten.
  - Bestimmung von: HB, MCV, HKT, fetaler Blutgruppe, Antikörper, Infektionserregernachweis.
- **Instrumentarium:** Vgl. AC, S. 158.
- **Durchführung:**
  - Vorbereitung wie bei AC, ggf. unter Sectiobereitschaft.
  - Punktion der Nabelschnur am einfachsten an der plazentaren Insertionsstelle.
  - Entnahme von: 3 – 5 ml Blut.
- **Komplikationen:**
  - *Mutter:*
    - Auslösen eines Abortes in ca. 1% der Fälle (Je nach Risikokonstellation in bis zu 20% der Fälle).
    - Infektion.
    - Blutung.
    - Auslösen vorzeitiger Wehen.
    - Auslösen eines vorzeitigen Blasensprungs.
  - *Kind:*
    - Fetale Bradykardie.
    - Infektion.
    - Frühgeburtlichkeit.
- **Vorteile der Cordozentese:**
  - Rasche Karyotypisierung innerhalb von 48 – 72 Stunden.
  - Relativ geringe Komplikationsrate.
- **Nachbehandlung:**
  - Ggf. Rhesus-Prophylaxe.
  - Mäßige körperliche Schonung.

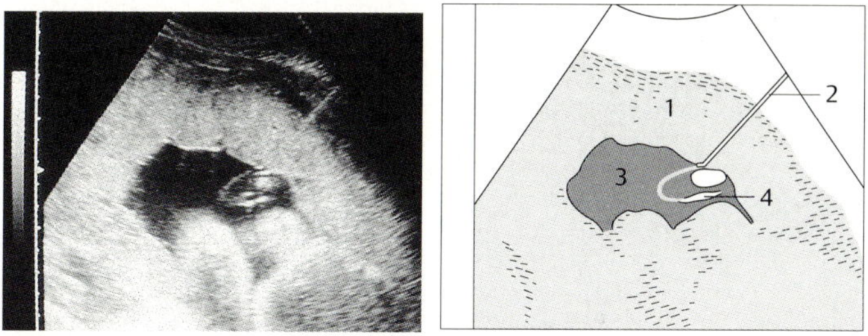

Abb. 260 Cordozentese bei VW-Plazenta (1). Darstellung der Punktionsnadel (2). Der Nabelschnuransatz (4) ist im FW-Depot (3) zu sehen

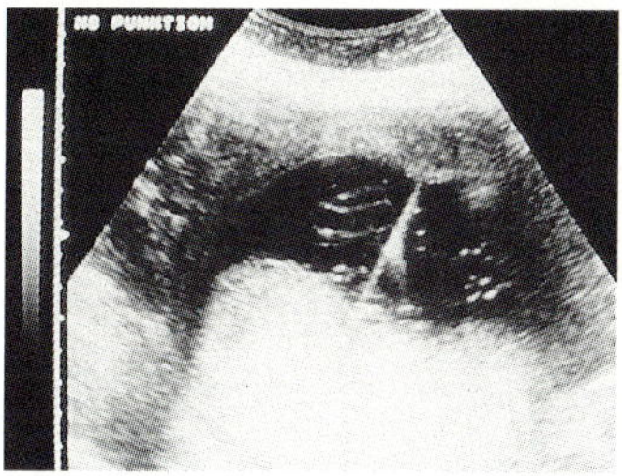

Abb. 261 Punktion der Nabelschnur im Bereich der Insertionstelle an der Hinterwand

Shunteinlage

- **Vorbemerkung**: Insgesamt sehr seltene Eingriffe, die nur in spezialisierten Zentren durchgeführt werden.
- **Definition**: Einlage eines Katheters zur Ableitung von pathologischen Flüssigkeitsansammlungen.

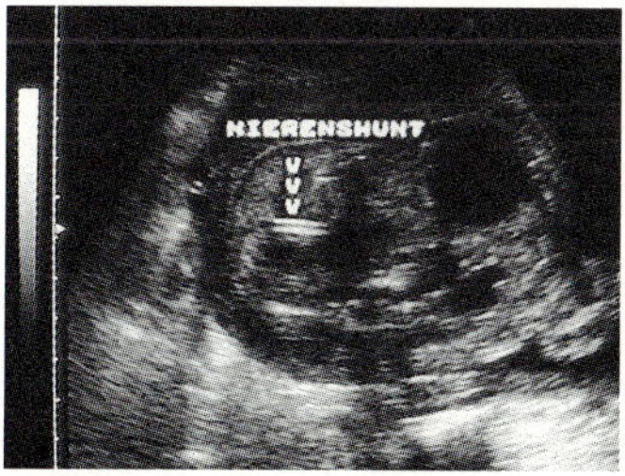

Abb. 262 Shunteinlage bei obstruktiver Uropathie

Invasive Eingriffe zur pränatalen Diagnostik und Therapie

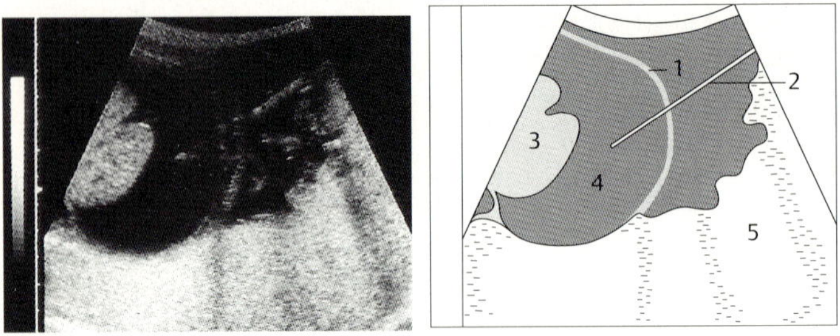

Abb. 263 Fetale Aszitespunktion. 1) Vordere Bauchwand, 2) Fruchtwasser, 3) fetale Leber, 4) Ascites, 5) Plazenta

- **Indikation**:
  - Hydrothorax, siehe S. 100.
  - Obstruktion, Uropathie, siehe S. 115.
  - Bei anderen Indikationen (z. B. Ventrikulomegalie) ist die Shunteinlage wegen hoher Komplikationsraten nur noch in Ausnahmefällen indiziert.
- **Voruntersuchungen**: Überprüfung der Nierenfunktion, vgl. S. 115. Nur wenn kein Hinweis auf eine irreversible Schädigung besteht, ist die Shunteinlage sinnvoll.

Wahl des Sonographieverfahrens

- **Vaginalsonographie**: Verfahren der Wahl, alle Organe des kleinen Beckens sind so in idealer Weise darstellbar. Aufgrund des geringen Abstrahlwinkels bei elektronischen Schallköpfen sind meist nicht alle beschriebenen Strukturen im gleichen Schnittbild darstellbar.
- **Transabdominalschall**: Nur bei intaktem Hymen oder vaginalen Stenosen greift man heute noch auf den transabdominellen Schallkopf zurück. Eine gut gefüllte Harnblase ist hier unbedingt erforderlich.

Untersuchungsablauf bei transvaginaler Sonographie

- **Vorbereitung der Patientin:** Aufgrund von Reverberationsartefakten sollte die Untersuchung bei leerer Harnblase durchgeführt werden.
- **Untersuchungsablauf für Uterus und Adnexen:** Dieser sollte standardisiert sein.
  - Ausgangsposition ist das zentrale Längsbild (vgl. Abb. 264).
  - Von dort Schwenkung des Schallkopfes nach beiden Seiten bis zur Beckenwand.
  - Nach Rückführung des Schallkopfes in die Ausgangsposition Drehung des Scanners um 90° nach links.
  - Beurteilung des Uterus im Querschnitt vom Fundus bis zur Portio.
  - Abschließend Darstellung der beiden Adnexbereiche im Querbild.
  - Zum Abschluß Beurteilung des Douglas`schen Raums.

Anatomische Grundlagen und Normalbefund

- **Größe:**
  - Die durchschnittliche Größe nimmt vom Kindesalter an linear zu. Im 2. Lebensjahr beträgt die durchschnittliche Uteruslänge ca. 2,4 cm, das Verhältnis Korpus uteri zu Kollum beträgt 1 : 2.
  - Bei der geschlechtsreifen Nullipara mißt der Uterus 7×3×4 cm (Uteruslänge×Korpusdicke×Korpusbreite). Das Verhältnis von Korpus zu Kollum ist jetzt 2 : 1. Bei Frauen, die geboren haben, sind Werte von 10× 5 ×6 cm normal.
  - Im Senium nimmt die Größe wieder auf Werte von 4,5×1,5×2 cm ab.
- **Lage:**
  - *Lagevarianten:*
    - Am häufigsten findet man den Uterus in einer Anteversio-anteflexio-Haltung.
    - Retroflektiert.
    - Gestreckt (vor allem im Senium).
  - *Darstellbarkeit:*
    - Die Darstellung beim retroflektierten Uterus erfolgt vom hinteren Scheidengewölbe aus.
    - Der gestreckte Uterus, der sich vor allem bei postmenopausalen Frauen findet, ist wegen der limitierten Eindringtiefe sonographisch schwerer beurteilbar. Es empfiehlt sich hierbei, den Uterus mit der freien Hand durch Druck auf den Fundus in eine antevertierte Position zu bringen.

Uterus

➤ **Echogenität:**
- Der normale Uterus ist von der Serosa glatt begrenzt, diese stellt sich als echoreiche Struktur dar.
- Das Myometrium ist homogen, relativ echoarm und häufig von echoleeren Arealen durchsetzt, die Gefäßen entsprechen.
- Das zentrale echoreiche Endometrium eignet sich aufgrund seiner Veränderungen zur Zyklusdiagnostik (s. S. 168).
- Die Zervix uteri zeigt die gleiche Echogenität wie das Corpus. Der Zervikalkanal stellt sich, außer um die Zyklusmitte, als echoreiche strichförmige Struktur dar. Im Bereich der Zervix werden häufig echoleere, bis 1 cm große Areale gefunden, die den Ovula nabothii entsprechen.

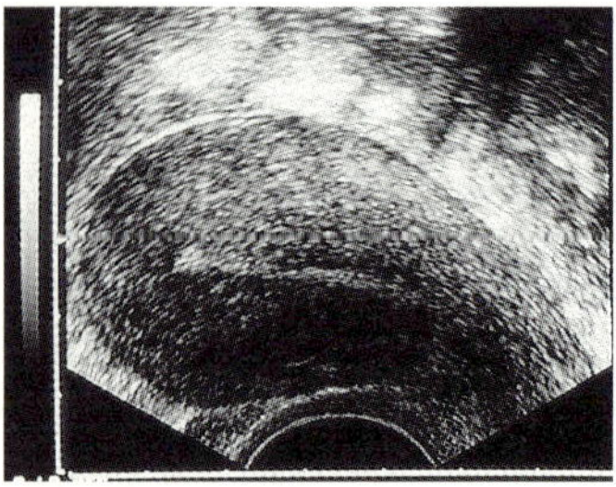

Abb. 264 Unauffälliger antevertierter Uterus mit strichförmigem Endometrium

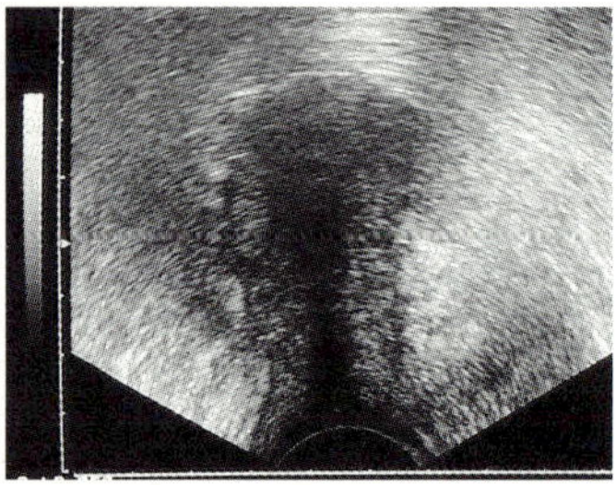

Abb. 265 Kleiner gestreckter Uterus. Das Endometrium ist lagebedingt schwer abgrenzbar

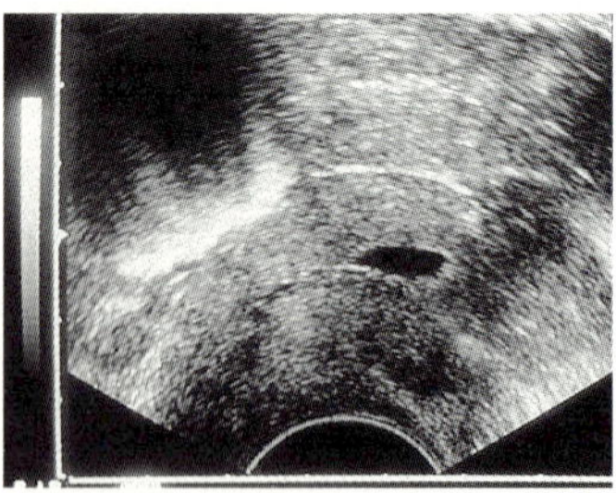

Abb. 266 Retroflektierter Uterus mit kleiner Serometra und atrophischem unauffälligem Endometrium

Myome

- **Definition**: Myome sind gutartige, mesenchymale Tumoren, die von der glatten Muskulatur des Uterus ausgehen.
- **Inzidenz:** Ca. 25% aller Frauen über 35.
- **Lokalisation:** Die Mehrzahl der Myome findet sich im Korpusbereich, ca. 8% sind im zervikalen Abschnitt lokalisiert.
- **Wachstum**: Man unterscheidet ein subseröses, submuköses und intramurales Wachstum.
- **Sonographie:**
  - Im Regelfall stellt sich das Myom glatt begrenzt dar und zeigt eine konzentrische, homogene Binnenstruktur.
  - Myome sollten zur Verlaufsbeobachtung in allen drei Ebenen ausgemessen werden.
  - Degenerative Veränderungen, wie Verkalkungen und zentrale Nekrosen, können jedoch die Beurteilung erschweren.
  - Aufgrund der Schallauslöschung bei verkalkten Myomen kann die genaue Abgrenzung bzw. die Beurteilung dahinter liegender Strukturen unmöglich sein. Hier ist eine zusätzliche abdominalsonographische Untersuchung hilfreich.
  - Bei gestielten oder intraligamentären Myomen muß differentialdiagnostisch immer an einen Adnextumor gedacht werden. Ist durch die sonographische Darstellung des Stiels, ggf. mit Darstellung der Durchblutung mittels Farbdoppler, keine Klärung möglich, sollte eine Laparoskopie durchgeführt werden.
- **Procedere**:
  - Unter Therapie mit GnRH-Analoga empfiehlt sich die Kontrolle nach dem 3. Zyklus.
  - Die Kontrolle von sonographisch insuspekten Myomen kann bei klinischer Beschwerdefreiheit der Patientin anläßlich der jährlichen Vorsorgeuntersuchung erfolgen.
  - Bei rascher Größenzunahme ist an eine sarkomatöse Entartung zu denken (sehr selten).
  - In der ersten SS-Hälfte ist häufig eine Größenzunahme von Myomen zu verzeichnen. Hier sollten zunächst monatlich Verlaufskontrollen erfolgen.
  - Bei zervixnahen Myomen muß ein Geburtshindernis ausgeschlossen werden.

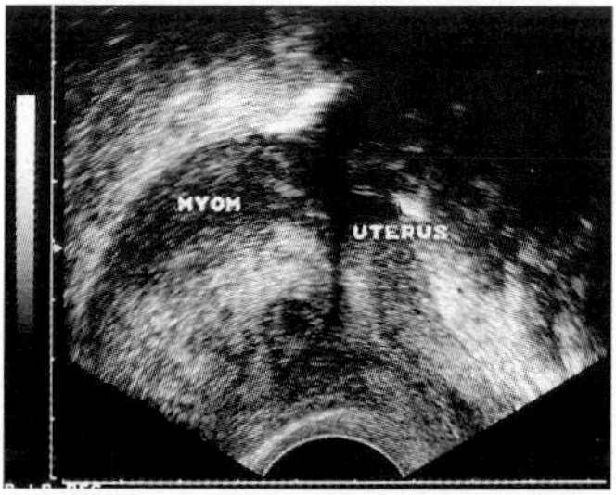

Abb. 267 Großes Fundusmyom

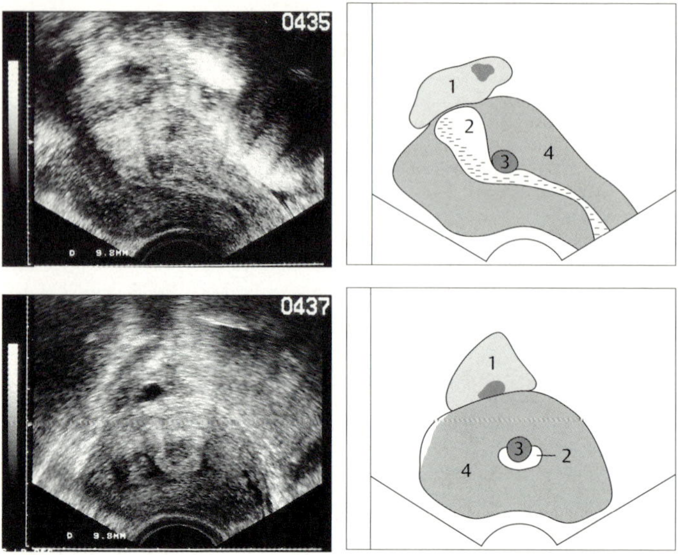

Abb. 268 a,b: Kleines, von der Hinterwand ausgehendes, submuköses Myom. a) Längsschnitt, b) Querschnitt. 1) Ovar, 2) Endometrium, 3) submuköses Myom, 4) Myometrium

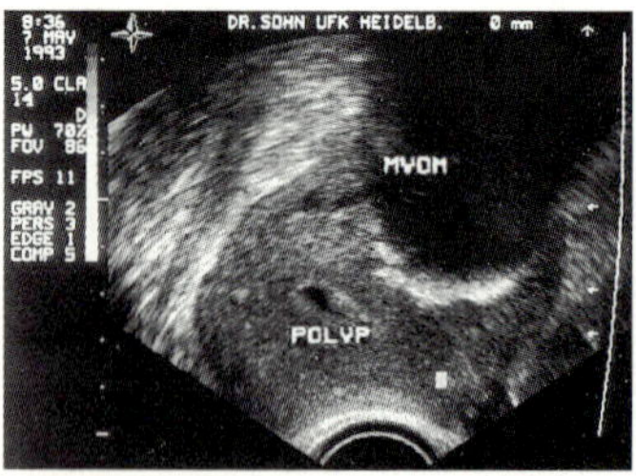

Abb. 269 Subseröses verkalktes Myom der Hinterwand

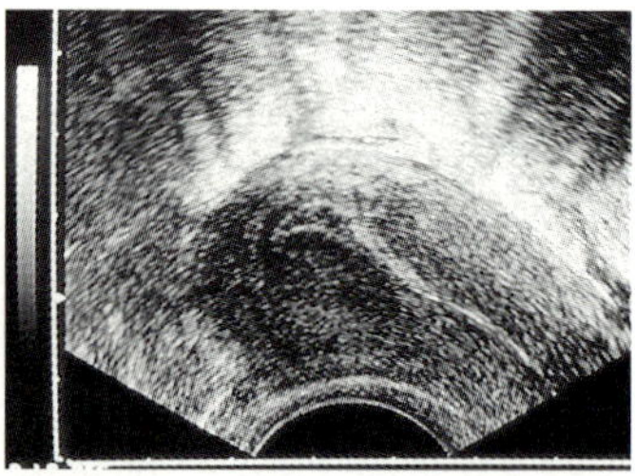

Abb. 270 Intramurales Vorderwandmyom

Sonographische Hinweise auf Uterusmalignome

- Siehe auch unter Endometriumkarzinom S. 171.
- Rasche Größenzunahme des Uterus, sofern keine Schwangerschaft vorliegt (vor allem bei sarkomatöser Entartung).
- Postmenopausal vergrößerter Uterus.
- Auffällige Veränderungen im Cavum uteri.
- Sekundärveränderungen außerhalb des Uterus, die auf einen Tumor hinweisen. Z.B. Nierenstau und Aszites.
- Konsistenzwechsel in einem präexistenen Myom.

Uterusfehlbildungen

- **Ätiologie:** Fehlanlagen des Uterus entstehen durch eine unvollständige Verschmelzung oder Öffnung der Müller-Gänge.
- **Ausprägung:** Das klinische Erscheinungsbild ist äußerst variabel und reicht vom Uterus subseptus bis zum Uterus didelphys.
- **Sonographie:**
  - Eine exakte Abklärung ist unter Umständen schwierig.
  - Hinweisend können zwei getrennte Endometriumsreflexe im Transversalschnitt durch den Fundus uteri sein.
- **Weiteres Vorgehen:**
  - Genaue Abklärung durch den kombinierten Einsatz von Hysteroskopie und Laparoskopie.
  - Bei Fehlanlagen des Uterus sollte eine Abklärung der Nieren und der ableitenden Harnwege erfolgen, da Begleitfehlbildungen in 40% der Fälle vorkommen.

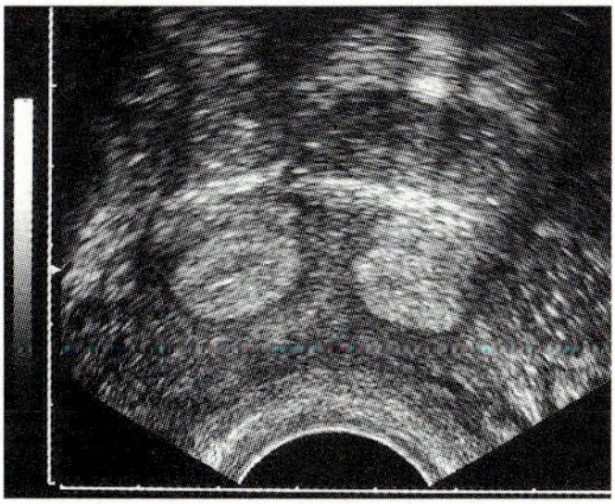

Abb. 271 Uterus bicornis im Querschnitt

Sonographische Kriterien und Normalbefunde des Endometriums

- **Vorbemerkung:** Die sonographische Beurteilung des Endometriums erlaubt Aussagen über zyklische und neoplastische Veränderungen.
- **Endometriumdurchmesser:**
  - Angabe als doppelte Endometriumsdicke.
  - Gemessen wird an höchster Stelle von einer Myometrium-Endometrium-Grenze zur anderen. Abgezogen wird der Kavumspalt, z. B. bei Vorliegen einer Serometra. Ebenfalls nicht berücksichtigt wird ein das Endometrium evtl. umgebender hypodenser Randsaum, der der gut vaskularisierten inneren Myometriumsschicht zugeordnet wird.
  - Norm: Bei der postmenopausalen, nicht hormonsubstituierten Frau < 8 mm.

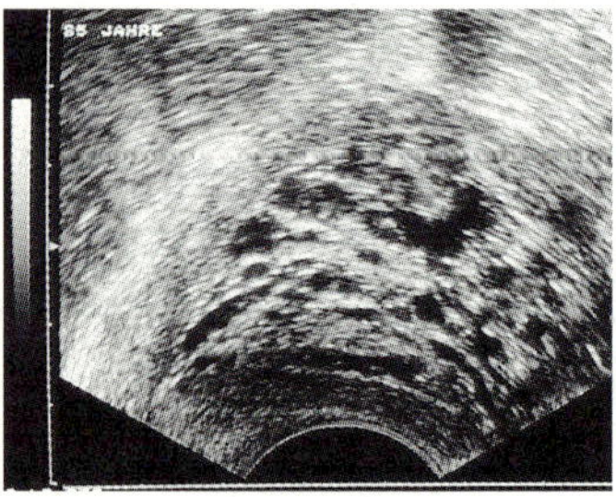

Abb. 272 Hochaufgebautes, inhomogenes und unscharf abgegrenztes Endometrium

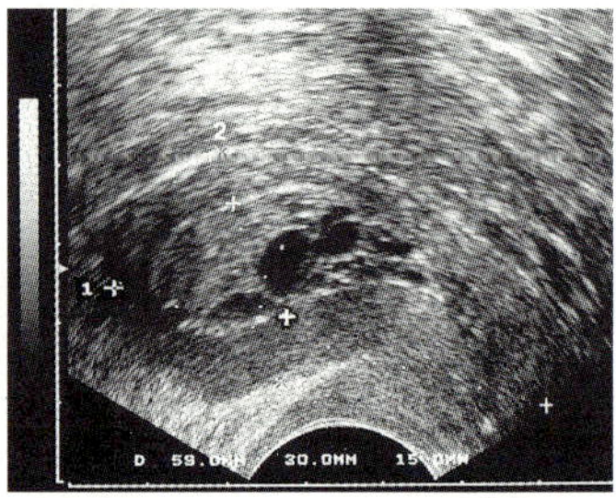

Abb. 273 Inhomogenes, makrozystisches Endometrium. Trotz der guten Abgrenzbarkeit ist dieser Befund suspekt

- **Zyklusveränderungen am Endometrium:**
  - Proliferationstyp (Abb. 274): Ein mäßig echoreiches, homogenes Endometrium mit einer Höhe von etwa 3 mm.
  - Periovulationstyp oder mittzyklischer Typ (Abb. 275): Das Endometrium ist durch einen echoreichen Randsaum vom Myometrium abgegrenzt. Deutlich sichtbares Mittelecho. Außerdem kann der klaffende Zervikalkanal sowie ein Graaf'scher Follikel dargestellt werden.
  - Sekretionstyp I (Abb. 276): Zunehmende Echogenität des Endometriums, das Mittelecho ist kaum noch abgrenzbar.
  - Sekretionstyp II (Abb. 277): Homogenes echoreiches Endometrium.
- **Endometrium im Senium:**
  - Das atrophe Endometrium zeigt sich als dünner echogener Streifen, ein Kavumspalt ist nicht regelmäßig darstellbar. Die Endometriumshöhe ist kleiner als 8 mm.
  - Gelegentlich ist eine Flüssigkeitsansammlung im Cavum uteri nachweisbar, die keine pathologische Relevanz hat und eine bessere Beurteilung des Endometriumsaumes erlaubt.

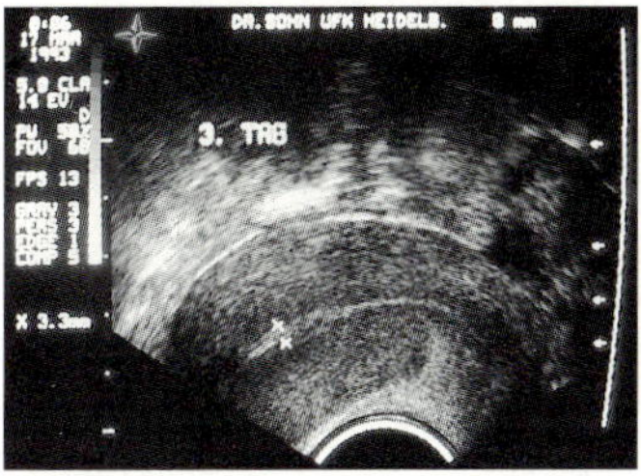

Abb. 274 Proliferationstyp. 3. Zyklustag. Das Endometrium hat eine Höhe von 3 mm

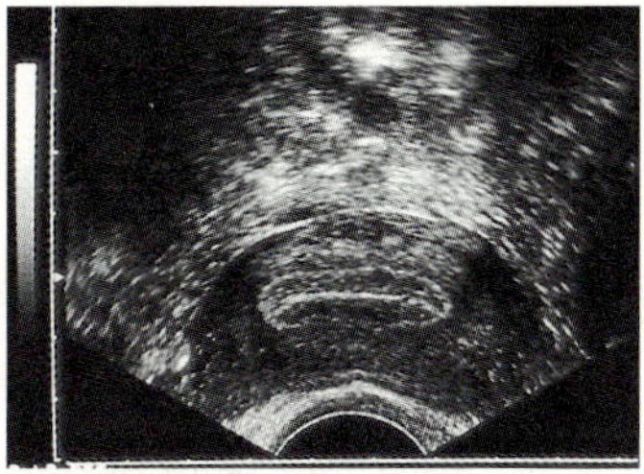

Abb. 275 Mitzyklischer Typ oder Periovulationstyp. Das Endometrium ist durch einen echoreichen Randsaum vom Myometrium abgegrenzt. Das Mittelecho ist deutlich sichtbar

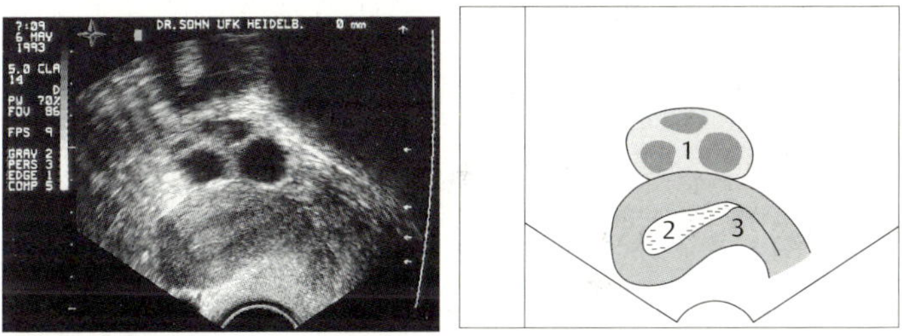

Abb. 276 Sekretionstyp I. Das Endometrium (2) erscheint zunehmend echogen. Das Mittelecho ist kaum mehr abgrenzbar. 1) Ovar, 3) Myometrium

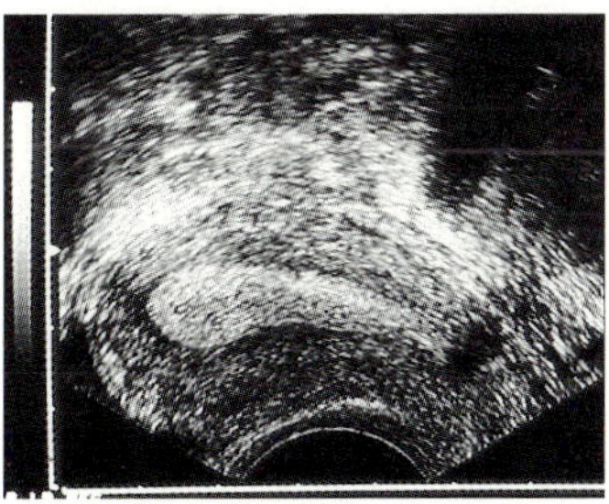

Abb. 277 Sekretionstyp II. Homogen echoreiches Endometrium

Uterus

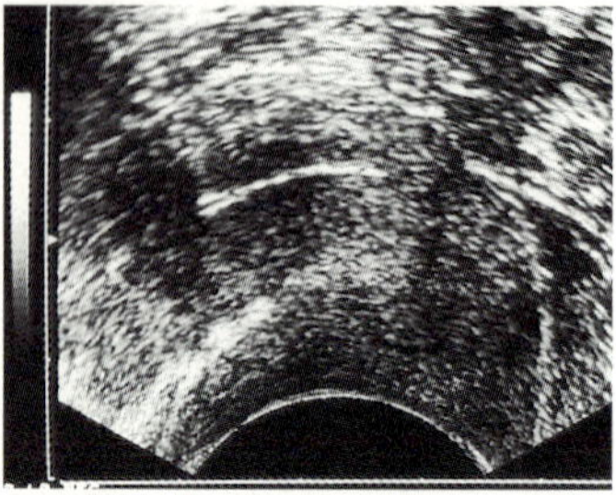

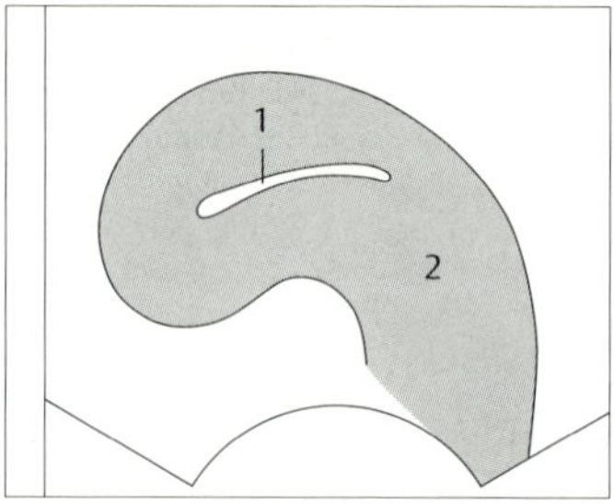

Abb. 278 Typisches strichförmiges echoreiches Endometrium (1) im Senium. 2) Uterus

- **Endometriumsstruktur**:
  - Vorbemerkung: Zur Abgrenzung pathologischer Befunde von Normalbefunden, vor allem in der Postmenopause, ist die alleinige Beurteilung der Endometriumshöhe, (s. o.), nicht ausreichend. Zusätzlich beurteilt werden sollten:
  - Endometriumsstruktur: Eine homogene Struktur entspricht dem Normalbefund. Inhomogene Strukturen können sich sowohl kleinzystisch (< 3 mm) oder großzystisch (> 3 mm) darstellen. Eine inhomogene Struktur kommt allerdings sowohl bei benignen als auch bei malignen Veränderungen vor.
  - Endometrium-Myometrium-Grenze: im Normalfall glatt. Eine unscharfe Begrenzung bei zusätzlich veränderten anderen Kriterien ist abklärungsbedürftig.

Tabelle 2 Sonographische Kriterien der Endometriumbeurteilung in der Postmenopause (Prömpeler et al. 1993)

Endometrium-beurteilung	Endometrium-höhe	Endometrium-struktur	Endo- / Myome-triumgrenze
unauffällig	kleiner als 8 mm	homogen, kleinzystisch (kleiner als 3 mm)	glatt
auffällig	≥ 8 mm	homogen oder großzystisch (≥ 3 mm)	glatt
malignom-verdächtig		inhomogen	nicht glatt

Endometriumhyperplasien

- **Formen**: Endometriumshyperplasien kommen adenomatös und glandulär-zystisch vor. Sonographisch können sie nicht voneinander unterschieden werden.
- **Sonographische Kriterien:**
  - Üblicherweise hoch aufgebautes Endometrium, > 8 mm.
  - Glatte Endo-/Myometriumgrenze.
  - Die Binnenstruktur kann sowohl homogen als auch kleinzystisch verändert sein.
- **Procedere:** Weitere Abklärung durch fraktionierte Abrasio.
- **Differentialdiagnosen** (eine sichere Unterscheidung gelingt nicht):
  - Hochaufgebautes Endometrium unter Hormontherapie.
  - Frühes Endometriumkarzinom.

Endometriumspolypen

- **Sonographische Kriterien:**
  - Die Binnenstruktur ist homogen und kann sowohl klein- als auch großzystische Veränderungen zeigen.
  - Kleinere Polypen sind häufig nur bei Vorliegen einer Serometra darstellbar.
  - Bei gestielten Polypen kann die Darstellung der Gefäßversorgung mit Hilfe des Farbdopplers gelingen.
- **Procedere**: Abtragung unter hysteroskopischer Sicht.

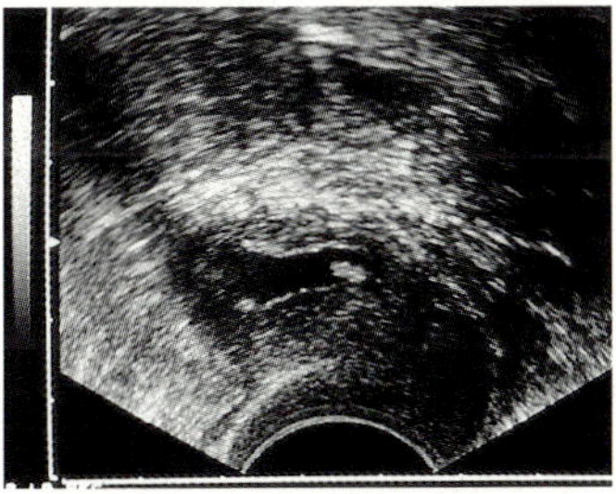

Abb. 279 Senil-atrophischer Uterus. Der Polyp ist deutlich als echoreiches Areal in der Serometra zu erkennnen

Endometriumkarzinom

- **Inzidenz:** Häufigstes Malignom des weiblichen Genitals mit einem Altersgipfel im 6. Lebensjahrzehnt.
- **Sonographische Kriterien:**
  - Bei der postmenopausalen, nicht hormonsubstituierten Frau ist ein hochaufgebautes (d. h. > 8 mm) Endometrium abklärungsbedürftig.
  - Suspekte Zeichen sind außerdem: großzystische Veränderungen, sowie eine unscharfe Begrenzung.
  - Einer Serometra allein kommt keine pathologische Bedeutung zu.
  - Durch exophytisch wachsende Formen des Endometriumkarzinoms zeigt sich häufig eine aufgetriebenes Cavum uteri. Liegt hier gleichzeitig eine Serometra vor, können die sägezahnartigen Strukturen gut beurteilt werden.

- Bislang konnten präoperative Ultraschalluntersuchungen zur Infiltrationstiefe keine befriedigenden Ergebnisse liefern. Die Treffsicherheit liegt nach Literaturangaben zwischen 79% und 89%, so daß für die Operationsplanung die intraoperative histologische Aufarbeitung unerläßlich ist.

➤ **Procedere**: Bei suspektem Endometrium sollte eine fraktionierte Abrasio durchgeführt werden

➤ **Weiteres Vorgehen:** Bei Risikopatientinnen (Diabetes, Adipositas, Hypertonie) ist ein Screening, d. h. die sonographische Untersuchung des Endometriums, anläßlich der jährlichen Vorsorgeuntersuchung zu diskutieren. Studien legen nahe, daß es möglich ist, das Endometriumkarzinom so in einem deutlich früheren Stadium zu erkennen.

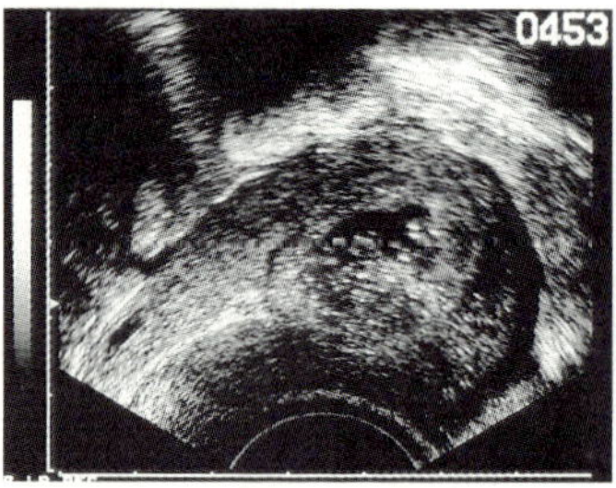

Abb. 280 Endometriumkarzinom. Der retroflektierte Uterus ist im gesamten Fundusbereich ausgefüllt mit hochaufgebautem, sehr inhomogenem Endometrium

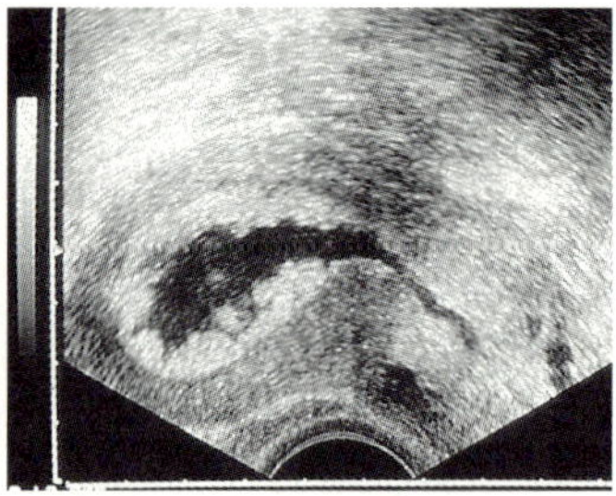

Abb. 281 Längsschnitt durch den Uterus. Durch die Flüssigkeitsansammlung im Kavum kann das polypös wachsende Endometrium gut beurteilt werden

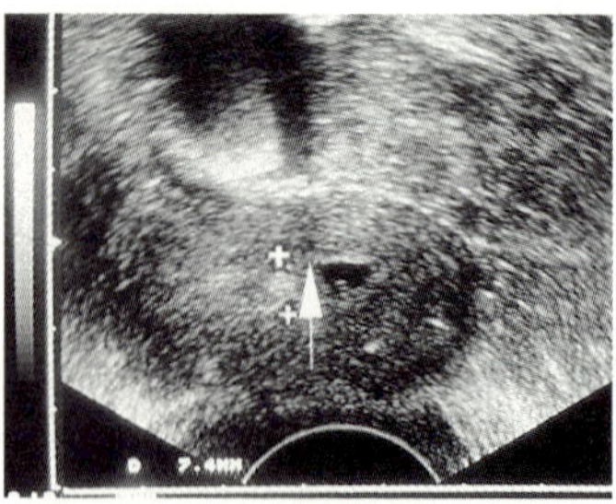

Abb. 282 Im Bereich der kleinen Serometra gut abgrenzbares, schmales Endometrium. Nach rechts hochaufgebautes, echoreiches Endometrium. Histologie: Gut differenziertes Endometriumkarzinom

Endometrium unter Tamoxifen

- **Vorbemerkung**: Tamoxifen ist eine antiöstrogen wirksame Substanz und wird in der Therapie des Mammakarzinoms bei postmenopausalen Frauen eingesetzt. Eine Erhöhung des Risikos für ein Endometriumkarzinom nach langjähriger Einnahme ist bekannt (Dosis?).
- **Sonographische Kriterien:**
  - Erhöhung der Endometriumsdicke.
  - Inhomogene Binnenstruktur.
  - Unregelmäßige Begrenzung des Endometriums.
- **Differentialdiagnosen**: Das so veränderte Endometrium kann alle beschriebenen benignen und malignen Veränderungen zeigen.
- **Procedere**: Bei erstmalig unter der Therapie mit TAM auftretenden Veränderungen ist die histologische Abklärung zu empfehlen.

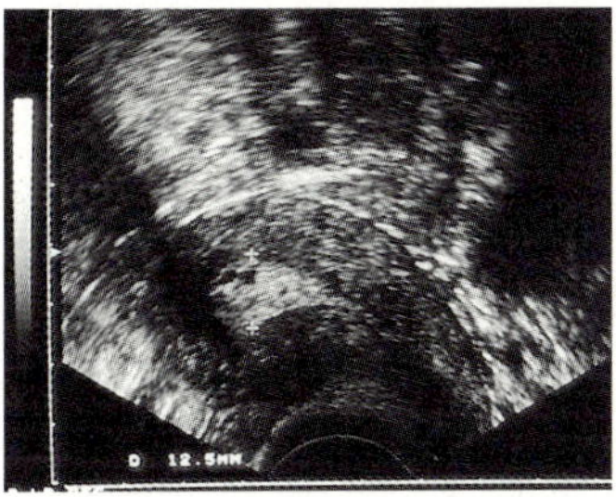

Abb. 283 Hochaufgebautes, mikrozystisches Endometrium unter Tamoxifen-Therapie

Intrauterinpessare

- **Vorbemerkung**: Das IUP stellt heute die zweithäufigste Kontrazeptionsmethode weltweit dar.
- **Vor Applikation** eines IUD sollte eine Vaginalsonographie durchgeführt werden. Dabei werden folgende Befunde erhoben:
  - Größenbestimmung des Uterus
  - Ausschluß evtl. vorliegender Fehlbildungen oder das Kavum verdrängender Myome:
- **Nach Applikation** dient die Vaginalsonographie zur Überprüfung der korrekten Lage. Das unten beschriebene Vorgehen ist genauer als die Distanz zwischen Fundus uteri und IUD, da z.B. Myome zur Fehlinterpretation führen können.
  - *Vorgehen*:
    - Darstellung des Uterus in Längsrichtung.
    - Die dabei meßbare Strecke des freien Endometriums im Fundusbereich bis zum IUD sollte 5 mm nicht überschreiten.
- **Cave**: Die Inzidenz ektoper Schwangerschaften ist bei IUD-Trägerinnen um das 4–5fache erhöht.

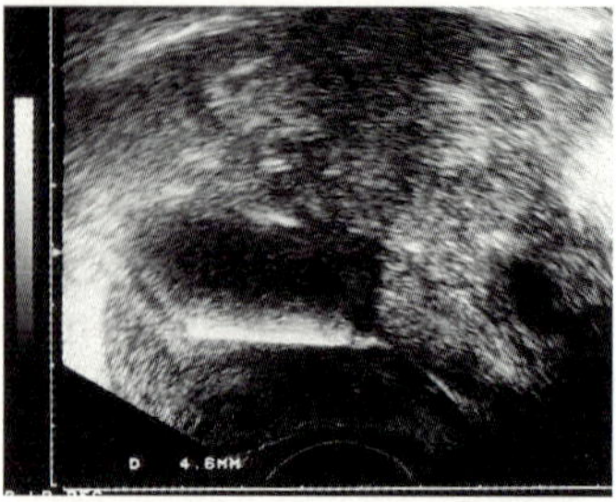

Abb. 284 IUD in situ. Die freie Endometriumstrecke mit 4 mm ist akzeptabel

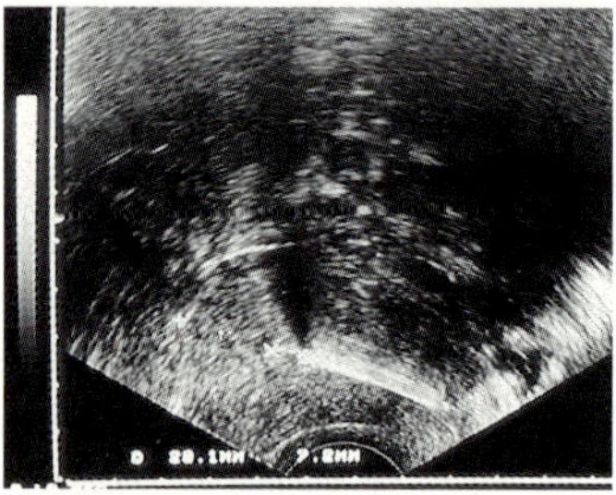

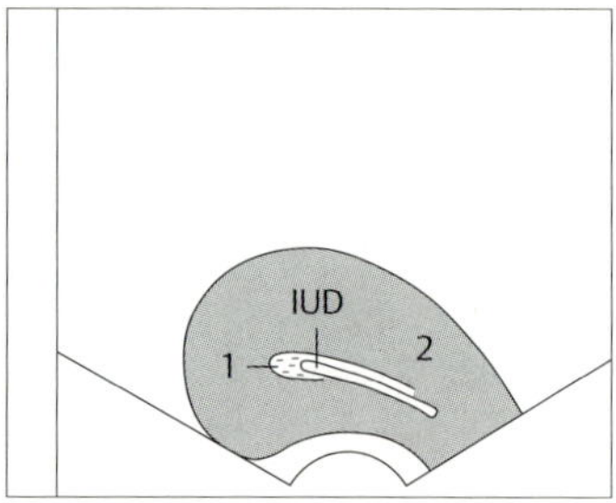

Abb. 285 a: Disloziertes IUD. Sowohl die freie Endometriumstrecke (1) als auch der Fundus-IUD-Abstand sind zu groß. 2) Uterus

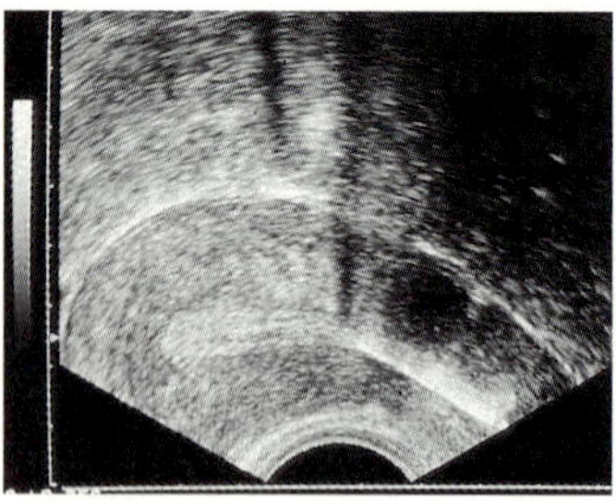

Abb. 285 b: Deutlich disloziertes IUD

Wahl des Sonographieverfahrens

➤ Siehe S. 163

Untersuchungsablauf bei transvaginaler Sonographie

➤ Siehe S. 163

Anatomische Grundlagen und Normalbefund

➤ **Ovarien:**
- *Lage*: Beidseits des Uterus. Als seitliche Leitstrukturen dienen die Beckenwand und die Iliakalgefäße.
- *Darstellbarkeit:*
  - Regelmäßig gelingt die Darstellung nur bei der geschlechtsreifen Frau.
  - In der Regel gelingt die Darstellung der Ovarien in der Postmenopause nicht. Wenn doch, so zeigen sich die Ovarien in der Postmenopause echoärmer und kleiner. Dem Ausschluß einer Raumforderung im Adnexbereich kommt dann die größte Bedeutung zu.
- *Sonographische Kriterien:*
  - Größe: Bei der geschlechtsreifen Frau beträgt die durchschnittliche Größe etwa 2×3×1,5 cm.
  - Echogenität: Die Ovarien stellen sich etwas echoreicher als der Uterus dar und zeigen je nach Zyklusphase zystische Veränderungen.
- *Veränderungen im Zyklus:*
  - Follikelreifung: Heranreifende Follikel zeigen sich als echoleere, rundliche Strukturen bis 10 mm. Ab dem 5.–7. Zyklustag ist nur noch ein Leitfollikel darstellbar, die anderen werden artretisch.
  - Ovulation: Zu diesem Zeitpunkt hat der Leitfollikel (Graaf'scher Follikel) eine Größe von ca. 20 mm erreicht. Der Cumulus oophorus kann dann meist als echoreiche Ringstruktur im Follikel dargestellt werden. Außerdem zeigt sich ein klaffender Zervikalkanal.
  - Lutealphase: Nach stattgefundener Ovulation kann der Follikel entweder nicht mehr oder entrundet dargestellt werden. Freie Flüssigkeit im Douglas kann als Ausdruck der Follikelruptur nachgewiesen werden. Eventuelle Einblutungen in das Corpus luteum sind als homogene, echoreiche Strukturen im Follikel darstellbar.

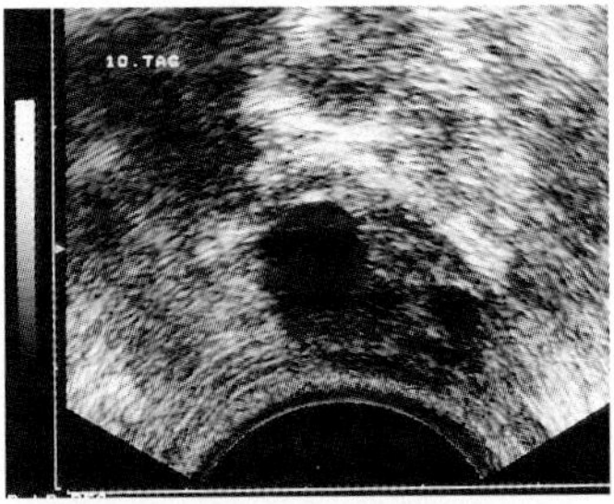

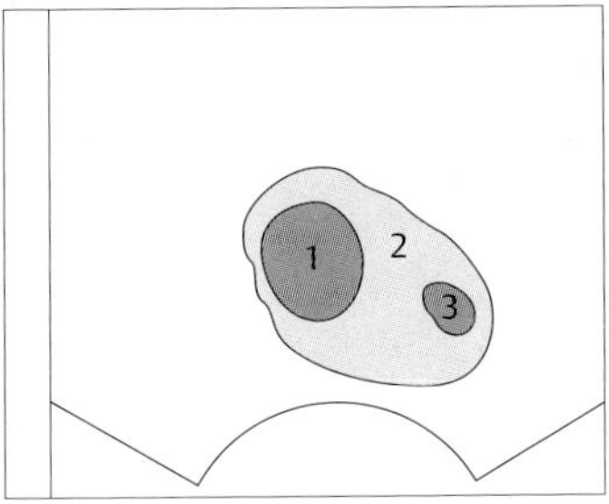

Abb. 286 Normales Ovar am 10. Zyklustag. 1) Leitfollikel, 2) Ovarialstroma, 3) kleiner Follikel

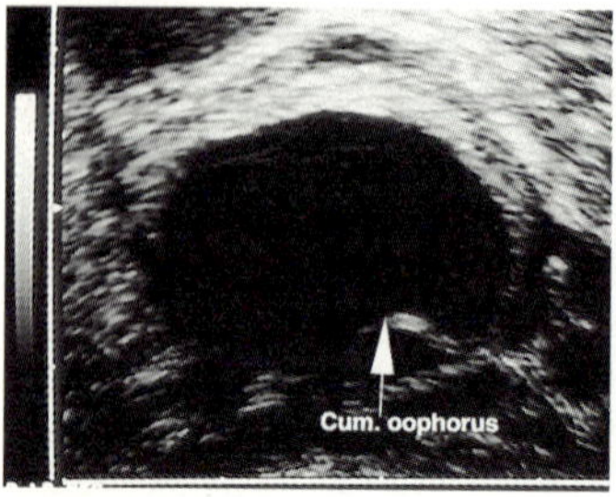

Abb. 287 Sprungreifer Follikel. Der Cumulus oophorus ist deutlich zu erkennen

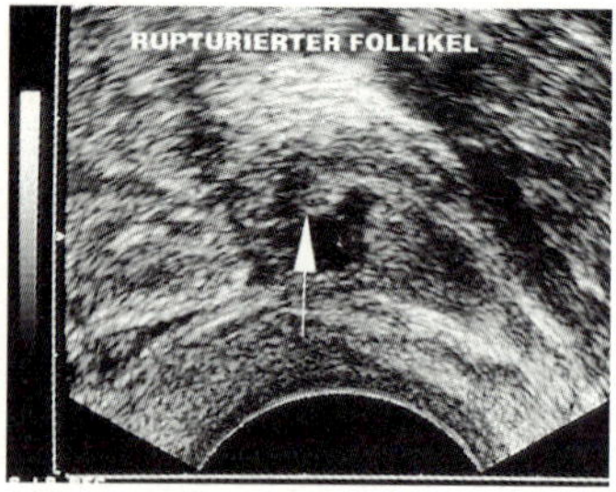

Abb. 288 Rupturierter Follikel

- **Tuben:**
  - Während die Tubenabgänge meist gut darstellbar sind, ist der weitere Verlauf der normalen Tube ohne Kontrastmittel meist nicht nachvollziehbar.
  - Erst bei pathologischen Flüssigkeitsansammlungen in den Tuben sind diese darstellbar.

Syndrom der Polyzystischen Ovarien

- **Definition**: Heterogenes Krankheitsbild, das mit einer vermehrten Androgenproduktion aufgrund einer adrenalen Überproduktion einhergeht.
- **Inzidenz**: 3,5 bis 7% der weiblichen Bevölkerung.
- Sonographische Kriterien:
  - Mäßig vergrößerte Ovarien beidseits.
  - Im Rindenbereich des Ovars zeigen sich „perlschnurartig" aneinander gereihte Follikel bis max. 5 mm.
  - Eine typische Follikelreifung ist nicht zu sehen.
- **Procedere**: Endokrinologische Abklärung.

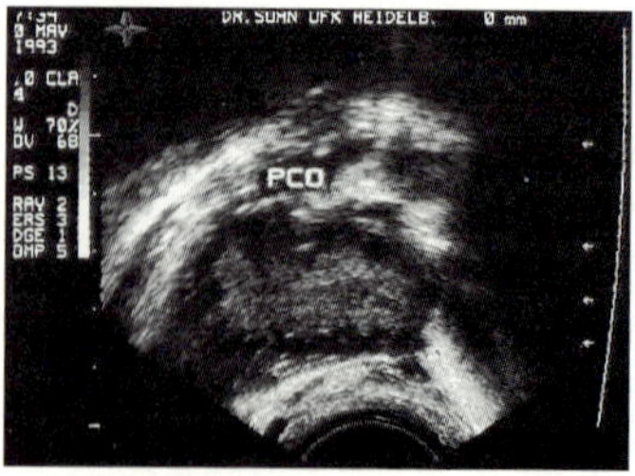

Abb. 289 Typische perlschnurartige Aufreihung der Follikel bei PCO-Syndrom

Saktosalpinx

- **Definition**: Aufgrund postoperativer Stenosen oder im Rahmen von entzündlichen Prozessen entstandene Flüssigkeitsansammlung in der Tube, z. B. Pyosalpinx, Hämatosalpinx.
- **Sonographische Kriterien:**
  - Die Tubenwand stellt sich als echoreiche Doppelkontur dar.
  - Im Falle der Hydrosalpinx ist das Lumen echoleer.
  - Bei einer Pyosalpinx können homogene Binnenechos zu sehen sein.
  - Typischer mäanderförmiger Verlauf.
- **Differentialdiagnose**
  - Eine ausgeprägte Varikosis im kleinen Becken ist durch die Farbdarstellung des Blutfusses sicher abgrenzbar.
  - Träge Darmschlingen zeigen im Gegensatz zur Tube eine echoarme Wand und echoreichen Inhalt. Ggf. Abwarten über einen gewissen Zeitraum, ob nicht doch eine peristaltische Bewegung darstellbar ist, ggf. Wiederholungsuntersuchung nach abführenden Maßnahmen.
  - Entzündliche Prozesse im Adnexbereich müssen von malignen Befunden abgegrenzt werden, hier kann die Schmerzhaftigkeit während der Untersuchung wegweisend sein.

Übersicht: Adnextumoren

- **Wertigkeit des Verfahrens:** Die Vaginalsonographie spielt im Rahmen der präoperativen Beurteilung und damit auch der Wahl des Zugangsweges eine große Rolle. Zur Beurteilung des kleinen Beckens ist sie hilfreicher als z. B. das CT. Die Methode ist zudem kostengünstig und nebenwirkungsarm.
- **Dignitätsdiagnostik:**
  - Für die Dignitätsdiagnostik werden verschiedene sonographische Kriterien, z. B. im Rahmen von Scores, bewertet (vgl. Tab. 3).

Tabelle 3 Dignitätskriterien von Ovarualtumoren

	benigne	**maligne**
Tumorgröße	< 5 cm	> 5 cm
Binnenstruktur	homogen	inhomogen
Randkontur	glatt	unscharf
Echogenität	echoleer	solide
Septen	dünn	breiter als 3 mm
Wandbeschaffenheit	glatt	papilläre Auflagerungen
Aufbau	rein zystisch	zystisch-solide
freie Flüssigkeit	nein	ja

- Durch zusätzliche Bestimmung von Tumormarkern läßt sich die Treffsicherheit der Methode noch erhöhen.
- Eine große Bedeutung kommt auch dem Menopausenstatus zu. Aufgrund der zyklischen Veränderungen sind bei der prämenopausalen Frau wesentlich häufiger Adnextumore zu finden. Bei der postmenopausalen, nicht hormonsubstituierten Frau ist das Neuauftreten von Adnexbefunden immer suspekt.

Ovarialzysten

- **Inzidenz:** Follikel- und Korpus-luteum-Zysten sind die häufigsten benignen Ovarialtumore.
- **Sonographische Kriterien:**
  - meist einkammrig, glatt begrenzt und echoleer.
  - Einblutungen zeigen sich als mäßig echoreiche Strukturen.
- **Differentialdiagnosen:**
  - *Paraovarialzysten:*
    - Zyste vom Ovar abgrenzbar.
    - Häufig ovale Form.
  - *Pseudoperitonealzysten:*
    - Ovar abgrenzbar.
    - Lage häufig retrouterin.
    - Septierung.
    - Unregelmäßige Form.
  - *Saktosalpinx:*
    - Lage zwischen Ovar und Uterus.
    - Zapfenförmig einragende Septen möglich.
  - *Luteinzysten:*
    - Meist beidseitig.
    - Nachweis von Aszites möglich.
    - Vergrößerung der Ovarien.

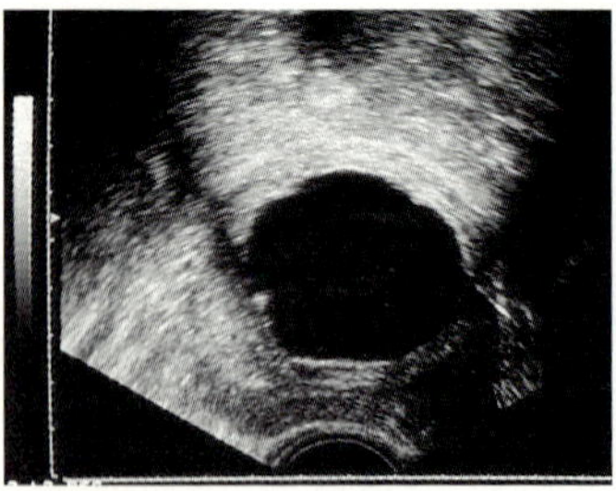

Abb. 290 Insuspekte, glattbegrenzte Ovarialzyste

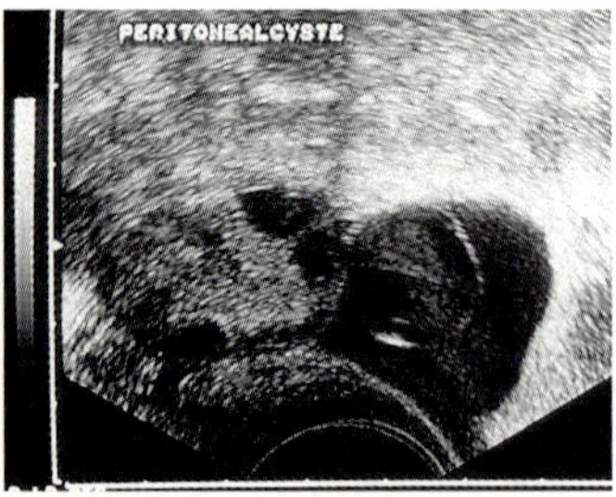

Abb. 291 Paraovarialzyste. Die zystische Struktur liegt gut abgrenzbar neben dem unauffälligen Ovar

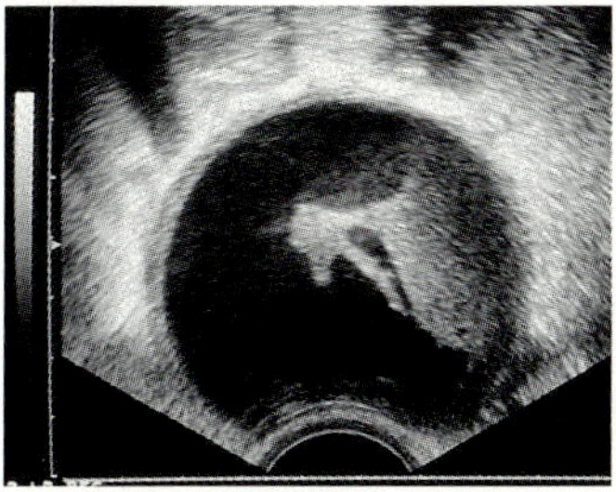

Abb. 292 Eingeblutete Ovarialzyste

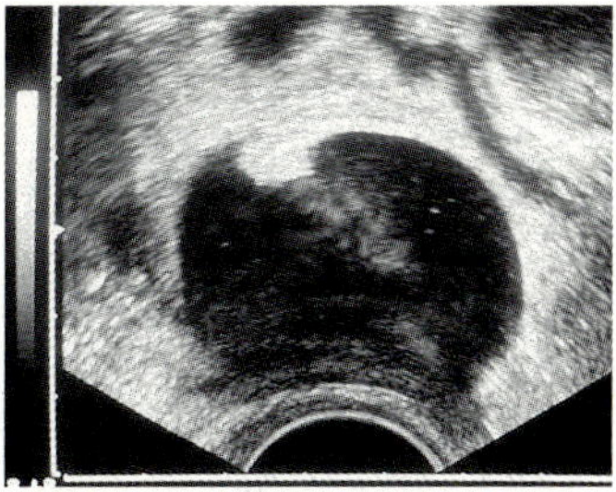

Abb. 293 Ovarialzyste mit suspekter papillärer Wandstruktur. Die Histologie ergab einen benignen Befund

Dermoid

- **Definition:** Benigner Tumor aus embryonalen Resten der drei Keimblätter.
- **Inzidenz:** 15% aller Ovarialtumoren.
- **Sonographische Kriterien:**
  - Inhomogene, meist solide Binnenstrukturen mit gelegentlichen kalkdichten Echos.
  - Unscharfe Abgrenzbarkeit im Gegensatz zum Tastbefund.
  - Meist einseitig.
- **Differentialdiagnose**:
  - Eingeblutete Zyste.
  - Kystadenom.
  - Fibrom.
- **Procedere**: Auch bei sonographisch „eindeutigem" Befund ist eine Exstirpation anzuraten, da eine maligne Entartung, allerdings sehr selten, vorkommen kann.

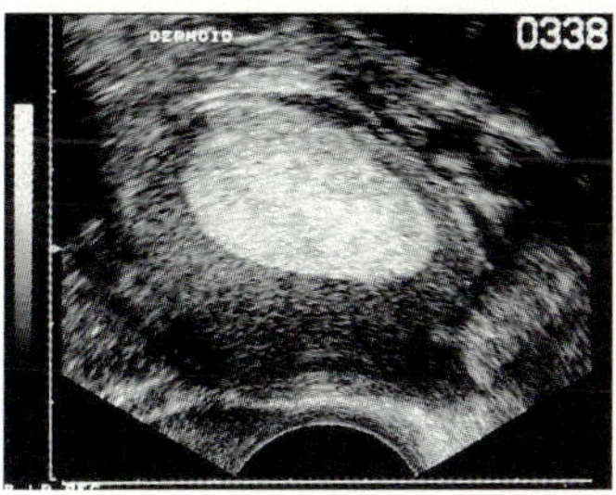

Abb. 294 Dermoid

Endometriosezysten

- **Definition:** Befall der Ovarien im Rahmen einer Endometriosis genitalis externa.
- **Inzidenz:** Ovarialbeteiligung bei Endometriose ca. 55%.
- **Sonographische Kriterien:**
  - Meist rein zystisch.
  - Die Wandstruktur erscheint häufig dick und echoreich.
  - Bei vorhandenen Binnenechos eher regelmäßige Verteilung.
  - Gelegentlich schwierige Organzuordnung.
  - Endometriosezysten zeigen aber vor allem beim Rezidiv ein äußerst heterogenes Erscheinungsbild und sind allein durch das sonographische Bild nicht vom Karzinom zu differenzieren.
- **Differentialdiagnose**:
  - Eingeblutete Funktionszyste.
  - Kystadenom.
  - Ovarialkarzinom.
  - Intraligamentäre Myome.
  - Entzündliche Prozesse.
- **Procedere**: Falls noch nicht geschehen, Sicherung der histologischen Diagnose. Bei histologisch gesicherter Diagnose sollten in regelmäßigen Abständen sonographische Kontrollen durchgeführt werden (z.B. halbjährlich). Ggf. Therapiekontrollen nach GnRH-Analoga.

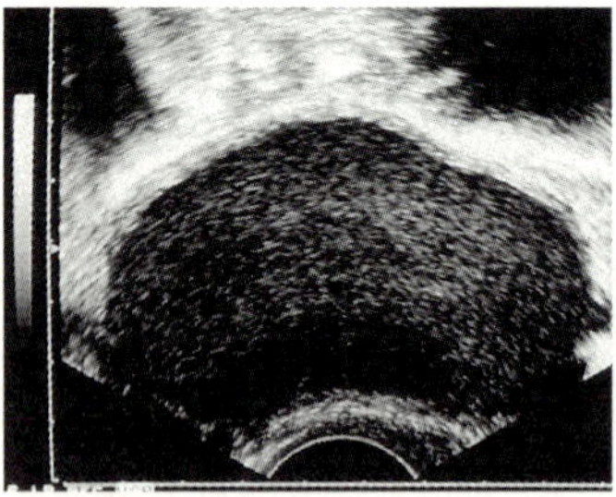

Abb. 295 Typische Endometriosezyste mit homogener echoarmer Binnenstruktur und echoreicher Wand

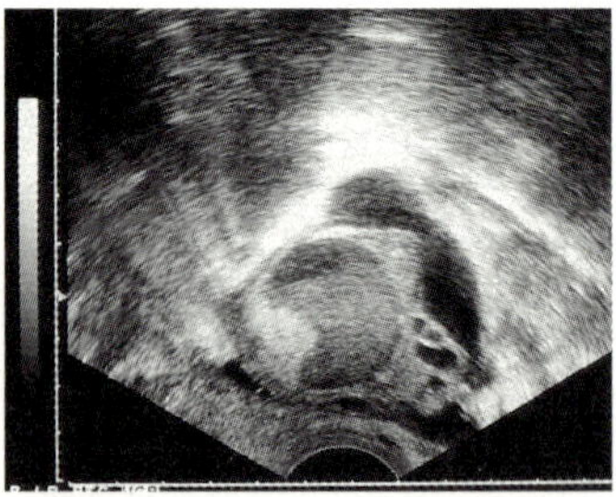

Abb. 296 Rezidivendometriose. Z.n. multiplen Voroperationen. Dieser Befund ist allein vom sonographischen Bild her nicht von einem Ovarialkarzinom abgrenzbar

Ovarialkarzinom

- **Inzidenz:** 15 Neuerkrankungen auf 100 000 Frauen mit einem Altersgipfel zwischen dem 60. und 65. Lebensjahr.
- **Sonographische Kriterien:**
  - Die Kriterien, die an einen malignen Befund denken lassen, sind auf S. 177 zusammengefaßt.

- Prinzipiell ist das Ovarialkarzinom eine Differentialdiagnose zu jedem unklaren Befund im Adnexbereich.
- Metastatische Absiedlungen auf dem Ovar, z. B. beim Mammakarzinom, zeigen häufig eine ähnliche Echogenität wie der Primärtumor.

➤ **Weiteres Vorgehen:** Bei unklaren Befunden zunächst diagnostische Laparoskopie. Die zusätzliche Bestimmung der Tumormarker kann hilfreich sein.

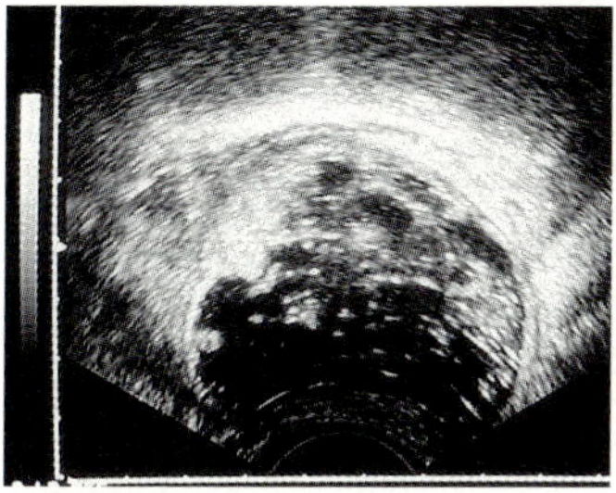

Abb. 297 Zystisch-solider Ovarialtumor mit inhomogenen Binnenechos. Histologie: Muzinöses Zystadenom

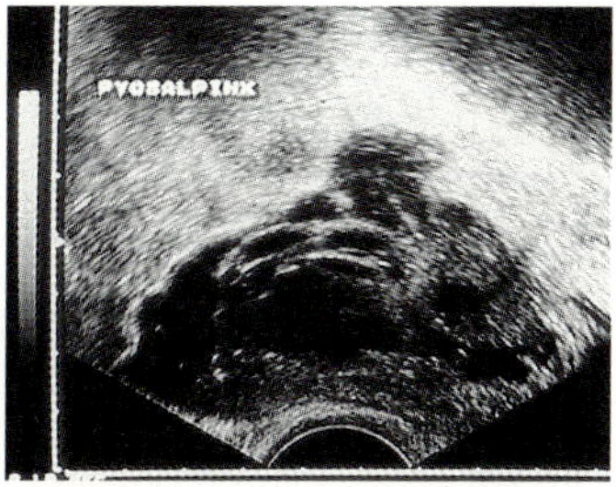

Abb. 298 Pyosalpinx. Dieser Befund ist allein sonographisch nicht von einem Ovarialkarzinom abgrenzbar

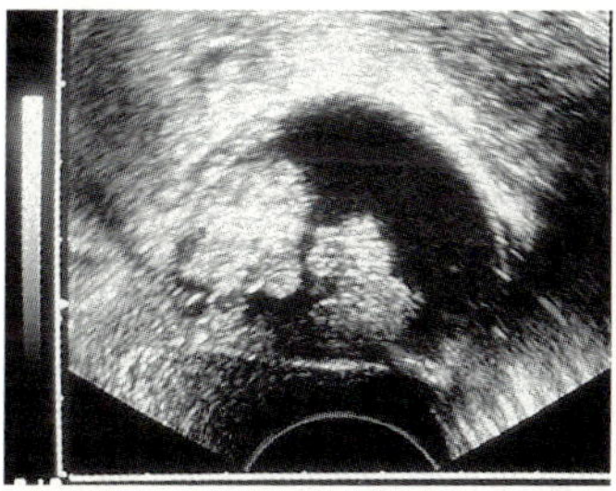

Abb. 299 Zystisch-solider Ovarialtumor mit polypösen Wucherungen. Die Histologie ergab ein Ovarialkarzinom

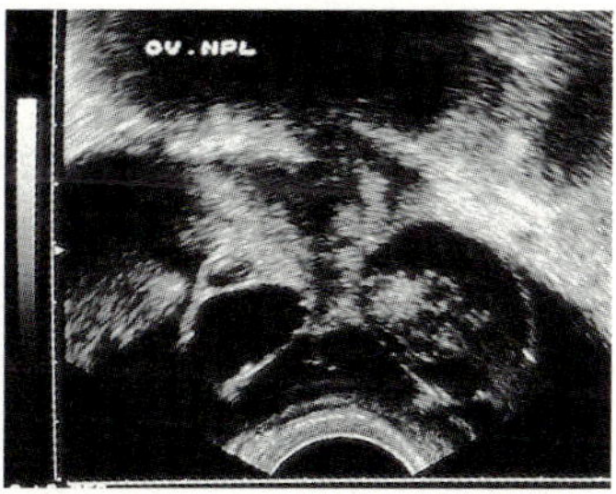

Abb. 300 Ovarialkarzinom, das sich sonographisch zystisch-solide darstellt

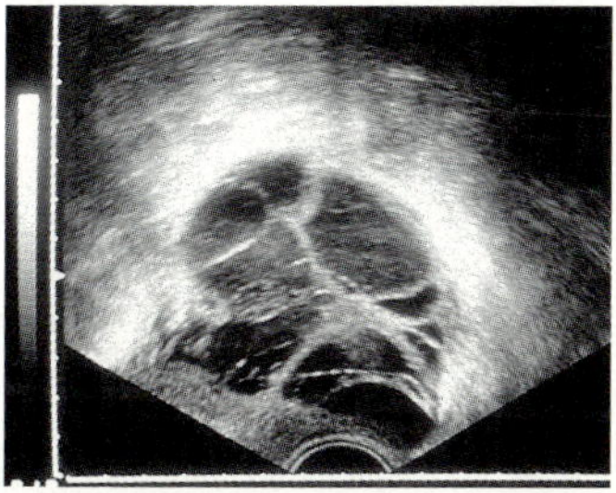

Abb. 301 Mehrkammriger, zystischer Befund im linken Adnexbereich

Durchblutungsdiagnostik in der Gynäkologie

Grundlagen

- Die Durchblutungsdiagnostik von Tumoren des inneren Genitales oder der Brust ist kein etabliertes Verfahren, sondern eine kontrovers beurteilte Methode im Experimentalstadium. Eine sichere Unterscheidung von benignen und malignen Tumoren ist nicht möglich.
- Die Durchblutungsdiagnostik in der Gynäkologie zielt in erster Linie darauf ab, sonographisch erkannte Tumoren in Ihrer Dignität abzuschätzen. Dabei soll über das Phänomen der Neovaskularisation eine Veränderung in Tumoren dargestellt werden, die deren Zuordnung zu benignen oder malignen Tumoren erlaubt.
- Uneinigkeit besteht darin, welche Kriterien zur Durchblutungsdiagnostik analysiert werden sollen: Die schnellen Blutflußgeschwindigkeiten in Shuntgefäßen maligner Tumoren oder die sehr langsamen Flußgeschwindigkeiten in Kapillargefäßen.

Möglichkeiten zur Auswertung

Tabelle 4 Mögliche Dignitätskriterien in der Durchblutungsdiagnostik

Parameter	Eignung zur Dignitätsbeurteilung
Anzahl der Gefäße	–
Dopplerparameter RI, PI, Q	(+)
Seitenvergleich	–
Absolutgeschwindigkeiten	–
Farbnachweis im Tumor	+

\+ = zur Dignitätsbeurteilung geeignet
(+) = eingeschränkt zur Dignitätsbeurteilung geeignet
– = zur Dignitätsbeurteilung nicht geeignet

Eigene Anwendung des Verfahrens

- Im Versuch, zwischen benignen und malignen Veränderungen zu unterscheiden, richten wir unser Augenmerk auf die sehr langsamen Flußgeschwindigkeiten. Dies leitet sich aus der Überlegung ab, daß die Neoangiogenese zur Bildung kleinster Kapillaren ohne Muskularis-Schicht führt, die einen sehr geringen Gefäßwiderstand und damit einen sehr langsamen Blutfluß aufweisen.
- Die konventionelle Farbdopplersonographie ist hierfür nicht geeignet, da die registrierbaren Geschwindigkeiten bei dieser Methode bei mehr als 10 mm/s liegen müssen, um erkennbar zu sein. Die Blutflußgeschwindigkeit in den Tumorkapillaren ist für diese Meßtechnik zu langsam.
- Wir untersuchen deshalb mittels ANGIO-Farbtechnik oder MEM-Technik. Die meßbare Flußgeschwindigkeiten mit diesen Techniken liegt bei 0,2 – 0,4 mm/s.

- Die Angabe exakter Grenzwerte für die Einteilung in benigne und maligne Veränderungen sind unseres Erachtens nicht möglich. Z.B. halten wir die Angabe eines Resistance-Index (Resistance-Index: Systole+Diastole/Systole) von 0,40 als Grenzwert, wie er von anderen Untersuchern angegeben wird, für die Einteilung von malignen und benignen Veränderungen nicht für aussagefähig, da bereits das normale Follikelwachstum eine Neoangiogenese bewirkt. Im Bereich des Follikels werden RI-Werte unter 0.40 gefunden (Tab. 5).

Tabelle 5 Veränderungen des Resistance-Index im Verlauf eines normalen, nicht stimulierten Zyklus

Zyklustag	Resistance-Index	Standardabweichung
Tag 2 – 5	42 %	± 8 %
Tag 13 – 16	37 %	± 7 %
Tag 21 – 26	36 %	± 8 %

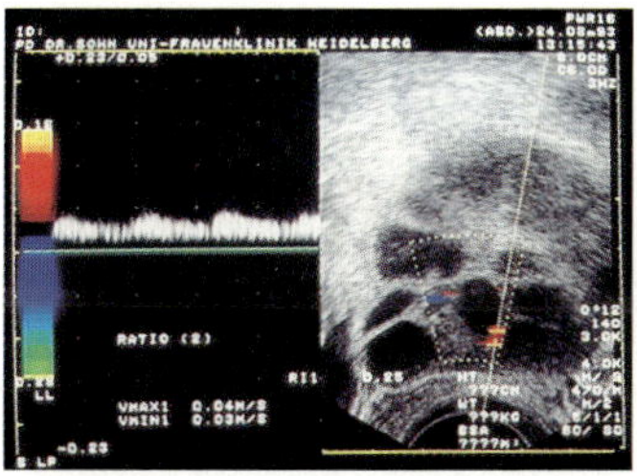

Abb. 302 Niedriger Resistance-Index in einem zystisch-soliden Ovarialkarzinom

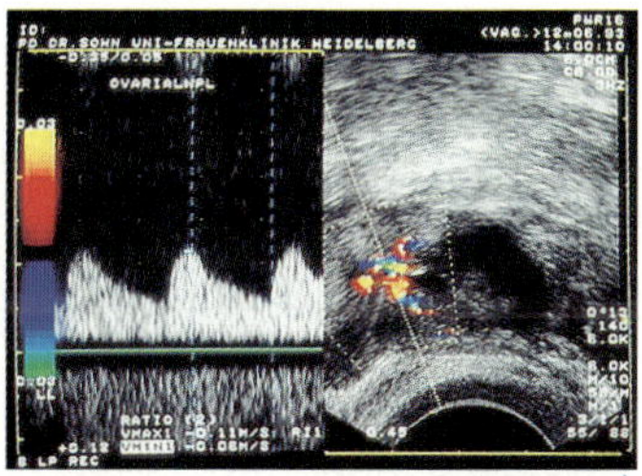

Abb. 303 Der Flow im soliden Anteil des Ovarialkarzinoms zeigt einen RI von 45 %

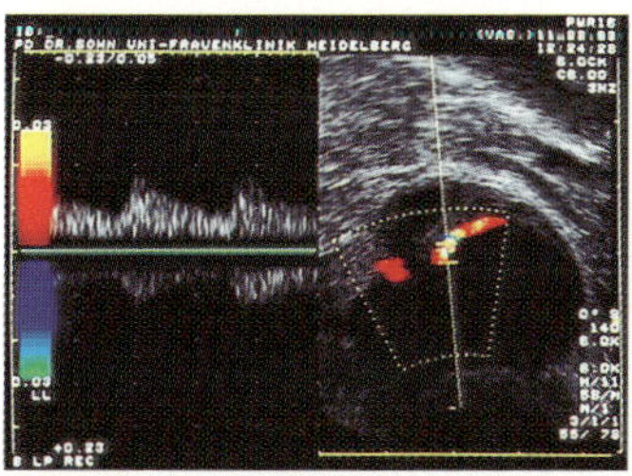

Abb. 304 Zweikammrige benigne Ovarialzyste mit niedrigem Gefäßwiderstand im Bereich des Septums

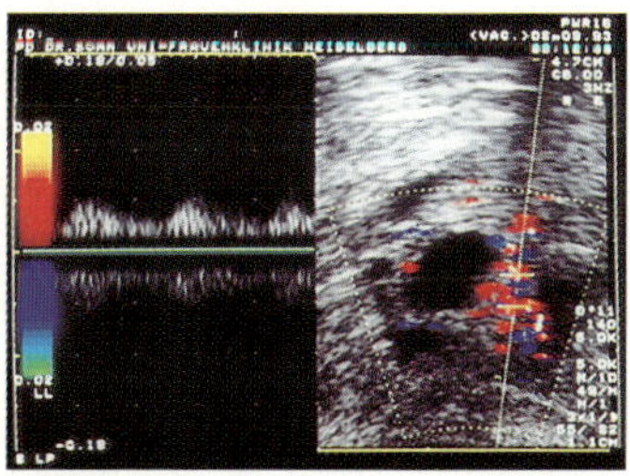

Abb. 305 Neovaskularisation in der Nähe eines sprungreifen Follikels. Der Resistance-Index ist hier sehr niedrig

Tabelle 6 Resistance Indices bei benignen und malignen gynäkologischen Befunden

Art des Tumors	**RI und Standardabweichung**		
	prämenopausal	**postmenopausal**	**unabhängig vom Menopausenstatus**
Maligne Ovarialtumoren			38% ± 9,5%
Benigne Ovarialtumoren	40% ± 11%	71% ± 22,7%	
Endometriumkarzinom			41% ± 9,1%
benigne Veränderungen des Endometriums	42% ± 9%	78% ± 23,2%	
Zervixkarzinom			43% ± 8,7%
benigne Veränderungen der Zervix	48% ± 10%	79% ± 21,6%	

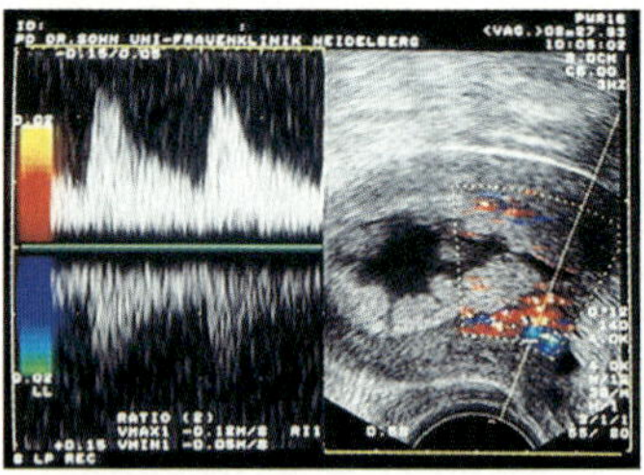

Abb. 306 Darstellung der Gefäßeinsprossung in der Umgebung eines Endometriumkarzinoms mit hohem Resistance-Index

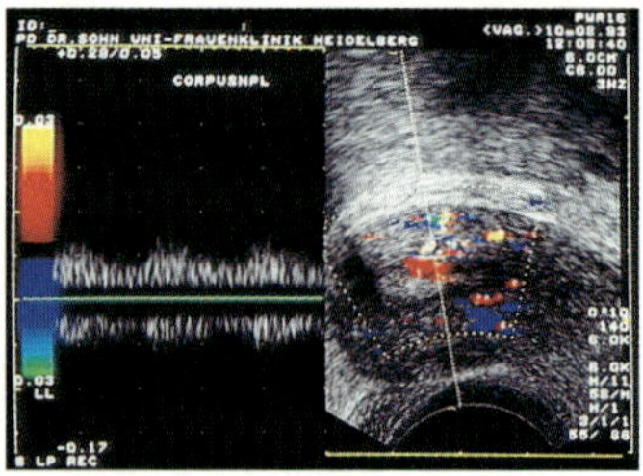

Abb. 307 Niedriger Resistance-Index bei Endometriumkarzinom

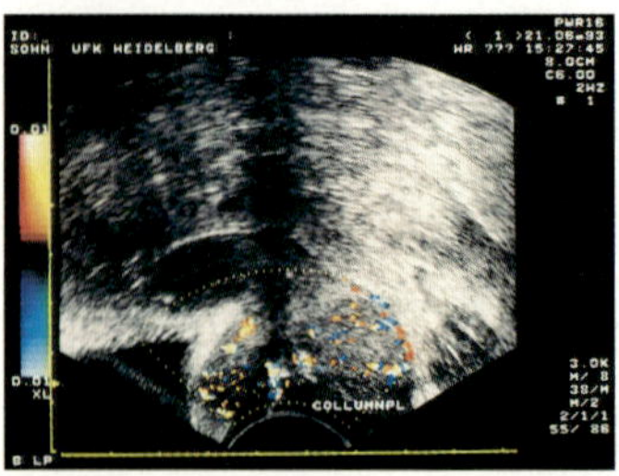

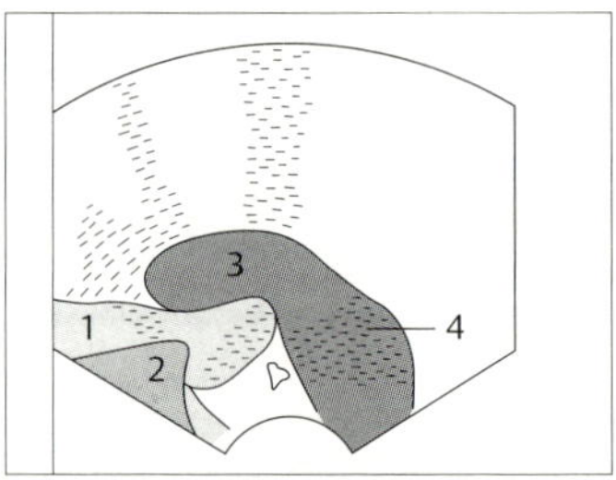

Beurteilung des Verfahrens

- **Zur Dignitätsdiagnostik:** Unseres Erachtens ist die Durchblutungsdiagnostik als Entscheidungskriterium für das weitere klinische Vorgehen, von Einzelfällen abgesehen, ungeeignet, da die Darstellung des kapillären Blutflusses kein sicheres Dignitätskriterium ist. Eine Ausnahme ist die Darstellung der fehlenden Durchblutung bei einem sonographisch und klinisch als sicher benigne eingeschätzten Tumor, der nicht exstirpationspflichtig ist. Hier ist sie ein weiterer Hinweis für dessen Gutartigkeit.
- **Als Prognosefaktor:** Als solcher scheint das Verfahren erfolgversprechend zu sein, bislang ist es jedoch nicht in ausreichend vielen Studien überprüft worden, um eine eindeutige Aussage zu treffen. Es ließ sich jedoch bei unseren Untersuchungen eine enge Korrelation zwischen der Anzahl von Farbpixeln und dem Lymphknotenstatus, der Ploidie, der S-Phase, dem Rezeptorstatus und dem Grading nachweisen. Es erscheint wahrscheinlich, daß die Prognose eines Tumors um so schlechter ist, je besser er durchblutet ist. Hier besteht eine Korrelation mit bereits etablierten Prognosefaktoren.

◀ Abb. 308 Verdickte Blasenhinterwand (1), Blase (2), Darstellung der Durchblutung in der klobig aufgetriebenen Portio (4) bei einem Kollumkarzinom. Darüber ist das senil-atrophische Corpus uteri (3) zu sehen

Mammasonographie

Grundlagen

- **Stellenwert:** Die Mammasonographie ist ein etabliertes diagnostisches Verfahren. Sie gewinnt gegenüber der Mammographie zunehmend an Bedeutung, wird sie jedoch nicht ersetzen. Die Mammasonographie ist ein additives Verfahren zur Mammographie.
- **Vorteile der Mammasonographie:**
  - Die Mammasonographie ist das wichtigste Verfahren in der Diagnostik eines dichten Drüsenkörpers, den sie „transparent" erscheinen läßt:
    - Bei der prämenopausalen Frau, inbesondere bei mastopathischen Veränderungen.
    - Bei der postmenopausalen Frau, die mit Hormonen behandelt wird und somit unter Umständen den dichten Drüsenkörper der jüngeren Frau beibehält.
- **Nachteile der Mammasonographie:** Die Diagnose des gruppierten Mikrokalks ist im Gegensatz zur Mammographie durch die Mammasonographie als Schnittbildverfahren nicht möglich. Dies ist auch von der 3 D-Sonographie derzeit nicht zu erwarten.
- **Übersicht über die verschiedenen Verfahren und deren Möglichkeiten in der Diagnostik von Brusterkrankungen:**
  - *Palpation:*
    - Nachweis von Tumoren.
    - Lokalisation.
    - Dignitätseinschätzung.
  - *Mammographie:*
    - Nachweis von Tumoren.
    - Lokalisation.
    - Dignitätseinschätzung.
    - Diagnostik intraduktaler Komponenten.
    - Nachweis einer Multilokalität.
    - Präoperative Markierung.
    - Hilfe bei Biopsie und Punktion.
  - *Sonographie:*
    - Nachweis von Tumoren.
    - Lokalisation.
    - Dignitätseinschätzung.
    - Nachweis einer Multilokalität.
    - Beurteilung der Axilla.
    - Präoperative Markierung.
    - Kontrolle bei Biopsie und Punktion.
  - *MRT:*
    - Nachweis von Tumoren.
    - Lokalisation.
    - Dignitätsbeurteilung.
    - Nachweis einer Multilokalität.
    - Darstellung der Beziehung des Tumors zur Umgebung (Muskelfaszie).
    - Beurteilung der Axilla.

Technische Voraussetzungen

- Elektronischer 7,5 MHz Linearschallkopf mit einer Auflagebreite von 4 cm (3,8 cm)– 5 cm.
- Variable und oberflächennahe Fokussierungsmöglichkeit.
- Zoomeinrichtung.
- Bildwiederholungsrate > 15 Bilder/Sekunde.
- Farbkodierte Blutflußdarstellung (ANGIO-Technik).
- Eine Vorlaufstrecke ist bei heutiger moderner Technologie eher hinderlich.

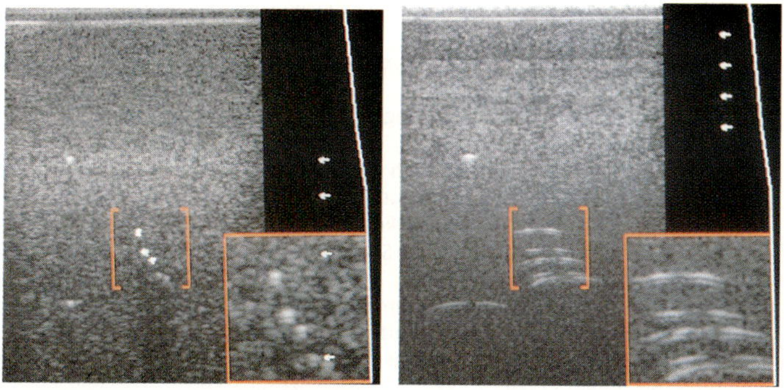
a b

Abb. 309 a,b Abbildung unterschiedlicher Strukturen bei unterschiedlicher Lage der Fokuszonen. a) gute Darstellbarkeit bei korrekter Plazierung der Fokuszonen b) die Fokuszonen sind falsch, d. h. zu schallkopfnah plaziert

Indikationen

- Palpabler Befund der Brust oder der Axilla.
- Mammographisch oder kernspintomographisch suspekter Befund: Nachweis von weiteren „stummen" Befunden.
- Sekretion oder Blutung aus der Mamille.
- Vorsorgeuntersuchung von Frauen mit erhöhtem Risiko für ein Mammakarzinom, z. B. gehäuftes familiäres Vorkommen eines Mammakarzinoms alle sechs Monate.
- Kontrolle von Befunden, die als nicht exstirpationsbedürftig angesehen werden. Fibroadenome sollten zunächst einmalig nach drei Monaten kontrolliert werden, um ein gesteigertes Wachstum auszuschließen.
- Kontrolluntersuchung während neoadjuvanter Chemotherapie.
- Nachsorge beim Mammakarzinom.
- Entzündliche Veränderungen der Brust.
- Geplanter operativer Eingriff an der Brust.
- Postoperative Diagnostik von operationsbedingten Komplikationen, z. B. Hämatomen, Seromen.
- Implantatsdiagnostik.
- Mastodynie.
- Fraglich bei Karzinophobie.

Mammasonographie

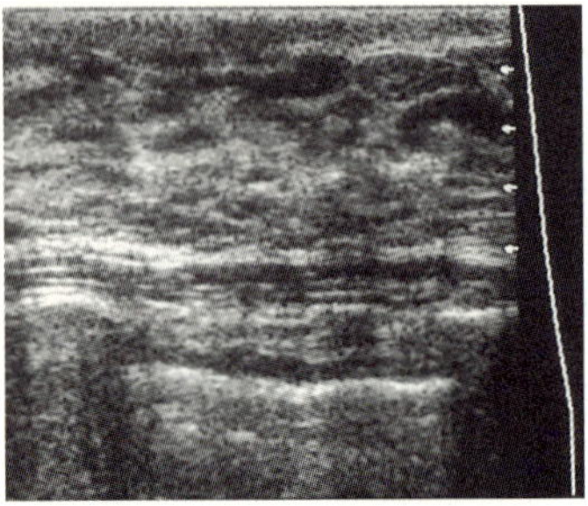

Abb. 311 Sonographisches Bild der Brustdrüse einer geschlechtsreifen Frau

- **Schwangerschaft:**
  - Inhomogener, teilweise schwer beurteilbarer Befund.
  - Prominenz des Drüsenparenchyms.
  - Rückgang von Binde- und Fettgewebe.
- **Laktation:**
  - Darstellung vieler echoarmer Areale vor dem Stillen. Schwierige Abgrenzung gegenüber den meist ebenfalls echoarmen Herdbefunden.
  - Deutliche Erweiterung der Milchgänge.

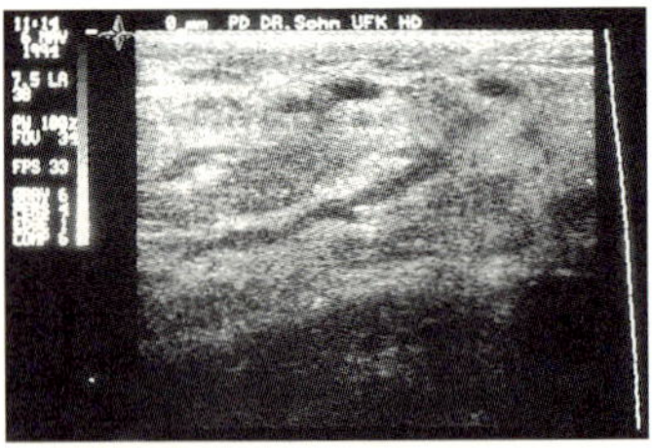

Abb. 312 Darstellung einer laktierenden Mamma mit erweiterten Milchgängen

- **Perimenopause und Senium:**
  - Überwiegen der echoärmeren Anteile (Fettgewebe), d.h. das Bild erscheint „dunkler".
  - Zunehmende Atrophie der Drüsenanteile, die durch Binde- und Fettgewebe ersetzt werden.
  - Die Cooper-Ligamente kommen verdickt und prominent zur Darstellung.
  - Häufig Nachweis von Zysten aufgrund der hormonellen Übergangsphase.

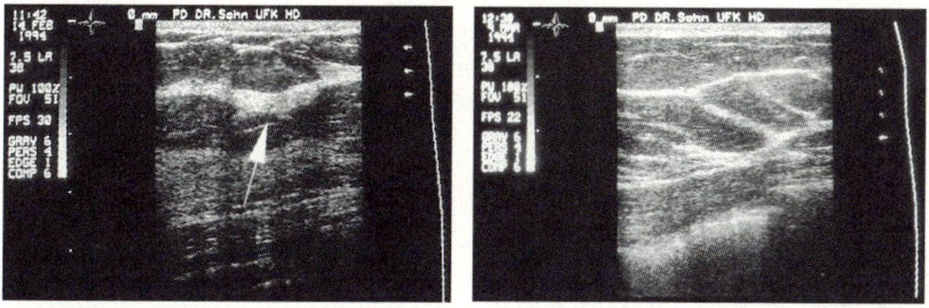

a b

Abb. 313 a,b a) Darstellung deutlich prominenter Cooper-Ligamente bei einer Patientin in der Perimenopause. b) Überwiegen des echoärmeren Fettgewebes bei einer Involutionsmamma

Sonographische Kriterien zur DD von Mammatumoren

- **Grundlagen:**
  - Voraussetzung für die Ausprägung sonographischer Charakteristika ist eine bestimmte Mindestgröße des Tumors. Die Einordnung kleinster Befunde, die zunehmend sonographisch diagnostiziert werden, ist schwierig bis unmöglich.
    - Bei einer Tumorgröße von nur 5 mm ist die Darstellung einer runden Form zu erwarten.
    - Die Ausbildung einer senkrechten Tumorachse ist erst ab einer Tumorgröße von 1 cm möglich.
- **Definition des Herdbefundes:**
  - Ein Herdbefund ist ein umschriebener Strukturdefekt der Brust, der sich in 2 Ebenen darstellen läßt und vom übrigen Brustgewebe abgrenzbar ist.
  - Anhand der Vielzahl der sonographischen Kriterien, die entweder häufiger bei benignen oder malignen Tumoren darstellbar sind, erfolgt die Einschätzung der Dignität des Herdbefundes.
- **Echogenität des Tumorzentrums:**
  - Einteilung der Herdbefunde anhand der Echogenität:
    - Echoleer (Darstellung im Ultraschallbild: schwarz): Vorkommen meist bei Zysten.
    - Echoarm (Darstellung im Ultraschallbild: grau): Vorkommen häufig bei Karzinomen.
    - Echoreich (Darstellung im Ultraschallbild: weiß): Vorkommen häufig bei Fibrosen.
  - Die meisten Herdbefunde stellen sich, unabhängig davon, ob sie maligne oder benigne sind, echoarm bis echoleer dar. Dadurch lassen sie sich im echoreichen Drüsengewebe gut nachweisen.
  - Echoreiche Darstellung nur bei der Fibrose und einigen wenigen Karzinomen.
- **Binnenechos:**
  - Binnenechos sind Strukturen, die sich von der überwiegenden Echogenität innerhalb eines Herdbefundes unterscheiden. Meist sind sie echoreich.

Mammasonographie

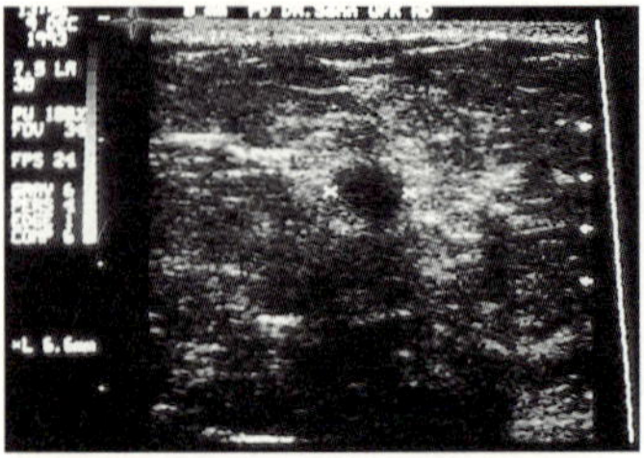

Abb. 314 Kleiner echoleerer Befund mit schmalem Randsaum. Die Tumorachse ist noch nicht darstellbar

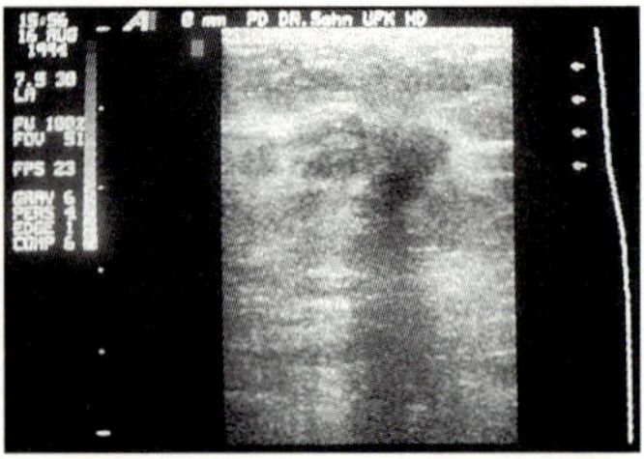

Abb. 315 Mammakarzinom. Darstellung einer vertikalen Tumorachse, von inhomogenen Binnenechos und einem breiten hyperdensen Randsaum

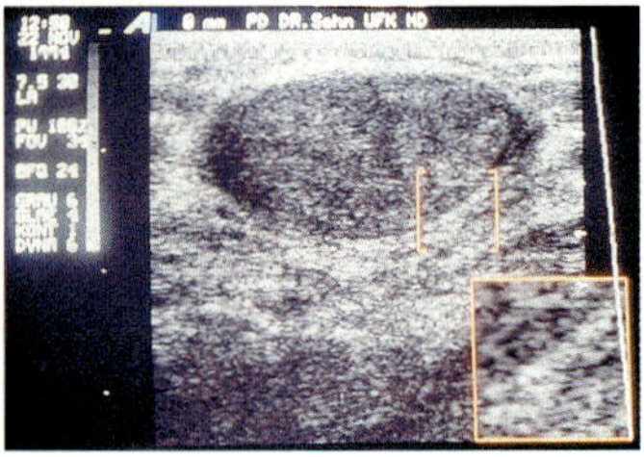

Abb. 316 Fibroadenom. Darstellung einer horizontalen Tumorachse und von homogenen, mäßig echoreichen Binnenechos

- Es ist kein signifikanter Unterschied in der Auftretenswahrscheinlichkeit von Binnenstrukturen bei malignen oder benignen Befunden nachweisbar.
- Fibroadenome zeigen meist homogene, zarte, echoreiche Binnenstrukturen.
- Zysten können randständige Binnenstrukturen zeigen, die Anlaß zur Vorsicht sind, da Binnenstrukturen auf Malignome hinweisen können.

➤ **Tumorachse:**
- Unterscheidung in:
  - Eine horizontale Achse parallel zur Schallkopfauflage.
  - Eine senkrechte Achse in Richtung des Ultraschallstrahlenganges.
- Die meisten Karzinome bilden ab einer gewissen Tumorgröße eine senkrechte Tumorachse aus, während benigne und verdrängend wachsende Tumoren sich, entsprechend der Architektur der Brustdrüse, horizontal ausbreiten.
- Selten kann bei muzinösen und medullären Karzinomen auch ein horizontales Wachstum gefunden werden.

➤ **Randsaum:**
- Der Randsaum wird vom Rand des Tumors und dessen unmittelbarer Umgebung gebildet.
- Ausbildung eines schmalen Randsaums bei benignen Tumoren. Ausgeprägte, abrupte Darstellung des Impedanzsprungs, typischerweise bei Zysten und Fibroadenomen.

- Ausbildung eines breiten Randsaums bei Karzinomen als Umgebungsreaktion, der das Korrelat zum Lymphozytenwall und zum umgebenden Ödem sein kann. Der Randsaum bei Malignomen ist oft echoreich. Dieses Kriterium ist von großer Bedeutung in der sonographischen Einschätzung eines Befundes.

➤ **Laterale Randschatten:**

- Durch Beugung am Tumorrand kommt es wahrscheinlich zu einer Änderung der Schallrichtung. Dadurch erscheint der Bereich hinter dem Tumorrand ohne Echos.
- Der beidseitige schmale Randschatten ist ein typisches Zeichen für einen benignen Befund, da die Oberfläche des Tumors relativ glatt sein muß, um dieses Phänomen hervorzurufen. 97% aller Karzinome und nur 37% aller benignen Tumoren haben keine beidseitige schmale Randschatten.
- Breite Randschatten, die einseitige oder auch beidseitig ausgebildet sind, können bei Malignomen vorkommen.

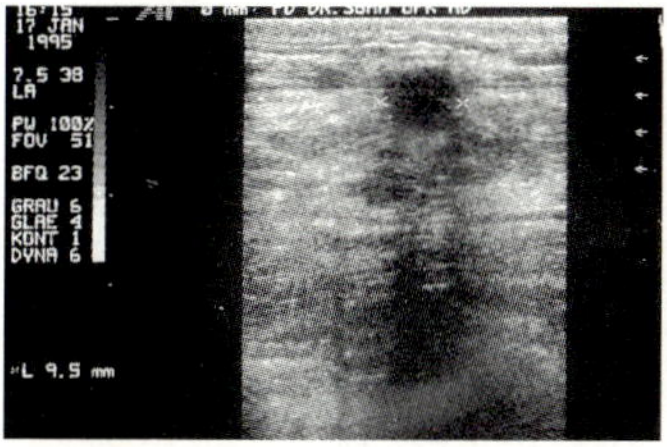

Abb. 317 Bilateraler Schallschatten bei einer unverdächtigen Zyste

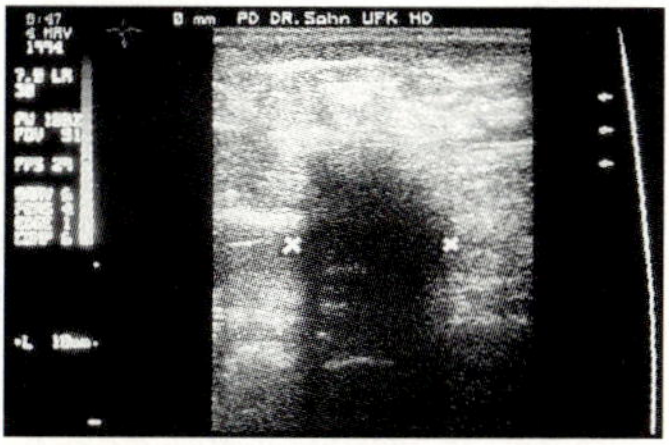

Abb. 318 Maligner Befund mit breiter, unregelmäßiger dorsaler Schallauslöschung und abrupt unterbrochener Architektur

➤ **Dorsales Schallverhalten:**

- Unterscheidung in:
  - Dorsale Schallverstärkung.
  - Keine Änderung des Schallverhaltens.
  - Schallabschwächung.
  - Schallauslöschung.
- Typisch für ein Karzinom ist die Schallauslöschung oder Abschwächung, selten können jedoch auch Schallverstärkungen vorkommen.
- Typisch für eine Zyste ist die Schallverstärkung, die jedoch von einer bestimmten Mindestgröße abhängig ist.
- Zu einer dorsalen Schallverstärkung kommt es als Artefakt aufgrund der TGC.

➤ **Komprimierbarkeit:**

- Untersuchung durch Druckausübung auf den Befund. Dies kann problematisch werden, weil der Tumor unter dem Schallkopf wegrutschen kann. Dann ist der Befund allerdings gut verschieblich, was für dessen Benignität spricht.

Mammasonographie

   - Komprimierbarkeit und Verschieblichkeit sind sehr sichere Zeichen der Benignität, wobei eine Zyste natürlich nicht komprimierbar ist, sondern aufgrund der Kompression ihre Form verändert.
- **Veränderung der Umgebungsarchitektur:**
   - *Häufig bei gutartigen Tumoren:* Verdrängendes Wachstum ohne Strukturdefekte der Umgebung.
   - *Häufig bei bösartigen Tumoren:*
     - Unterbrechung der normalen Architektur, d.h. Strukturen enden vor einem Befund und bilden sich dahinter wieder neu aus.
     - Verziehung des umgebenden Gewebes in Richtung auf den Befund.
- **Die zuverlässigsten sonographische Kriterien für die Malignität eines Tumors:**
   - ✓ **Cave:** Voraussetzung ist eine Tumorgröße von mindestens 5–10 mm. Keines der folgenden Kriterien ist *beweisend* für die Malignität eines Befundes.
   - Darstellung eines breiten und gezackten Randsaumes.
   - Veränderung der Umgebung des Befundes.
   - Fehlende Komprimierbarkeit des Tumors.
   - Darstellung einer senkrechten Tumorachse.

Mammakarzinom

- **Grundlagen:**
   - Ziel der sonographischen Untersuchung ist das Erkennen eines Karzinoms an sich und nicht dessen histologische Zuordnung.
   - Es gibt kein typisches Bild eines Karzinoms, das eindeutig auf seine Histologie hinweist. Trotzdem zeigen bestimmte histologische Typen gehäuft bestimmte sonographische Befunde.
   - Bei Darstellung eines verdächtigen Befundes sollten beide Brüste sorgfältig auf weitere auffällige Befunde untersucht werden, um im Falle eines multizentrischen Auftretens das operative Vorgehen entsprechend zu planen. Mammographisch werden nur ca. 40% der histologisch nachgewiesenen zusätzlichen Karzinomherde diagnostiziert. Die Sonographie ist diesbezüglich eine weitere Möglichkeit der präoperativen Diagnostik.
- **Carcinoma in situ:**
   - Da durch die fehlende Infiltration eine Veränderung der Umgebung nicht vorhanden ist, läßt sich dieser Befund sonographisch kaum darstellen.
   - Die Mammographie ist in diesem Fall durch die Möglichkeit der Diagnostik des gruppierten Mikrokalks der Sonographie deutlich überlegen.
- **Invasives duktales und invasives lobuläres Karzinom:**
   - Das sonographische Bild hängt von der Zell-Stroma-Relation des Tumors ab.
   - *Sonographische Kriterien bei stromareichen Karzinomen:*
     - Am häufigsten Nachweis von bindegewebsreichen, zellarmen Karzinomen.
     - Darstellung eines echoarmen bis echoleeren Befundes.
     - Die Umgebung ist verändert und die Architektur unterbrochen.
     - Der Tumor weist einen breiten echoreichen Randsaum auf.
     - Typisch ist die dorsale Schallabschwächung bis Schallauslöschung.
     - Eine Verschieblichkeit und Komprimierbarkeit dieses Befundes ist nicht möglich.
     - Dieser Karzinomtyp ist häufig und macht meist keine differentialdiagnostischen Probleme.

Tabelle 7 Häufigkeit der verschiedenen sonographischen Kriterien bei benignen und malignen Mammatumoren und die berechnete Odds-ratio*. Aus „Mammasonographie" Ch. Sohn, J. U. Blohmer, Thieme 1996

Parameter	Benigner Befund	Mamma-karzinom	Odds-ratio (95%-Konfidenzintervall)
Echoarm	193/213 (90,6%)	79/97 (81,4%)	$p < 0,05$
Binnenechos	81/213 (38,0%)	29/97 (29,9%)	n. s.
Tumorachse senkrecht/rund	100/213 (47,0%)	77/97 (79,4%)	$p < 0,001$
Randsaum	7/213 (3,3%)	90/92 (92,8%)	$p < 0,001$
Keine lateralen Randschatten	83/213 (39,9%)	94/97 (96,6%)	$p < 0,001$
Dorsale Schall-abschwächung	50/213 (23,5%)	74/97 (76,3%)	$p < 0,001$
Keine Komprimier-barkeit	63/213 (29,6%)	90/97 (92,8%)	$p < 0,001$
Umgebung verändert	7/213 (3,3%)	86/97 (88,7%)	$p < 0,001$

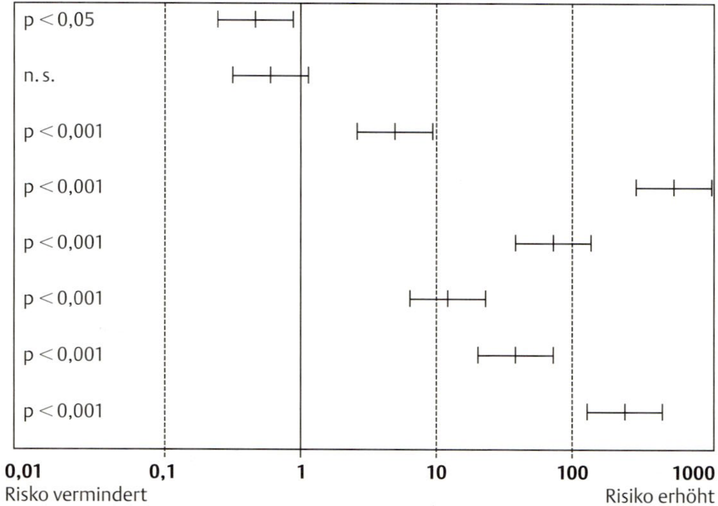

* Maß für das Risiko des Vorhandenseins eines Karzinoms, wenn dieses sonographische Kriterium entdeckt wird.

- *Sonographische Kriterien bei zellreichen Karzinomen:*
  - Bindegewebsarme Karzinome verändern erst relativ spät die Umgebung.
  - Anfangs daher Nachweis von Kriterien, die an einen benignen Befund denken lassen: klare Abgrenzung, relativ schmaler Randsaum.
  - Die Tumoren sind jedoch nicht komprimierbar und unterbrechen die Architektur.
  - Darstellung einer senkrechten Tumorachse.
  - Das dorsale Schallverhalten kann von der Schallabschwächung bis zur Schallverstärkung reichen.
  - Beidseitiges Auftreten eines lateralen Randschattens möglich, der jedoch breit sein kann.

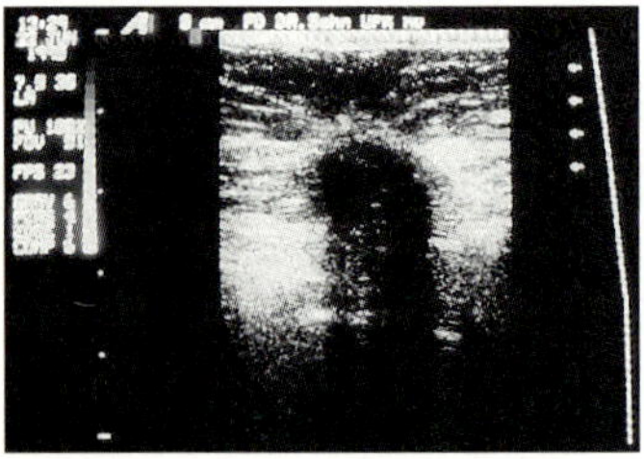

Abb. 319 Darstellung eines typischen Mammakarzinoms mit breiter Schallauslöschung. Das darüberliegende Gewebe wirkt eingezogen

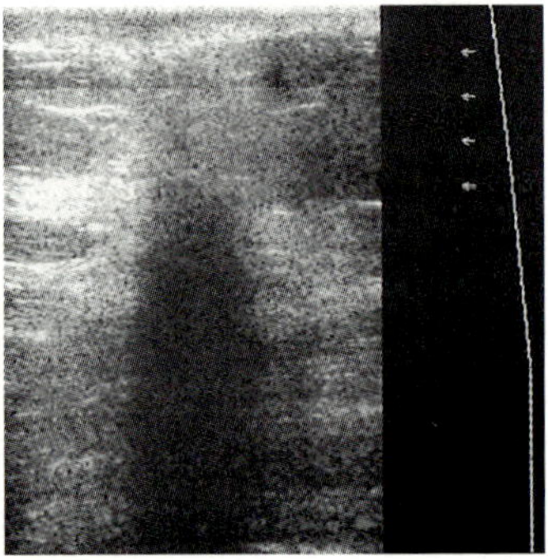

Abb. 320 Mammakarzinom mit unscharfem Rand und dorsalem Schallschatten

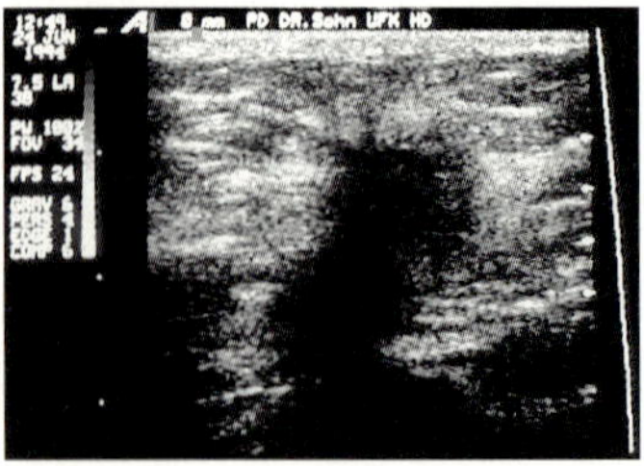

Abb. 321 Darstellung eines unscharf begrenzten, vertikal ausgerichteten Herdbefundes

- **Medulläres und muzinöses Karzinom:**
  - Der Tumor ist glatt begrenzt und weist einen schmalen echoreichen Randsaum auf.
  - Häufig dorsale Schallverstärkung.
  - Kugeliger Herdbefund oder sogar Nachweis einer horizontalen Tumorachse möglich.
  - Beidseitiges Auftreten eines Randschattens möglich.
  - Die Umgebungsarchitektur kann verändert sein.
  - Schwierige Differentialdiagnose zum Fibroadenom. Im Gegensatz zum Fibroadenom sind die Binnenstrukturen jedoch meist echoleer oder inhomogen, der Befund ist nicht komprimierbar.
  - Da die Abgrenzung gegenüber einem Fibroadenom häufig nur aus der Wachstumsgeschwindigkeit erfolgen kann, sind anfängliche engmaschige Kontrollen jedes vermeintlichen Fibroadenoms zu empfehlen.
- **Papilläres Karzinom:**
  - Sonographisch kann zwischen den intraduktalen Strukturen eines Papilloms und eines Karzinoms nicht unterschieden werden, daher gilt jede intraduktale solide Struktur als verdächtig.
  - Das intraduktale Karzinom verändert jedoch die Umgebungsarchitektur nicht.
- **Maligner Phylloidestumor:**
  - Dieses Sarkom tritt überwiegend bei jungen Frauen auf.
  - Klinisch auffällig durch seine extreme Wachstumsgeschwindigkeit.
  - Sonographisch mit dem Fibroadenom (s. S. 200) identischer Befund, die Wachstumsgeschwindigkeit und die Tumorgröße bei Erstdiagnose sind jedoch meist deutlich größer.

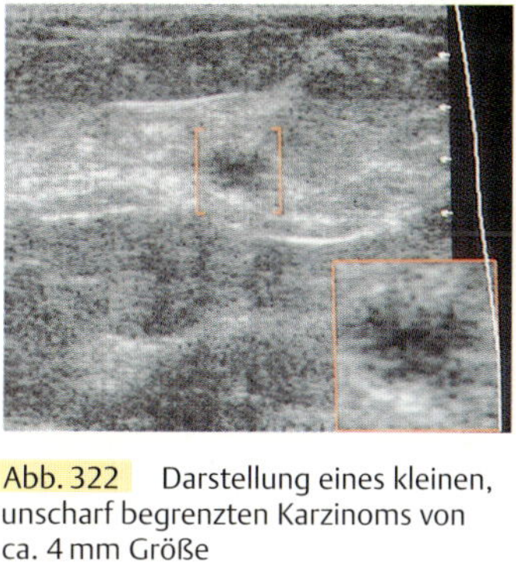

Abb. 322 Darstellung eines kleinen, unscharf begrenzten Karzinoms von ca. 4 mm Größe

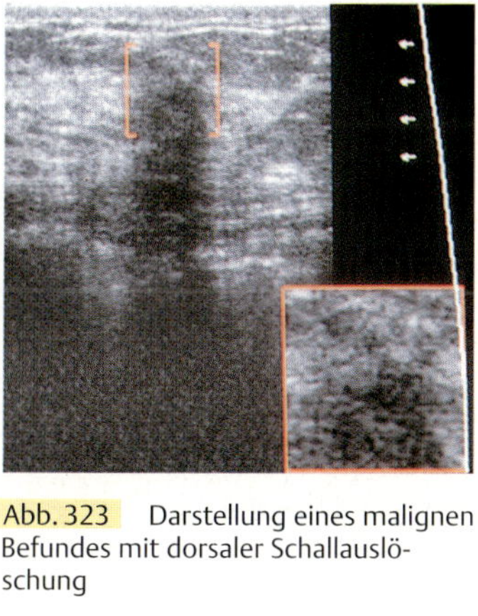

Abb. 323 Darstellung eines malignen Befundes mit dorsaler Schallauslöschung

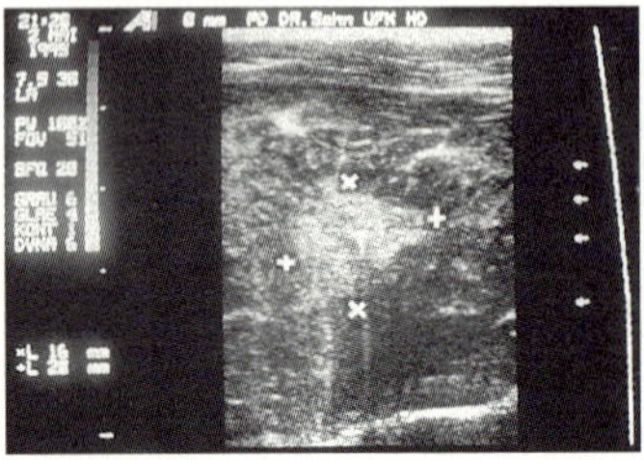

Abb. 324 Seltener Befund eines echoreichen Mammakarzinoms mit auffälliger Veränderung der Umgebungsarchitektur

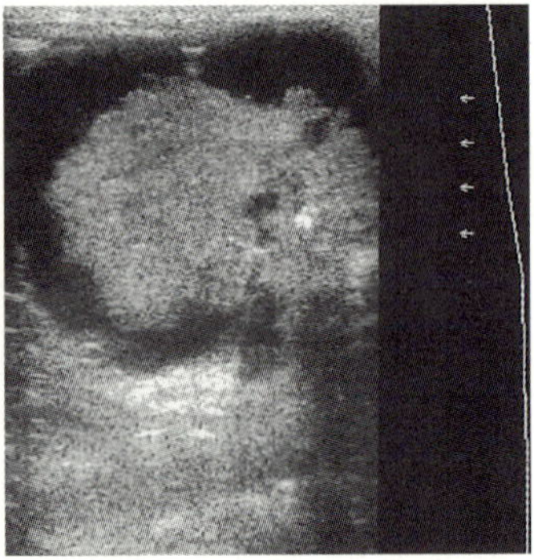

Abb. 325 Darstellung eines großen intrazystischen Karzinoms

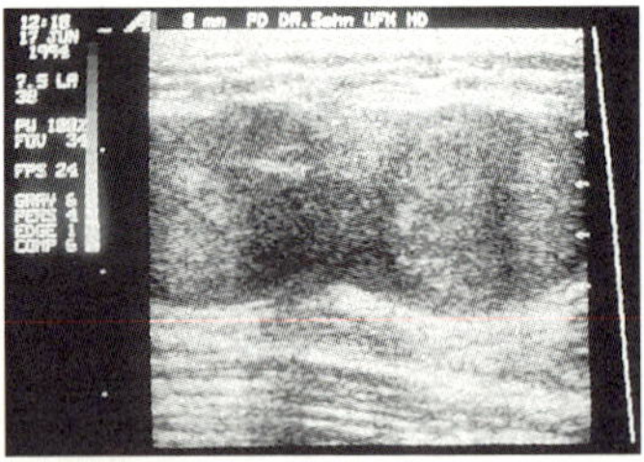

Abb. 326 Sonographischer Verdacht auf einen Phylloidestumor. DD: Großes Fibroadenom

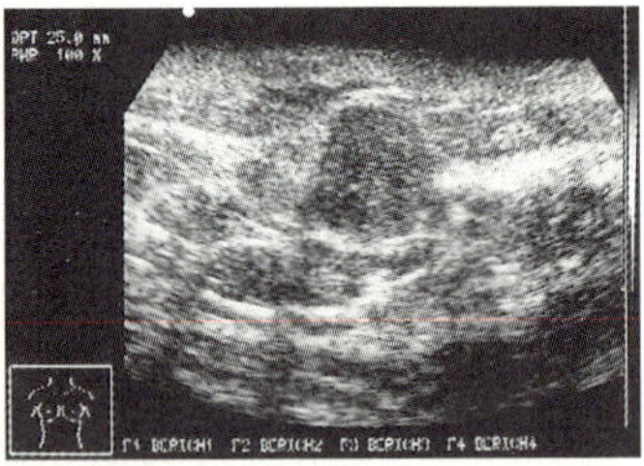

Abb. 327 Darstellung eines mäßig echoreichen Karzinoms. Auffällig ist die Unterbrechung der Umgebungsarchitektur

Gutartige Tumoren der Brust

- **Mastopathie und Zysten:**
  - *Sonographische Kriterien der Mastopathie:*
    - Typisch sind ein dichter Drüsenkörper, Duktektasien und Zysten.
    - Das sonographische Bild ist unruhig und wabig.
    - Die Entscheidung, ab wann ein Befund pathologisch ist, ist subjektiv.
    - Darstellung von mastopathischen Arealen isoliert als echoarme Befunde ohne Zeichen der Infiltration. Die Abgrenzung gegen ein Karzinom ist mittels Sonographie nicht sicher möglich. Daher sind mastopathische Befunde häufig exstirpationsbedürftig.

- *Sonographische Kriterien der Zyste:*
  - Darstellung eines echoleeren Befundes mit einem schmalen Randsaum und dorsaler Schallverstärkung.
  - Eine Zyste hat eine horizontale Achse und unterbricht die Architektur nicht.
  - Binnenstrukturen in Zysten sind in bis zu 20% maligne Befunde. Daher darf eine Zyste mit Binnenstrukturen nicht punktiert werden, da im Falle eines auffälligen zytologischen Ergebnisses die leere Zyste nicht mehr auffindbar sein kann.

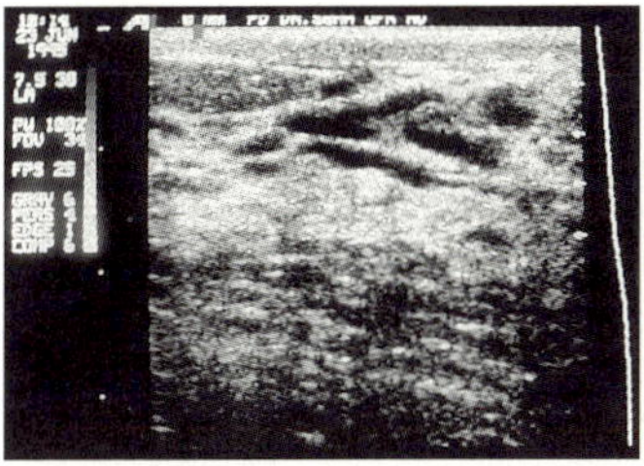

Abb. 328 Duktektasie bei ausgeprägter Mastopathie

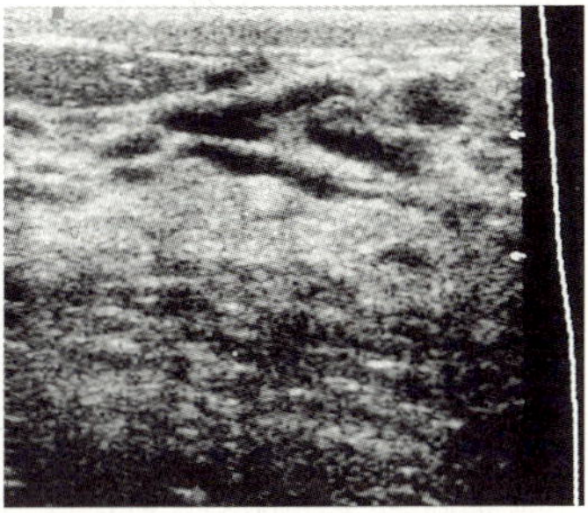

Abb. 329 vgl. Abb. 328, vergrößert

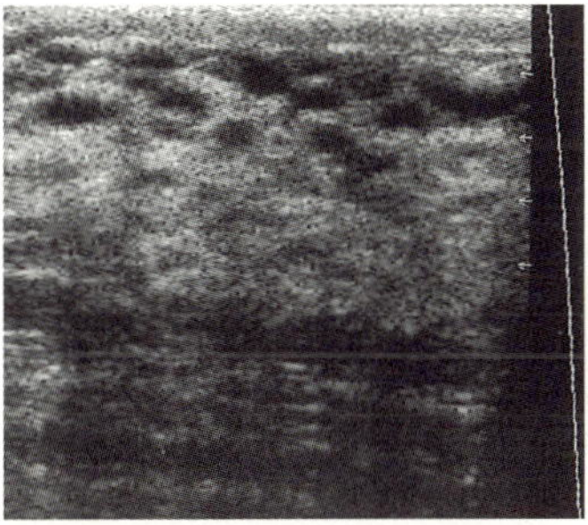

Abb. 330 Darstellung des wabigen Musters bei fibrozystischer Mastopathie

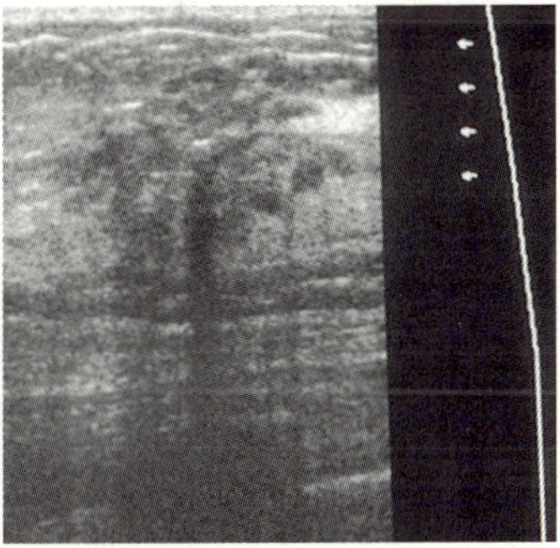

Abb. 331 Ausgeprägte Mastopathie mit Mikroverkalkungen

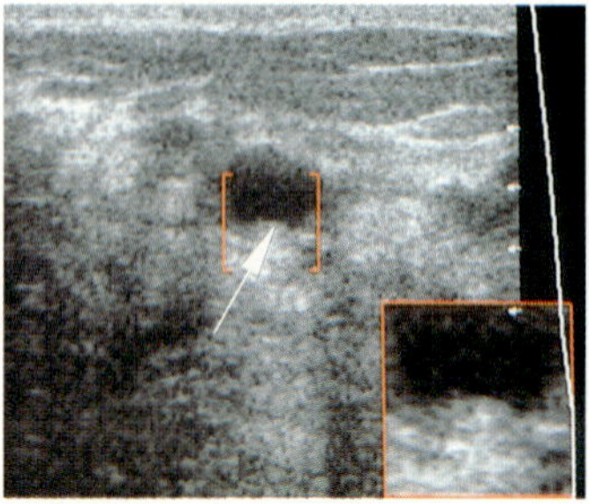

Abb. 332 Kleines intrazystisches Papillom, histologisch gesichert

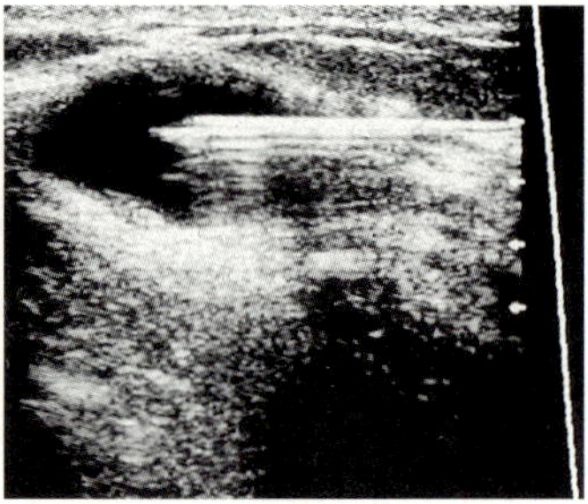

Abb. 333 Zystenpunktion

- **Fibroadenom:**
  - Der Befund ist selten größer als 2–3 cm.
  - Darstellung eines glatt begrenzten Befundes mit schmalem Randsaum und homogenen Binnenstrukturen.
  - Das dorsale Schallverhalten ist indifferent, d. h. es sind weder Schallabschwächungen noch Schallverstärkungen darstellbar.
  - Die Tumorachse verläuft horizontal, die normale Architektur bleibt erhalten.
  - Häufig Darstellung eines schmalen Randschatten beidseits, der schwach komprimierbar und verschieblich ist.
  - Die sonographische Abgrenzung gegen ein medulläres oder muzinöses Karzinom ist mitunter unmöglich.

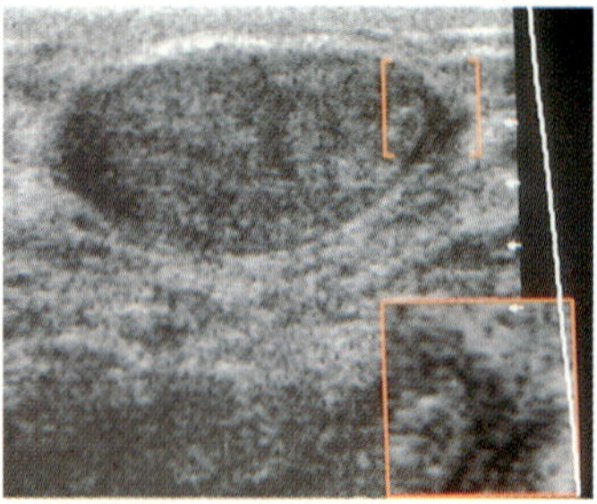

Abb. 334 Scharf begrenztes Fibroadenom

➤ **Lipom:**
- Gut abgrenzbarer Befund mit allen Kriterien der Benignität:
  - Schmaler Randsaum.
  - Horizontale Ausbreitungsrichtung.
  - Komprimierbarkeit.
- Ein Lipom hat die gleiche Echogenität wie das im Drüsenkörper vorkommende Fettgewebe, so daß der Befund leicht übersehen werden kann.

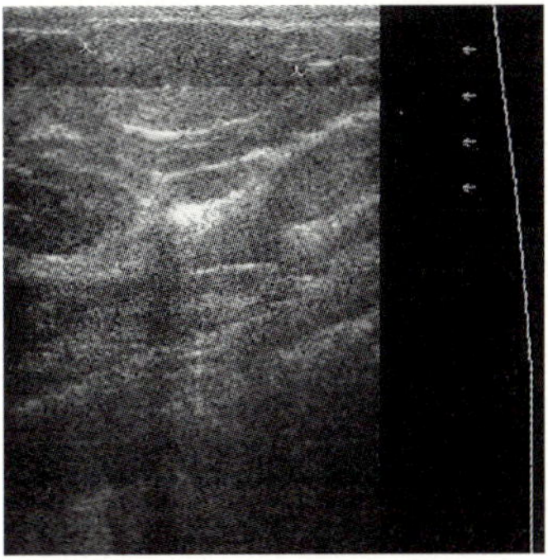

Abb. 335 Lipom, echogleich mit dem umliegenden Fettgewebe

➤ **Intraduktale und intrazystische Papillome:**
- Darstellung als solide Befunde in erweiterten Drüsengängen oder Zysten.
- Abgrenzung gegen einen malignen Befund sonographisch nicht möglich.

Postoperative Veränderungen

➤ Granulome und Fettgewebsnekrosen können alle Kriterien eines malignen Befundes aufweisen.
➤ Diagnose durch Darstellung der fehlenden Durchblutung möglich.

Sonographie der entzündlichen Brusterkrankungen

- Darstellung einer deutlich inhomogenen Struktur bei Abszessen.
- Echoreiche Darstellung und deutliche Erweiterung der Milchgänge bei umschriebenen entzündlichen Herden möglich.
- Bis die Benignität des Befundes bewiesen ist, ist von einem malignen Befund auszugehen.
- Kontrolluntersuchungen sind auch nach Abklingen der Entzündung zum weiteren Malignomausschluß angezeigt.

Sonographie der Axilla

- Die Sonographie der Axilla ist ein Teil der sonographischen Untersuchung der Mamma. Dabei ist auf folgendes zu achten:
  - Auf akzessorisches Brustdrüsengewebe.
  - Auf Lymphknoten.
- Als mediale Leitschiene dient der Rand des M. pectoralis major, als laterale der M. latissimus dorsi und als kraniale die V. und A. axillaris. Der zu untersuchende Bereich ist somit klar definiert.
- Die Diagnose von akzessorischem Drüsengewebe ist besonders wichtig, da es zur Entartung neigen kann.
- Die Lymphknotendiagnostik hat eine untergeordnetere Bedeutung:
  - Der geübte Untersucher kann fast immer physiologischerweise Lymphknoten nachweisen.
  - Es gibt keine zuverlässigen Kriterien für die Dignität eines Lymphknotens. Folgende Kriterien sprechen jedoch eher für einen malignen Befund:
    - Runde Form.
    - Aufhebung der typischen Mark-Rinden-Architektur.
    - Verbackene oder multiple Lmyphknoten.
  - Problematisch ist der Nachweis eines suspekten Lymphknotens ohne einen Befund in der Brust. In diesem Fall ist eine kurzfristige Kontrolle angezeigt.

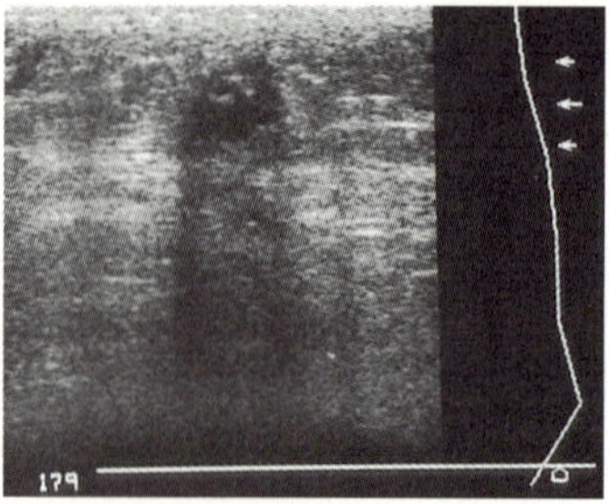

Abb. 336 Postoperatives Fadengranulom

Sonographie in der Nachsorge des Mammakarzinoms

- Es gibt keine typischen sonographischen Kriterien für ein Rezidiv. Es kann sowohl sonographische Charakteristika eines Karzinoms aufweisen als auch relativ gut abgrenzbar und vom Aspekt eher benigne sein.
- Jeder neu auftretende Befund ist rezidivverdächtig.
- Normalerweise dauert es 1 – 2 Jahre, bis die Brust nach Operation und Bestrahlung ihr endgültiges postoperatives „sonographisches Aussehen" erreicht hat. Dies ist bei der Abgrenzung einer Narbe gegen ein Rezidiv wichtig.
- Indikation zur Darstellung der Durchblutung mittels Angio-Farbtechnik, um im Einzelfall zwischen einem Rezidiv mit nachweisbarem Blutfluß und einer Narbe ohne nachweisbaren Blutfluß unterscheiden zu können.
- In die sonographische Nachsorge sollte auch die supraklavikuläre und die parasternale Region mit eingeschlossen werden.
- **Einsatzmöglichkeiten der Mammasonographie in der Tumornachsorge:**
  - Ggf. unmittelbar postoperativ zum Nachweis eines Seroms oder Hämatoms.
  - *Bei brusterhaltender Therapie:*
    - Im Verlauf des ersten postoperativen Jahres zur Verlaufskontrolle während oder nach Abschluß der Bestrahlung.
    - Im weiteren Verlauf zur Rezidivdiagnostik.
    - Die Sonographie ist wie in der Primärdiagnostik komplementär zur Mammographie, wird jedoch häufiger und somit in kürzeren Abständen eingesetzt.
  - *Bei Prothesenimplantation oder Ablatio:*
    - Die Sonographie ist die Methode der Wahl zum Ausschluß bzw. Nachweis eines Rezidivs.

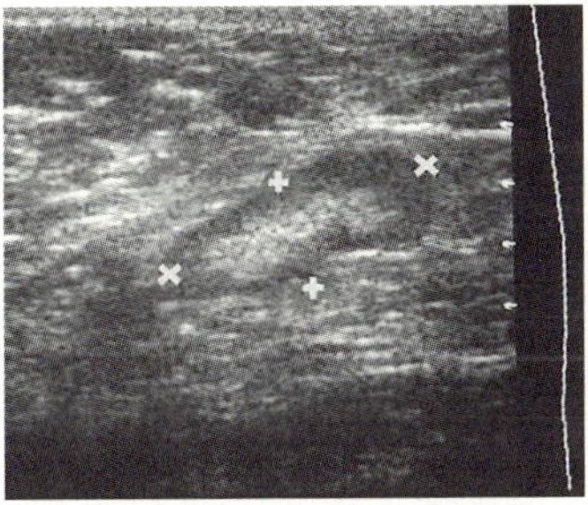

Abb. 337 Darstellung eines großen Lymphknotens mit erhaltener Architektur. Unterscheidung zwischen Mark und Rinde möglich

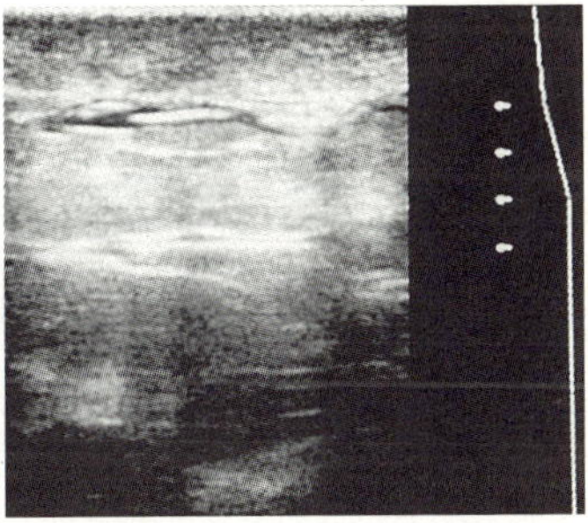

Abb. 338 Darstellung eines ausgeprägten Ödems bei Z.n. Radiatio

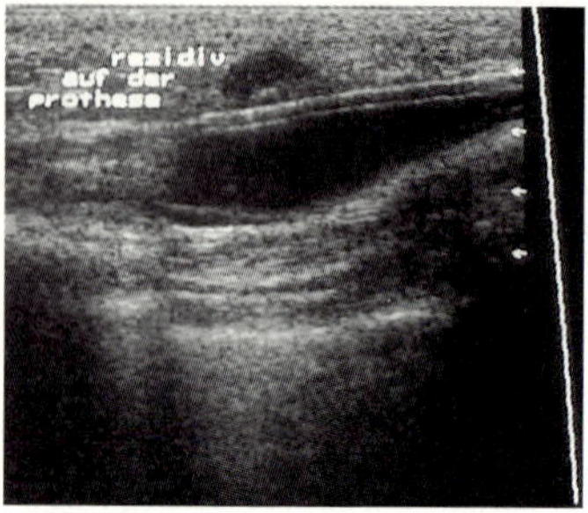

Abb. 339 Rezidiv am Prothesenrand

Sonographische Durchblutungsdiagnostik der Brust

- Die Durchblutungsdiagnostik bei Brusttumoren ist kein etabliertes Verfahren. Es kommt ihr nur im Einzelfall Bedeutung zu.
- Mittels bildgebender Verfahren kann nie eine absolute Sicherheit erreicht werden, deshalb kann grundsätzlich auf die Operation nicht verzichtet werden.
- **Technische Voraussetzungen:**
  - Unserer Erfahrung nach ist der Einsatz der sensitivsten Farbtechnik, die derzeit verfügbar ist, erforderlich. Mittels Doppler-Technik erhält man meist keine zufriedenstellenden Ergebnisse.
    - Von Bedeutung ist nicht der Nachweis schneller Blutflüsse, sondern die Darstellung der kapillären Durchblutung, die der Neoangiogenese entspricht.
    - Langsamste nachweisbare Geschwindigkeit mittels Dopplertechnik: 10–30 mm/Sekunde.
    - Langsamste nachweisbare Geschwindigkeit mittels Angio-Farbtechnik: 0,2 mm/Sekunde.
- **Aussagekraft der Durchblutungsdiagnostik:**
  - Eigenen Untersuchungen zufolge verbessert die sonographische Durchblutungsdiagnostik die präoperative Dignitätseinschätzung gegenüber der alleinigen sonographischen Diagnostik von Mammatumoren:
    - Von ca. 85% auf ca. 95% bei malignen Befunden.
    - Von ca. 79% auf ca. 87% bei benignen Befunden.
  - Die Errechnung von Dopplerparametern, die Untersuchung von Flußgeschwindigkeiten sowie die Auszählung von Gefäßen läßt nach unseren Untersuchungen keinen Rückschluß auf die Dignität von Tumoren zu. Einziges Kriterium ist der Nachweis der Farbe im Tumor oder in dessen unmittelbarer Umgebung.
  - Interessant ist aber ein Zusammenhang, der in ersten Untersuchungen nachgewiesen werden konnte. Die Anzahl der Farbpixel in Malignomen, die der Stärke der Durchblutung entspricht, korreliert mit Prognosefaktoren wie Lymphknotenstatus, Ploidie, S-Phase, Rezeptorstatus und Grading. Falls weitere Studien dies belegen, scheint erstmals ein präoperatives Kriterium gefunden worden zu sein, anhand dessen man die Prognose einschätzen kann.

- **Vorteile der Durchblutungsdiagnostik im Einzelfall:**
  - Fehlender oder nur geringfügiger Nachweis einer Durchblutung bei einem Befund, der im B-Bild alle Kriterien der Benignität erfüllt, ermöglicht ein abwartendes Verhalten, da der Befund sehr wahrscheinlich benigne ist.
  - In der Tumornachsorge ermöglicht die Darstellung in Angio-Farbtechnik die Unterscheidung zwischen einer Narbe, bei der kein Blutfluß nachweisbar ist, und einem Rezidiv mit nachweisbarer Durchblutung.

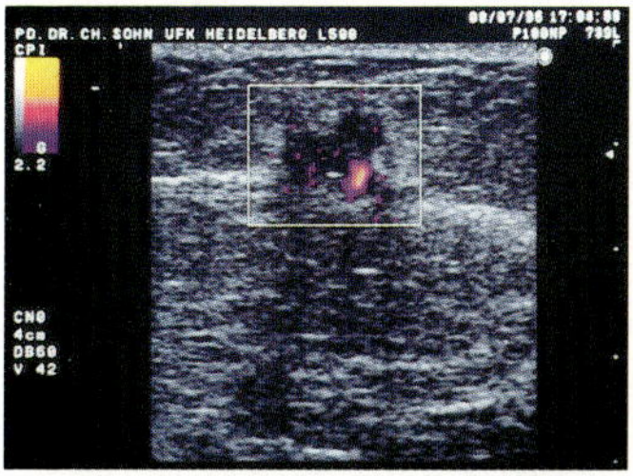

Abb. 340 Mammakarzinom mit deutlichen Zeichen der Durchblutung

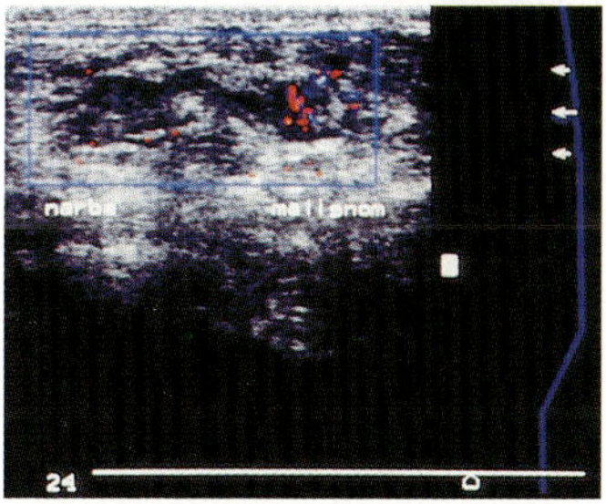

Abb. 341 Z.n. brusterhaltender Therapie. Während das Narbengewebe keinen Blutfluß aufweist, zeigt das danebenliegende Rezidiv (2) eine deutlich gesteigerte Durchblutung

Knochendichtemessung

Grundlagen

- **Physikalische Voraussetzungen:**
  - Die Utraschallwelle breitet sich linear aus.
  - Durchdringt sie Materie, unterliegt sie einer Abschwächung der Intensität und einer Reduktion der Amplitude und der Energie.
  - An einer Grenze, die verschiedene Materien voneinander trennt, wird ein Teil des Ultraschalls reflektiert und ein Teil transmittiert.
- **Meßverfahren bei der Osteoporosediagnostik:**
  - Messung der Ultraschalltransmissionsgeschwindkeit (speed of sound = SOS) und der Ultraschallabschwächung (broad band ultrasound attenuation = BUA).
  - Neuere Verfahren untersuchen den Verlauf der Ultraschallwelle, um auf Knochenstrukturveränderungen rückschließen zu können.
- **Meßorte bei der Osteoporosediagnostik:**
  - Calcaneus.
  - Tibia.
  - Patella.
  - Phalangen.
- Auswahl der zur Verfügung stehenden Meßgeräte:
  - *Bei Messungen des Calcaneus:* Achilles, Lunar, UBA-575, Walker-Sonics, CURA, Mc Cue Ultrasonic, Sahara, Hologic, DTU-one, Osteometer, UBIS 3000, DMS.
  - *Bei Messungen der Tibia:* BIS 3000, DMS, Sound Scan 2000, Myriad.
  - *Bei Messungen der Phalangen:* DBM Sonic, 1200 IGEA.

Vorteile der Osteoporosediagnostik mittels Ultraschall

- Die Messung ist schmerzlos.
- Keine Strahlenbelastung.
- Die Geräte sind in der Regel portabel.

Durchführung der Messung

- **Übertragung der Ultraschallwellen:**
  - Bei der Messung am Calcaneus:
    - Im Wasserbad.
    - Kopplung des Transmitters und des Receivers mittels Gel an die Haut.
  - Bei der Messung an Tibia und Phalangen: Kopplung durch Gel.
- **Berechnung folgender Meßwerte durch den Computer:**
  - Der Transmissionsgeschwindigkeit in m/sec:
    - Unterschiedliche Normwerte für die verschiedenen Gerätetypen.
  - Der BUA in Dezibel/MHz.
  - Der „Stiffness" als Kombinationsparameter aus BUA und SOS.
  - Der UBPS (ultrasound bone profile score) ist eine Utraschallwellenanalytik mittels Fuzzy Logic.
- **Vergleich der Meßwerte mit Normwerten:**
  - *Errechnung des Z-Wertes:* Abweichung des Meßwerts vom Mittelwert des alters- und geschlechtsangeglichenen Referenzkollektivs in Standardabweichungen (SD).
  - *Errechnung des T-Wertes:* Abweichung des Meßwertes vom Mittelwert des dreißigjährigen gleichgeschlechtlichen gesunden Normkollektivs.

Indikationen für die Osteoporosediagnostik:

- Postmenopausale Frauen zur Klärung der Notwendigkeit einer Hormonsubstitutionstherapie.
- Patienten vor und während einer Glukokortikoidtherapie, die länger als 6 Monate geplant ist, mit einer täglichen Dosis höher als 7,5 mg Prednisolon-Äquivalent.
- Patienten mit atraumatischen Frakturen (in Verbindung mit konventionellen radiologischen Knochendichtemeßverfahren).
- Männer mit Hypogonadismus.
- Patienten mit primärem Hypoparathyreoidismus.
- Risikopatienten für Schenkelhalsfrakturen.

Konsequenzen der Messung

- Z-Wert oberhalb – 1 SD: Hormonsubstitutionstherapie aus osteologischer Sicht nicht erforderlich.
- Z-Wert zwischen – 1 und – 2 SD: Indikation zur Hormonsubstitution, da erhöhtes Risiko für osteoporotische Frakturen.
- Z-Wert niedriger als – 2 SD:
  - Indikation zur Hormonsubstitution.
  - Indikation für osteotrope Medikamente (z. B. Fluoride oder Bisphosphonate).

A

B

Halbfette Seitenzahlen = Haupttextstelle
Blau gedruckte Seitenzahlen = Abbildung

C

D

Halbfette Seitenzahlen = Haupttextstelle
Blau gedruckte Seitenzahlen = Abbildung

E

F

Halbfette Seitenzahlen = Haupttextstelle
Blau gedruckte Seitenzahlen = Abbildung

Halbfette Seitenzahlen = Haupttextstelle
Blau gedruckte Seitenzahlen = Abbildung

Halbfette Seitenzahlen = Haupttextstelle
Blau gedruckte Seitenzahlen = Abbildung

Halbfette Seitenzahlen = Haupttextstelle
Blau gedruckte Seitenzahlen = Abbildung

Halbfette Seitenzahlen = Haupttextstelle
Blau gedruckte Seitenzahlen = Abbildung

Q

R

Halbfette Seitenzahlen = Haupttextstelle
Blau gedruckte Seitenzahlen = Abbildung

Halbfette Seitenzahlen = Haupttextstelle
Blau gedruckte Seitenzahlen = Abbildung

Halbfette Seitenzahlen = Haupttextstelle
Blau gedruckte Seitenzahlen = Abbildung

Halbfette Seitenzahlen = Haupttextstelle
Blau gedruckte Seitenzahlen = Abbildung

SSW	Femur (mm)			Tibia (mm)			Fibula (mm)			Humerus (mm)			Radius (mm)			Ulna (mm)		
	5%	50%	95%	5%	50%	95%	5%	50%	95%	5%	50%	95%	5%	50%	95%	5%	50%	95%
12	5	9	13	4	7	10	2	5	8	4	8	11	1	5	8	3	6	9
13	8	12	16	6	10	13	5	8	11	7	11	14	4	7	11	5	9	12
14	11	15	19	9	12	16	8	11	14	10	14	17	7	10	14	8	12	15
15	14	18	22	12	15	19	11	14	17	13	16	20	9	13	16	11	14	18
16	17	21	25	14	18	21	14	17	20	16	19	23	12	15	19	14	17	21
17	20	24	28	17	21	24	16	19	22	18	22	26	14	18	21	17	20	23
18	22	27	31	20	23	27	19	22	25	21	25	28	16	20	24	19	23	26
19	25	30	34	22	26	30	21	25	28	24	27	31	19	22	26	22	25	29
20	28	32	37	25	28	32	24	27	30	26	30	34	21	25	29	24	28	31
21	31	35	40	27	31	35	26	30	33	29	32	36	23	27	31	27	30	34
22	34	38	42	29	33	37	29	32	35	31	35	39	25	29	33	29	33	36
23	36	41	45	32	36	40	31	35	38	33	37	41	27	31	35	31	35	39
24	39	43	48	34	38	42	33	37	40	36	40	44	29	33	37	33	37	41
25	41	46	51	36	40	44	36	39	42	38	42	46	31	35	39	35	39	43
26	44	49	53	38	42	46	38	41	45	40	44	48	32	37	41	37	41	45
27	46	51	56	40	45	49	40	43	47	42	46	50	34	38	43	39	43	47
28	49	53	58	42	47	51	42	45	49	44	48	52	36	40	44	41	45	49
29	51	56	61	44	49	53	43	47	51	46	50	54	37	41	46	43	47	51
30	53	58	63	46	50	55	45	49	52	48	52	56	38	43	47	44	48	52
31	56	60	65	48	52	57	47	51	54	49	54	58	40	44	49	46	50	54
32	58	63	68	50	54	58	48	52	56	51	55	60	41	45	50	47	51	55
33	60	65	70	51	56	60	50	54	58	53	57	62	42	47	51	49	53	57
34	62	67	72	53	57	62	51	55	59	54	59	63	43	48	52	50	54	58
35	64	69	74	54	59	63	53	57	60	55	60	65	44	49	53	51	55	60
36	66	71	76	56	60	65	54	58	62	57	61	66	45	50	54	52	56	61
37	68	73	78	57	62	66	55	59	63	58	63	67	46	51	55	53	57	62
38	69	75	80	59	63	68	56	60	64	59	64	69	47	51	56	54	58	63
39	71	76	82	60	64	69	57	61	66	60	65	70	47	52	57	55	59	64
40	73	78	84	61	66	70	59	63	67	62	66	71	48	53	58	56	60	65

SSW = abgeschlossene Schwangerschaftswoche, 5. Perzentile = untere Normgrenze, 95. Perzentile = obere Normgrenze

Checklisten der aktuellen Medizin

Der Grundgedanke:

- Mediziner in Klinik und Praxis benötigen – unabhängig von ihrem Ausbildungsstand – handlungsrelevante Informationen.
- Der Zugriff zu den Informationen soll einfach und schnell möglich sein.
- Die Fakten müssen dabei umfassend und konkret dargestellt werden.

Das Konzept:

- Ein Stichwort wird *einmal ausführlich* behandelt.
- Die Checklisten sind trotz der Faktenfülle handlich, kompakt und übersichtlich.
- Das ausführliche Sachregister mit Erklärung der verwendeten Abkürzungen ermöglicht einen raschen Informationszugriff.
- Die Informationen lassen sich direkt in die Praxis umsetzen.
- Farbliche Untergliederung erleichtert die Orientierung.

In der Checkliste Sonographie in Gynäkologie und Geburtshilfe finden Sie:

im grauen Teil:
- Physikalische und theoretische Grundlagen
- Embryologie
- 3D Sonographie

im blauen Teil:

Geburtshilfe:
- Biometrie
- Untersuchungsgang, Normalbefunde und pathologische Befunde im ersten und 2./3. Trimenon
- Leitbefunde
- Infektionskrankheiten
- Plazenta
- Fruchtwasser
- Dopplersonographie in der Geburtshilfe

Gynäkologie:
- Uterus
- Adnexe
- Knochendichtemessung
- Mammasonographie